Otorrinolaringologia e Cirurgia Plástica Facial

Otorrinolaringologia e Cirurgia Plástica Facial

Revisão e Preparação para
Provas e Concursos

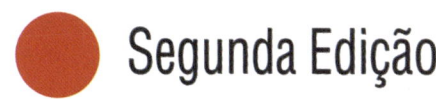 Segunda Edição

Mary Talley Bowden, M.D.

Revisão Técnica
Ricardo R. Figueiredo
Médico-Otorrinolaringologista
Mestrado em Cirurgia Geral-ORL pela
Universidade Federal do Rio de Janeiro
Professor-Adjunto e Chefe do Serviço de ORL da
Faculdade de Valença, RJ

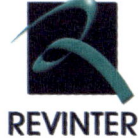

Otorrinolaringologia e Cirurgia Plástica Facial –
Revisão e Preparação para Provas e Concursos – Segunda Edição
Copyright © 2009 by Livraria e Editora Revinter Ltda.

ISBN 978-85-372-0243-2

Todos os direitos reservados.
É expressamente proibida a reprodução
deste livro, no seu todo ou em parte,
por quaisquer meios, sem o consentimento
por escrito da Editora.

Tradução:
SILVIA M. SPADA
Tradutora, SP

Revisão Técnica:
RICARDO R. FIGUEIREDO
Médico-Otorrinolaringologista
Mestrado em Cirurgia Geral-ORL pela Universidade Federal do Rio de Janeiro
Professor-Adjunto e Chefe do Serviço de ORL da Faculdade de Valença, RJ

Nota: A medicina é uma ciência em constante evolução. À medida que novas pesquisas e experiências ampliam os nossos conhecimentos, são necessárias mudanças no tratamento clínico e medicamentoso. Os autores e o editor fizeram verificações junto a fontes que se acredita sejam confiáveis, em seus esforços para proporcionar informações acuradas e, em geral, de acordo com os padrões aceitos no momento da publicação. No entanto, em vista da possibilidade de erro humano ou mudanças nas ciências médicas, nem os autores e o editor nem qualquer outra parte envolvida na preparação ou publicação deste livro garantem que as instruções aqui contidas são, em todos os aspectos, precisas ou completas, e rejeitam toda a responsabilidade por qualquer erro ou omissão ou pelos resultados obtidos com o uso das prescrições aqui expressas. Incentivamos os leitores a confirmar as nossas indicações com outras fontes. Por exemplo e em particular, recomendamos que verifiquem as bulas em cada medicamento que planejam administrar para terem a certeza de que as informações contidas nesta obra são precisas e de que não tenham sido feitas mudanças na dose recomendada ou nas contra-indicações à administração. Esta recomendação é de particular importância em conjunto com medicações novas ou usadas com pouca freqüência.

Título original:
Otolaryngology and Facial Plastic Surgery Board Review, Second Edition
Copyright © by The McGraw-Hill Companies, Inc. All rights reserved.

Livraria e Editora REVINTER Ltda.
Rua do Matoso, 170 – Tijuca
20270-135 – Rio de Janeiro – RJ
Tel.: (21) 2563-9700 – Fax: (21) 2563-9701
livraria@revinter.com.br – www.revinter.com.br

- **Quais são as 4 aberturas no osso temporal?**
  - CAI, aquedutos vestibular e coclear e fossa subarqueada.

- **Onde se situa o córtex auditivo primário?**
  - Na área 41 de Brodmann, na porção superficial do lobo temporal.

- **Quais são os limites do epitímpano?**
  - Superiormente, o tegme; inferiormente, a fossa *incudis*; anteriormente, o arco zigomático; posteriormente, ádito; medialmente, o canal semicircular lateral e VII; e, lateralmente, o *scutum*.

- **Quais são os limites da cavidade timpânica?**
  - Superiormente, o tegme; inferiormente, a parede jugular e proeminência estilóide; anteriormente, a parede carotídea, tuba auditiva e tensor do tímpano; posteriormente, o mastóide, estapédio, eminência piramidal; medialmente, a parede labiríntica; lateralmente, a membrana timpânica (MT) e o *scutum*.

- **Quais são as estruturas que separam o recesso epitimpânico da cavidade craniana?**
  - Tegme timpânico.

- **Qual é o limite inferior da cavidade timpânica?**
  - Bulbo jugular.

- **Quais são as estruturas anteriores à cavidade timpânica?**
  - A artéria carótida, tuba auditiva (TA) e o canal para o músculo tensor do tímpano.

- **Quais são as estruturas posteriores à cavidade timpânica?**
  - Ádito, seio posterior, corda do tímpano, fossa *incudis*, eminência piramidal, tendão do estapédio.

- **O que é promontório?**
  - Elevação da parede medial da cavidade timpânica, formada pelo giro basal da cóclea.

- **Que estruturas criam 3 pequenas depressões na porção posterior da parede medial da cavidade timpânica?**
  - Subículo, pontículo.

- **Qual é a estrutura localizada inferior ao subículo e póstero-inferior ao promontório?**
  - Janela redonda.

- **Qual é a estrutura situada entre o subículo e o pontículo?**
  - Seio timpânico.

- **Qual é a estrutura situada superior ao pontículo?**
  - Janela oval.

- **Qual é a estrutura situada entre a proeminência do canal semicircular lateral (CSC) e o promontório/janela oval?**
  - Proeminência do canal facial.

DEDICATÓRIA

Para Peter, por seu amor e apoio.
Mary Talley Bowden

EDITOR

Mary Talley Bowden, M.D.
Memorial Northwest Otolaryngology
Head and Neck Surgery Associates
Houston, TX
www.mnwent.com

COLABORADORES

William T. Adamson, M.D.
Pediatric Surgery Fellow
The Children's Hospital of Philadelphia
Philadelphia, PA

Gwenda Lyn Breckler, D.O.
Department of Surgery
Chicago Medical School
Mt. Sinai Hospital
Chicago, IL

Edward Buckingham, M.D.
Department of Otolaryngology
University of Texas Medical Branch
Galveston, TX

Dennis D. Diaz, M.D.
Assistant Professor of Surgery
Department of Otolaryngology
Head and Neck Surgery
Penn State Geisinger Health System
Penn State University
Hershey, PA

Gerard M. Doherty, M.D.
Assistant Professor of Surgery
Washington University School of Medicine
St. Louis, MO

Robert J. Gewirtz, M.D.
Assistant Professor of Neurosurgery
Department of Surgery
University of Kentucky
Chandler Medical Center
Lexington, KY

Jeffrey S. Jacobs, M.D.
Assistant Professor of Anesthesiology
Miami VA Medical Center
Jackson Memorial Hospital
University of Miami
Miami, FL

Roger J. Levin, M.D.
Assistant Professor of Surgery
Section of Otolaryngology
Head and Neck Surgery
Penn State Geisinger Health System
Penn State University
Hershey, PA

Kimball I. Maull, M.D.
Director
The Trauma Center at Carraway
Carraway Methodist Medical Center
Birmingham, AL

Ravi Moonka, M.D.
Staff Surgeon
Puget Sound Veterans Affairs Medical Center
Clinical Instructor
Department of Surgery
University of Washington Medical Center
Seattle, WA

Michael L. Nance, M.D.
Schnaufer Senior Surgical Fellow
The Children's Hospital of Philadelphia
Philadelphia, PA

Juan B. Ochoa, M.D.
Assistant Professor of General Surgery
Section of Trauma and Critical Care
University of Kentucky
Lexington, KY

Carlos A. Pellegrini, M.D.
Professor and Chairman
Department of Surgery
University of Washington Medical Center
Seattle, WA

Laurie Reeder, M.D.
Section of General Thoracic Surgery
University of Washington School of Medicine
Seattle, WA

Elizabeth Rosen, M.D.
Department of Otolaryngology
University of Texas Medical Branch
Galveston, TX

Andrew Shapiro, M.D.
Department of Surgery
Penn State Geisinger Health System
Penn State University
Hershey, PA

Karen L. Stierman, M.D.
Department of Otolaryngology
University of Texas Medical Branch
Galveston, TX

Eric Vallieres, M.D.
Section of General Thoracic Surgery
University of Washington School of Medicine
Seattle, WA

Boris Vinogradsky, M.D.
Section of Trauma and Critical Care
University of Kentucky
Lexington, KY

Douglas E. Wood, M.D.
Director
Section of General Thoracic Surgery
University of Washington School of Medicine
Seattle, WA

John H. Yim, M.D.
Resident in General Surgery
Washington University School of Medicine
St. Louis, MO

Introdução

Como *Otorrinolaringologia e Cirurgia Plástica Facial* tem por meta principal servir de auxílio ao estudo, o texto é estruturado em formato de perguntas e respostas. Na sua maioria, as perguntas são curtas e com respostas breves, para facilitar o movimento por meio de uma grande massa de informações. Este formato é útil para permitir a avaliação dos seus pontos fortes e fracos em uma determinada área, possibilitando maior concentração de estudos em áreas de interesse. A ênfase está em destilar os fatos triviais e importantes, facilmente negligenciados, os que são facilmente esquecidos e que, de certa forma, parecem ocorrer com freqüência em exames e provas de titulo.

Deve-se ressaltar que qualquer livro de perguntas e respostas é mais útil como instrumento de aprendizagem quando empregado em conjunto com um livro-texto específico sobre o assunto. Para que estes fatos sejam realmente assimilados em uma estrutura de conhecimento, é necessária a leitura completa dos conceitos que os cercam. Quanto mais ativo o processo de aprendizagem, melhor a compreensão. Use este livro com seus textos-fonte preferidos, convenientes e acessíveis. Ao se deparar com uma pergunta cuja resposta não se lembre, ou que considere de interesse especial, é importante rever a área pertinente no livro-texto escolhido.

Os capítulos são organizados para englobar todos os aspectos das especialidades. Algumas áreas são cobertas de forma mais completa que outras. As perguntas de cada capítulo são distribuídas aleatoriamente, para simular as provas e a forma como as questões ocorrem na vida real. Há várias áreas de redundância. Isto é intencional – é bom haver redundância durante a fase de preparação para os exames e provas.

Envidou-se grande esforço para garantir que as perguntas e respostas sejam precisas, mas, ainda assim, ocorrem discrepâncias e algumas imprecisões. Freqüentemente, isto se atribui às variações entre as fontes originais de textos. Tentamos verificar em várias referências as informações mais precisas. Lembre-se que algumas respostas talvez não sejam as preferíveis. Além disto, este livro põe em risco sua precisão ao colocar em nível mais simples conceitos bastante complexos; pois a base do conhecimento dinâmico e a prática clínica da medicina não o são. Além disto, as novas pesquisas e práticas algumas vezes afastam-se daquilo que, provavelmente, representa a resposta correta para fins de teste.

Cada questão é precedida por um *bullet* vazado. Isto possibilita a conferência das áreas de interesse, fraqueza ou, simplesmente, para notar que a questão foi lida. Permite, também, a releitura sem a incerteza sobre o que foi revisto anteriormente.

Estude muito, e boa sorte!

M.T.B.

Sumário

- Itens de Revisão — 1
- Anatomia e Embriologia — 13
  - Anatomia Sinusal   13
  - Anatomia Otoneurológica   18
  - Anatomia Geral de Cabeça e Pescoço   30
- Patologia — 41
- Radiologia — 45
- Anestesia — 49
- Antibióticos — 57
- Tópicos Médicos — 61
- Otolaringologia Pediátrica — 73
- Síndromes — 105
- Fissuras Labiopalatinas — 109
- Alergia e Seios Paranasasais — 115
- Apnéia Obstrutiva do Sono — 141
- Audiologia — 147
- Orelha Interna — 159
- Vertigem e Tontura — 183
- Doenças da Orelha Externa — 191
- Nervo Facial — 197
- Orelha Média — 207
- Cicatrização de Feridas — 221
- Retalhos Reconstrutivos — 225
- Anatomia para Cirurgiões Plásticos — 235
- Dermatologia Facial — 245
- Cirurgia Cosmética — 251
- Trauma Facial — 263
- Oncologia de Cabeça e Pescoço — 281
- Laringologia e Endoscopia — 331
- Distúrbios da Tireóide e Paratireóide — 349
- Complicações — 365
- Bibliografia — 373

Otorrinolaringologia e Cirurgia Plástica Facial

Itens de Revisão

- **Onde é encontrada a maior parte dos corpos estranhos esofágicos?**
  - Logo abaixo do músculo cricofaríngeo.

- **Uma criança de 3 anos apresenta fraturas subcondilares bilaterais da mandíbula. A oclusão é normal, e estudos radiológicos demonstram um deslocamento mínimo. Qual é o tratamento recomendado?**
  - Dieta líquido-pastosa e fisioterapia com o objetivo de manter a amplitude de movimento.

- **Qual é a causa mais comum de hemoptise maciça (mais de 600 mL de sangue em 24 h)?**
  - Tuberculose.

- **Um menino de 8 anos apresenta uma orelha com secreções e preenchida por tecido friável. A tomografia computadorizada (TC) mostra lesão lítica perfurante do osso temporal. As biopsias mostram apenas histiócitos contendo lipídios. Qual é o diagnóstico mais provável?**
  - Histiocitose X.

- **Um paciente apresenta dor gengival e mau odor bucal. O exame físico revela febre, linfadenopatia, gengiva de cor vermelho-brilhante e papilas ulceradas com membrana acinzentada. Qual é o diagnóstico mais provável?**
  - Gengivite necrosante aguda; também conhecida como boca-de-trincheira e doença de Vincent.

- **Que fungo produz uma reação de tecido granulomatoso e pode causar a tríade de pneumonite, eritema nodoso e artralgias conhecida como febre do vale?**
  - Coccidioidomicose.

- **Qual é a causa mais comum de tontura em uma criança?**
  - Otite média.

- **Um paciente com sinusite frontal apresenta-se com grande abscesso na testa. Qual é o diagnóstico mais provável?**
  - Tumor edematoso de Pott.

- **Quais as características que constituem a seqüência de Pierre-Robin?**
  - Glossoptose, micrognatia e palato fendido.

- **Um paciente com má aparência apresenta-se com febre de 39,4 °C (103 °F), quemose bilateral, paralisia do terceiro nervo craniano e sinusite. Qual é o diagnóstico mais provável?**
  - Trombose do seio cavernoso.

○ **O abscesso retrofaríngeo é mais comum em que grupo etário?**
  – Dos 6 meses aos 3 anos (os linfonodos retrofaríngeos diminuem de tamanho após os 3 anos).

○ **O que é rânula?**
  – Um cisto de retenção mucosa que envolve a glândula sublingual no assoalho da boca e se caracteriza por uma superfície azulada.

○ **Um homem de 48 anos apresenta-se com febre alta, trismo, disfagia e edema inferior à mandíbula na porção lateral do pescoço. Qual é o diagnóstico mais provável?**
  – Abscesso do espaço parafaríngeo.

○ **F/V: Um paciente pode perder mais do lábio superior que do lábio inferior sem problemas cosméticos.**
  – Falso. Até 1/3 do lábio inferior pode ser avulsionado ou debridado, e o paciente ainda pode ter uma aparência cosmética aceitável. O lábio superior é menos perdoável em razão da relação com a columela, as bases alares e o filtro.

○ **Quais são os componentes da seqüência CHARGE?**
  – Coloboma, defeitos cardíacos, atresia coanal, retardo de crescimento, hipoplasia genital e anomalias da orelha.

○ **O que é escrófula?**
  – Adenopatia cervical tuberculosa ou não-tuberculosa.

○ **Qual é a porcentagem de cálculos das glândulas parótida e submandibular que são radiopacos na TC?**
  – Respectivamente 10 e 90%.

○ **Em que tipo de fratura de Le Fort a rinoliquorréia é mais comum?**
  – III.

○ **Qual é o tratamento de escolha para miringite bolhosa?**
  – Eritromicina.

○ **Em que glândula salivar é mais provável a ocorrência de cálculos?**
  – Na glândula submandibular.

○ **Qual é o microrganismo que causa a síndrome de Lemierre?**
  – *Fusobacterium necrophorum*.

○ **Uma criança com menos de 3 anos apresenta uma lesão causada por eletricidade na comissura da boca por ter mordido o fio de uma luminária no chão. Qual é a recomendação pós-lesão a ser feita aos pais?**
  – A artéria labial pode entrar em hemorragia, caso ocorra ruptura do tecido mole subjacente da comissura. Os pais devem ser instruídos a fazer uma pressão digital com os dedos polegar e indicador para controlar o sangramento e procurar socorro imediatamente.

○ **Os derivados do quarto e sexto arcos são inervados por quais nervos?**
   – Nervo laríngeo superior e nervo laríngeo recorrente, respectivamente.

○ **O nistagmo é definido por qual componente?**
   – O componente rápido.

○ **Quais as síndromes associadas à perda auditiva e a anormalidades renais?**
   – Alport, Branquiotorrenal, Anemia de Fanconi, Turner e Weil.

○ **Um menino de 6 anos é encaminhado em razão de perda auditiva. Estudos audiométricos revelam uma perda auditiva condutiva de 40 dB na orelha esquerda. Notou-se que ele também apresenta fissuras palpebrais com inclinação para baixo, ossos da face deprimidos, aurículas deformadas, queixo recuado e uma grande *boca-de-peixe*. Qual é o diagnóstico mais provável?**
   – Síndrome de Treacher Collins.

○ **Um marinheiro de 32 anos apresenta-se com história de vertigem há 6 meses. À avaliação ele apresenta nistagmo rotatório, *scanning speech* e tremor intencional e oftalmoplegia intranuclear bilateral. Qual é o diagnóstico mais provável?**
   – Esclerose múltipla.

○ **Um homem branco de 88 anos apresenta-se com uma massa indolor logo abaixo de sua orelha e que vem aumentando lentamente de volume em 2 a 3 anos. A patologia mostra células eosinofílicas arredondadas, protuberantes e granulares com pequenos núcleos denteados. Qual é o diagnóstico mais provável?**
   – Tumor de Warthin.

○ **Em que lugar se espera encontrar as glândulas paratireóides em um paciente de 10 anos de idade com uma glândula tireóide lingual?**
   – No sulco traqueoesofágico.

○ **Um menino de 3 anos apresenta-se com uma massa na linha média cervical anterior logo abaixo do osso hióideo que se move com a deglutição e projeção da língua. O que se acredita que seja a causa dessa massa congênita?**
   – Falha na obliteração completa do ducto tireoglosso.

○ **Um bebê apresenta-se com tosse, asfixia e cianose durante a alimentação. Que processo essa tríade clínica sugere?**
   – Uma fístula traqueoesofágica.

○ **Qual é a pressão arterial sistólica mínima necessária para manter a perfusão cerebral?**
   – 50 mmHg.

○ **Que diagnóstico deve ser investigado em um paciente que se apresenta com exoftalmia pulsátil?**
   – Fístula carotídeo-cavernosa.

- **Quais são as desvantagens do uso de imagens com tecnécio para monitorizar a terapia para otite externa necrosante?**
  - Reflete a atividade osteoblástica e remodelagem óssea, mas não é específico de osteomielite. Também tem má resolução espacial, podendo permanecer positiva muito tempo após a resolução clínica.

- **Por que a eletroneuronografia (EnoG) é um indicador prognóstico não confiável mais de 3 semanas após o início da paralisia facial?**
  - A descarga assincrônica de fibras regenerativas pode apresentar um relatório falso-positivo ou falso-negativo do estado do nervo.

- **A paralisia facial bilateral associada à neuropatia motora ascendente progressiva das extremidades inferiores e aumento das proteínas no FCE são característicos de qual entidade clínica?**
  - Síndrome de Guillain-Barré.

- **Como seria graduada a função do nervo facial em um paciente com assimetria facial ao repouso, fechamento ocular incompleto e movimento mínimo da boca com o máximo esforço?**
  - Grau V de House.

- **Na organização tonotópica da cóclea, onde se localizam as baixas freqüências?**
  - No ápice coclear.

- **A paralisia facial recorrente, edema facial, língua com sulcos e queilite são compatíveis com qual diagnóstico?**
  - Síndrome de Melkersson-Rosenthal.

- **V/F: Um canal auditivo interno estreito é uma contra-indicação para o implante de cóclea.**
  - Verdadeiro.

- **Em uma criança com atresia auricular congênita, como se confirma uma audição neurossensorial normal na orelha a ser operada primeiro?**
  - Detecção de uma onda I ipsilateral no potencial evocado auditivo de tronco encefálico (PEATE) por via óssea.

- **V/F: A maioria dos neuromas acústicos são herdados no cromossoma 22.**
  - Falso.

- **Qual é o tumor mais comum de orelha média?**
  - Tumor de glomo.

- **Qual é o local de origem mais comum dos tumores glômicos timpânicos?**
  - Nervo de Jacobson.

○ **Qual é o tratamento primário para erisipelas que envolvem a orelha?**
   – Antibióticos antiestreptocócicos orais ou intravenosos.

○ **O que a neurofibromatose, a esclerose tuberosa e a doença de von Hippel-Lindau têm em comum?**
   – Estas são facomatoses, um grupo de síndromes hereditárias com manifestações neurais, oculares e cutâneas.

○ **Qual é o tipo mais comum de fístula traqueoesofágica?**
   – Uma bolsa esofágica proximal em fundo cego com uma fístula desde o esôfago inferior até a traquéia (85%).

○ **Um menino de 3 anos apresenta-se com uma massa cervical firme. O exame revela síndrome de Horner. Qual é o diagnóstico mais provável?**
   – Neuroblastoma.

○ **Uma menina de 4 meses apresentava uma tosse progressiva em latido e estridor inspiratório durante 2 meses. O exame revela uma lesão elevada, vermelho-brilhante, em suas costas que aumentava gradualmente de tamanho. Raios X de alta quilovoltagem de seu pescoço demonstram estreitamento assimétrico da região subglótica. Qual é o diagnóstico mais provável?**
   – Hemangioma subglótico.

○ **Um menino de 9 anos apresenta-se com cefaléias e uma massa triangular posterior esquerda de consistência muito endurecida. O exame é significativo para a respiração bucal e otite média serosa bilateral. A aspiração com agulha fina da massa cervical revela células malignas mal diferenciadas. Qual é a fonte mais provável do tumor?**
   – A nasofaringe.

○ **Uma menina de 7 anos apresenta-se para avaliação de várias lesões verrucosas que crescem nas tonsilas. A biopsia demonstra um epitélio escamoso diferenciado, não queratinizante, que cresce de um pedículo fibrovascular. Qual é o diagnóstico mais provável?**
   – Papilomatose.

○ **Que etiologia deve ser considerada na paciente anterior?**
   – Abuso sexual.

○ **Um menino de 11 anos submeteu-se à biopsia excisional de um cisto de linha média adjacente ao osso hióideo. Ele continua a ter secreções e ruptura de sua ferida cirúrgica. Qual é o tratamento de escolha?**
   – Um procedimento de Sistrunk, o procedimento definitivo para cistos de ducto tireoglosso.

○ **Que doença auto-imune causa perda auditiva neurossensorial (PANS) e ceratite intersticial?**
   – Síndrome de Cogan.

○ **Que microrganismo está geralmente envolvido em traqueíte bacteriana?**
  – *Staphylococcus aureus*.

○ **Qual é a causa mais comum de hipercalcemia primária?**
  – Adenoma paratireóideo.

○ **Seis dias após paratireoidectomia, seu paciente desenvolve um acúmulo de fluido no ângulo da mandíbula. Que teste seria mais útil na determinação da etiologia do fluido?**
  – Amilase (para diferenciar entre sialocele e seroma).

○ **De qual bolsa faríngea deriva a membrana timpânica?**
  – Da primeira.

○ **V/F: A vancomicina não atravessa a barreira hematoencefálica.**
  – Verdadeiro.

○ **V/F: As cefalosporinas são contra-indicadas em pacientes com história de anafilaxia à penicilina.**
  – Verdadeiro.

○ **Qual é a droga de escolha para *Pseudomonas enterocolitis?***
  – Metronidazol (menos dispendioso que a vancomicina oral).

○ **Qual a complicação mais comum de mastoidite aguda?**
  – Abscesso subperiosteal.

○ **Qual é o sintoma de apresentação mais comum em pacientes com divertículo de Zenker?**
  – Disfagia.

○ **Que lesão benigna de pele, capaz de sofrer transformação maligna, se caracteriza por disseminação irregular de melanócitos epidérmicos com cristas reticulares profundas?**
  – Lentigo maligno.

○ **Dois meses após transplante capilar com auto-enxerto, cai todo o cabelo. O que você diz a seu paciente?**
  – O cabelo cresce novamente em cerca de 10 a 16 semanas após a cirurgia.

○ **Que órgão da cabeça e pescoço é mais sensível à radiação?**
  – O cristalino.

○ **Qual é a complicação mais comum de colesteatoma recorrente?**
  – Fístula labiríntica.

○ **Qual é o suprimento sanguíneo primário para o músculo trapézio?**
  – Artéria cervical transversa.

○ **Qual é o tratamento de escolha para tumor de células granulares da laringe?**
  – Excisão endoscópica.

○ **Qual é o tratamento inicial para um paciente sob suspeita de embolia gasosa?**
  – Colocação do paciente em posição de decúbito lateral esquerdo e Trendelenburg.

○ **Qual é a causa mais comum de uma crista nasal alargada após rinoplastia?**
  – Fraturas em galho verde decorrentes de osteotomias.

○ **Qual é a razão mais comum para a revisão de uma rinoplastia?**
  – Deformidade em "bico de papagaio" (*Polly Beak*) ou edema supraponta.

○ **Qual é a complicação mais comum de blefaroplastia?**
  – Ectrópio.

○ **Qual é a complicação mais comum de ritidectomia?**
  – Hematoma.

○ **Qual é a complicação mais comum de *peeling* com fenol?**
  – Cardiotoxicidade.

○ **Que precauções devem ser tomadas para prevenir cardiotoxicidade durante o *peeling* com fenol?**
  – Hidratação com fluidos IV e tratamento do rosto em unidades separadas, com intervalo de 30 min.

○ **Quais são as complicações mais comuns de dermabrasão?**
  – Erupções miliares e hipopigmentação.

○ **Qual é a complicação mais comum de expansores teciduais?**
  – Exposição a implante.

○ **Qual é a causa mais comum de falha de um retalho?**
  – Trombose venosa.

○ **Quando é maior a probabilidade de ocorrer trombose arterial?**
  – Nas primeiras 72 h.

○ **Qual é o tratamento inicial para um retalho livre que parece estar malogrando?**
  – Reexploração imediata.

○ **Qual é o significado do tempo para a reexploração e sobrevivência do retalho?**
  – Se os retalhos forem reperfundidos em 1 a 4 h, é provável uma sobrevivência de 100%. Se a reperfusão for estabelecida em 8 h, é provável uma sobrevivência de 80%. Se a reperfusão não for restabelecida em 12 h, é improvável a sobrevivência do retalho.

○ **Onde se encontra o defeito através do qual se projeta a dermóide nasal?**
  – No forame cego.

○ **Qual é o diagnóstico e tratamento de um paciente que se apresenta com obstrução nasal e destruição progressiva da parede septal e que é negativo para anticorpo citoplasmático antineutrófilos (c-ANCA)?**
  – Granuloma de linha média letal; radioterapia.

○ **Qual é a estrutura básica da imunoglobulina A (IgA)?**
  – Dímero.

○ **Que distúrbio se caracteriza por deficiência do inibidor de C1q esterase?**
  – Edema angioneurótico.

○ **O que acontece se o nervo de Jacobson for lesado?**
  – Perda de estimulação parassimpática para a glândula parótida.

○ **Quais são os corpos celulares contidos no gânglio geniculado?**
  – Os corpos celulares de aferentes somáticos e viscerais das membranas mucosas do nariz, palato e faringe, através do nervo petroso superficial maior.

○ **Que parte do nervo facial estaria lesada se o lacrimejamento e o reflexo estapedial estiverem preservados, mas o movimento dos músculos da expressão facial e o paladar até os 2 terços anteriores da língua estiverem ausentes?**
  – A timpânica.

○ **Que parte da unidade do nervo é afetada pela degeneração walleriana?**
  – O axônio distal à placa motora terminal e o axônio proximal ao primeiro nodo de Ranvier.

○ **Qual é a função da vitamina C?**
  – Hidroxilação de prolina e lisina.

○ **Quais são as 2 malformações congênitas da cóclea que são contra-indicações para o implante coclear?**
  – Aplasia de Michel e síndrome do canal auditivo interno pequeno.

○ **Qual é o tratamento para a retração alar de > 2 mm?**
  – Enxerto microcomposto auricular.

○ **Qual é a causa mais comum de falhas na voz após punção traqueoesofágica (PTE)?**
  – Espasmo faringoesofágico.

○ **O que é oclusão de classe I?**
  – Quando a cúspide mesiobucal do primeiro molar maxilar está em oclusão com o sulco bucal do primeiro molar mandibular.

- **Após um ferimento com faca na bochecha exatamente inferior ao canto medial, o paciente apresenta paralisia do ramo bucal. Como isso é tratado?**
  - Observação; a exploração não se justifica se a lesão ocorrer medialmente ao canto lateral.

- **Qual é a complicação vista com mais freqüência na cricotireoidotomia do que na traqueotomia?**
  - Estenose subglótica.

- **Qual é o mecanismo de ação da toxina botulínica A?**
  - Inibição da liberação de acetilcolina no terminal do nervo pré-sináptico.

- **Qual é a complicação mais temida do hematoma septal?**
  - Deformidade de nariz em sela.

- **Que músculos criam rítides glabelares verticais?**
  - Músculos corrugadores dos supercílios.

- **Qual é o limite anterior do hiato semilunar?**
  - Processo uncinado.

- **O que é *rollover*?**
  - Uma diminuição na discriminação vocal em altas intensidades sugestiva de lesão retrococlear.

- **Qual é a porcentagem de amostras de timpanocentese que são estéreis apesar de doença aparentemente ativa?**
  - É de 20 a 30%.

- **O que é sinal de Griesinger?**
  - Edema e sensibilidade sobre o córtex mastóideo associados à trombose da veia emissária mastóidea secundários à trombose do seio lateral.

- **Qual é a causa mais comum de adenopatia cervical crônica em crianças e adolescentes?**
  - Doença da arranhadura do gato.

- **Qual é a etiologia de um seio dermóide nasal?**
  - Obliteração defeituosa da projeção por forame cego e pinçamento do epitélio à medida que o trato dural é reabsorvido.

- **Qual é o suprimento sanguíneo para o retalho esternocleidomastóideo?**
  - Artéria occipital, artéria tireóidea superior, artéria cervical transversa, artéria tireóidea inferior.

- **Onde é mais provável a ocorrência de carcinoma verrucoso?**
  - Na mucosa bucal.

○ **Qual é um outro nome para cistadenoma linfomatoso papilar?**
– Tumor de Warthin.

○ **O que as amostras de biopsia de rinoescleroma mostram?**
– Células de Mikulicz, histiócitos e corpúsculos de Russell.

○ **Qual é a bactéria associada à rinofima?**
– *Demodex follicularis*.

○ **Onde é mais comum ser encontrada a tuberculose da laringe?**
– Na área interaritenóide e superfície laríngea da epiglote.

○ **Em quais tumores são observadas células fisalíferas?**
– Cordomas.

○ **Qual é o tumor benigno mais comum do esôfago?**
– Leiomioma.

○ **Quanto tempo leva para a derme normalizar-se após um *peeling* químico facial?**
– Leva 10 meses.

○ **V/F: As crianças têm mais probabilidade que os adultos de formar cicatrizes hipertróficas.**
– Verdadeiro.

○ **Quais nevos têm propensão para a degeneração maligna?**
– Os nevos juncionais.

○ **Que achado em amostras de biopsia distinguem a síndrome de Sjögren de linfoma?**
– As células mioepiteliais são vistas somente na síndrome de Sjögren.

○ **As hifas septadas, ramificadas, agudas são características de quais fungos?**
– *Aspergillus fumigatus*.

○ **Que cisto mandibular se forma ao redor de molares impactados?**
– Cistos dentígeros.

○ **Para quais lesões penetrantes cervicais a angiografia é indicada em quase todos os casos?**
– Lesões que envolvem zona 1 ou 3.

○ **O que é hamartoma?**
– Um supercrescimento circunscrito de tecidos normalmente presente nessa parte do corpo.

○ **Que valores laboratoriais são anormais em pacientes com doença de von Willebrand?**
– Tempos de sangramento e de tromboplastina parcial (TTP).

○ **Onde se encontram os corpos celulares de nervos aferentes especiais das papilas gustativas dos 2/3 anteriores da língua?**
   – Gânglio geniculado.

○ **Entre quais estruturas ocorre uma deiscência de Killian-Jamieson?**
   – Entre as fibras cricofaríngeas e circulares do esôfago.

Anatomia e Embriologia

ANATOMIA SINUSAL

○ **Onde se situa o ducto nasolacrimal em relação ao óstio do seio maxilar?**
 – A 3 a 6 mm anteriormente.

○ **Em que meato a maioria das células etmoidais posteriores esvaziam-se?**
 – No meato superior.

○ **Qual é a porcentagem da população que possui concha nasal suprema?**
 – É de 60%.

○ **Quais são as 5 lamelas basais dos seios paranasais?**
 – Processo uncinado, bolha etmoidal, lamela basal do corneto médio, lamela do corneto superior, lamela do corneto supremo (se presente).

○ **Que estrutura separa os complexos etmoidais anterior e posterior?**
 – Lamela basal do corneto médio.

○ **Qual é o nome do espaço entre a bolha etmoidal e o corneto médio?**
 – Hiato semilunar superior.

○ **Onde se esvazia o óstio natural do seio maxilar?**
 – No infundíbulo etmoidal.

○ **Onde se insere a parte mais posterior do corneto médio?**
 – Na crista etmoidal do processo perpendicular do osso palatino.

○ **De que maneira o corneto médio constitui um ponto de referência cirúrgica importante?**
 – Ele separa a placa cribriforme da fóvea etmoidal; a cabeça marca o limite da dissecção anterior da antrostomia maxilar; a lamela basal identifica a entrada nos etmóides posteriores; a metade inferior e a inserção nas coanas ajudam a identificar a entrada no seio esfenoidal.

○ **Onde geralmente se fixa a porção anterior do corneto médio em sentido superior?**
 – Lateralmente na lâmina papirácea (também pode se fixar na base craniana).

○ **O que é uma célula da *agger nasi*?**
 – É a área pneumatizada da parede nasal lateral imediatamente anterior e superior à inserção do corneto médio.

○ **Que problema pode causar a célula da *agger nasi*?**
  – Estreitamento do recesso frontal.

○ **Qual é o termo para uma segunda lamela basal persistente e não pneumatizada?**
  – Toro etmoidal/lateral.

○ **Qual é o termo para uma segunda lamela basal pneumatizada?**
  – Bolha etmoidal.

○ **Em que situação o recesso suprabular pode se estender para o interior do recesso retrobular?**
  – Quando a parede posterior da lamela bular não estiver em contato com a lamela basal do corneto médio.

○ **O que é lamela bular?**
  – Lamela do osso que quando pneumatizado forma a bolha etmoidal.

○ **Qual é o outro nome para recesso retrobular?**
  – Seio lateral.

○ **Qual é a face mais posterior dos etmóides anteriores?**
  – Recesso retrobular.

○ **Onde drena o recesso retrobular?**
  – No hiato semilunar superior.

○ **Quais são os limites do recesso suprabular?**
  – Superiormente, o teto do etmóide; lateralmente, a lâmina papirácea; inferiormente, o teto da bolha etmoidal; posteriormente, a lamela basal do corneto médio.

○ **Em que recesso se abre o recesso suprabular?**
  – No recesso frontal; anteriormente está separado do recesso pela lamela bular.

○ **Através de que área os recessos suprabular e retrobular podem ser acessados medial e inferiormente?**
  – Pelo hiato semilunar superior.

○ **Quais são os limites do infundíbulo etmoidal?**
  – Medialmente, o processo uncinado; lateralmente, a lâmina papirácea e o processo frontal da maxila; posteriormente, a bolha etmoidal.

○ **Onde o infundíbulo etmoidal drena em sentido posterior?**
  – No hiato semilunar inferior.

○ **Onde se situa o óstio do seio maxilar em relação ao infundíbulo etmoidal?**
  – No assoalho e face lateral do infundíbulo, entre seus terços médio e posterior.

○ **V/F: O recesso frontal é sinônimo de ducto nasofrontal.**
  – Falso, o ducto nasofrontal liga o recesso frontal ao seio frontal.

○ **O que é recesso frontal?**
  – A parte mais anterior e superior do complexo etmoidal.

○ **Que estruturas podem estreitar o recesso frontal?**
  – Posteriormente, bolha etmoidal/lamela bular; anteriormente, células da *agger nasi* pneumatizadas.

○ **O que define a configuração do teto etmoidal?**
  – O comprimento da lamela lateral da placa cribriforme, o que determina a profundidade da fossa olfatória.

○ **Quais são as 4 configurações possíveis do teto etmoidal descritas por Keros?**
  – Tipo I: fossa olfatória – 1 a 3 mm de profundidade.
  – Tipo II: fossa olfatória – 4 a 7 mm de profundidade.
  – Tipo III: fossa olfatória – 8 a 16 mm de profundidade.
  – Base craniana assimétrica.

○ **O que são fontanelas nasais?**
  – Deiscências ósseas da parede nasal lateral geralmente acima da inserção do corneto inferior onde a mucosa nasal se aproxima do mucoperiósteo do seio maxilar.

○ **Qual é o osso mais fino da base craniana anterior?**
  – Lamela lateral da placa cribriforme onde a artéria etmoidal anterior cruza a partir da parede orbital medial para o cribriforme.

○ **O que é concha bolhosa?**
  – Corneto médio ou superior pneumatizado.

○ **O que é uma célula de Haller?**
  – A célula etmoidal infra-orbitária no teto do seio maxilar.

○ **Quais são as estruturas que uma célula de Haller tem potencial para estreitar?**
  – Óstio do seio maxilar ou infundíbulo etmoidal.

○ **O que é complexo osteomeatal?**
  – Via comum final para drenagem e ventilação das células frontais, maxilares e etmoidais anteriores.

○ **O que é recesso esfenoetmoidal?**
   – O espaço entre o corneto superior (e supremo, se presente) lateralmente; a placa cribriforme, superiormente; septo, medialmente; face anterior do esfenóide; posteriormente; e margem inferior do corneto superior, ínfero-lateralmente.

○ **O que são células esfenoetmoidais ou de Onodi?**
   – Células etmoidais posteriores pneumatizadas, súpero-laterais ao seio esfenoidal.

○ **Qual é a porcentagem de pessoas que têm célula esfenoetmoidal?**
   – É de 12%.

○ **Quais são as estruturas importantes que podem correr através de uma célula de Onodi?**
   – Nervo óptico e artéria carótida.

○ **Onde se situa o seio esfenoidal em relação à célula etmoidal mais posterior?**
   – Inferior medial.

○ **Onde se encontra o óstio natural do seio esfenoidal em relação ao corneto superior?**
   – Medial, e dentro de milímetros de sua margem inferior.

○ **Qual é a porcentagem de pacientes que possuem uma deiscência óssea da porção cavernosa do canal carotídeo?**
   – É de 22%.

○ **Em que período começa a aeração do seio frontal?**
   – Idades de 4 a 5 anos e continua até o final da adolescência.

○ **Quais são as dimensões normais do seio frontal?**
   – São de 28 mm (comprimento) × 24 mm (largura) × 20 mm (profundidade) (Van Alyea).

○ **Qual é a incidência de agenesia do seio frontal?**
   – Agenesia unilateral, 4%; agenesia bilateral, 5%.

○ **Onde a artéria etmoidal anterior é encontrada intranasalmente?**
   – Anterior à porção vertical da lamela basal, imediatamente abaixo da base craniana e posterior ao recesso frontal.

○ **Qual é a porcentagem de pacientes que possuem deiscência óssea do canal que cobre a artéria etmoidal anterior?**
   – É de 20 a 40%.

○ **Qual é a distância entre a artéria etmoidal posterior e o forame óptico?**
   – É de 5 a 10 mm.

○ **O que é tubérculo do nervo óptico?**
  – É a protuberância óssea na superfície medial do forame óptico.

○ **Quais são os 3 tipos de seios esfenoidais descritos por Hamberger?**
  – Selar (67 a 76%): em que a sela turca é abaulada para dentro de um seio bem desenvolvido.
  – Pré-selar (23 a 28%): osso esponjoso que se estende da parte inferior da sela para a face anterior do assoalho.
  – Conchal (0 a 5%): seio esfenoidal que é inteiramente preenchido com osso esponjoso.

○ **V/F: A presença de um esfenóide conchal é uma contra-indicação absoluta à hipofisectomia transfenoidal.**
  – Falso (o osso pode ser brocado para permitir acesso).

○ **Qual é a estrutura óssea encontrada posteriormente ao esfenóide?**
  – Clivo.

○ **Quais são as estruturas encontradas dentro do seio cavernoso?**
  – Artéria carótida interna, canais venosos, III, IV, VI, V1, V2.

○ **Qual desses nervos está estreitamente associado à parede lateral do CAI?**
  – O VI.

○ **Onde se encontra o canal óptico em relação ao esfenóide?**
  – Na face ântero-lateral do teto esfenoidal.

○ **Qual é a porcentagem de pacientes que têm osso muito fino ou ausente do canal óptico?**
  – É de 4%.

○ **V/F: A abordagem dos tumores isolados no seio esfenoidal e na sela é melhor por via transpalatal.**
  – Falso, a melhor abordagem é transeptal ou transetmoidal, a não ser que o tumor se estenda para a nasofaringe.

○ **Em sentido anterior para posterior, quais são as estruturas que compõem a parede orbital medial?**
  – O processo frontal da maxila, osso lacrimal, lâmina papirácea, osso esfenóide para o forame do nervo óptico.

○ **Qual é o suprimento sanguíneo para a retina?**
  – Capilares coriônicos coróideos (metade externa) e artéria e ramos retinianos centrais.

○ **Onde se situa o óstio esfenoidal em relação às coanas?**
  – A 1,5 cm acima ou a 1/3 da distância das coanas à base craniana.

○ **Onde se encontram os óstios naturais do seio esfenoidal?**
   – A 2/3 do trajeto entre o processo vaginal e o alto da parede esfenoidal anterior.

○ **Qual é o ângulo normal da linha traçada da espinha nasal até o óstio esfenoidal?**
   – É 30 graus.

ANATOMIA OTONEUROLÓGICA

○ **O que é forame de Huschke?**
   – Um remanescente embriológico que normalmente se oblitera na porção ântero-inferior do canal auditivo externo (CAE) ósseo medial.

○ **Qual é o significado clínico de forame de Huschke?**
   – Serve como via potencial para disseminação do tumor da glândula parótida para o osso temporal.

○ **O que é forame de Morgagni?**
   – Um hiato entre o músculo constritor superior e a base craniana.

○ **Qual é o significado de forame de Morgagni?**
   – Serve como via potencial para disseminação de tumores nasofaríngeos para a base craniana e cérebro.

○ **Onde se situa a incisura timpânica de Rivinus?**
   – Na porção superior do anel timpânico (porção escamosa do osso temporal).

○ **Quais são as 4 partes do osso temporal?**
   – Escamosa, timpânica, petrosa, mastóidea.

○ **Qual é a parede menor do CAE: a ântero-inferior ou a póstero-superior?**
   – Póstero-superior (tem aproximadamente 25 mm ao passo que a parede ântero-inferior tem 31 mm).

○ **Que porção do CAE é cartilaginosa?**
   – É 1/3.

○ **Que porção da tuba auditiva (TA) é cartilaginosa?**
   – São 2/3.

○ **Em que mês da gestação se abre o canal auditivo?**
   – No 7º mês.

○ **Quais são as dimensões da membrana timpânica (MT)?**
   – De 9 a 10 mm verticalmente; 8 a 9 mm horizontalmente.

○ **O que é parte tensa?**
   – É a porção da membrana timpânica inferior à dobra malear e proeminência.

○ **Quais são as camadas da MT?**
   – Epitélio escamoso, camada fibrosa radial, camada fibrosa circunferencial, mucosa.

○ **Qual é a inervação sensória da aurícula?**
   – Nervo auricular maior (C3), nervo auriculotemporal (V3), nervo occipital menor (C2, 3), ramo auricular do vago e ramos sensórios do VII e IX.

○ **O que é sinal de Hitzelberger?**
   – É a hipoestesia da área pós-auricular associada à compressão do VII nervo secundária a um schwannoma do VIII par.

○ **Qual das partes, tensa ou flácida, possui maior inervação sensória?**
   – A parte flácida.

○ **Quais são os 3 nervos do plexo timpânico?**
   – O V3, IX (nervo de Jacobson), X.

○ **Quais são os ossículos que podem ser encontrados no recesso epitimpânico?**
   – Cabeça do martelo, corpo e ramo curto da bigorna.

○ **Que ossículo possui um suprimento sanguíneo mais tênue e mais propenso à necrose?**
   – O ramo longo da bigorna.

○ **Que estrutura é encontrada na caverna de Meckel?**
   – Gânglio gasseriano do V.

○ **Onde se situa o canal de Dorello e que nervo ele contém?**
   – Entre a ponta petrosa e o osso esfenóide: contém o VI e o seio petroso inferior.

○ **O que é síndrome de Gradenigo?**
   – É a petrosite que envolve o VI no canal de Dorello, causando dor retroorbital, diplopia e otorréia.

○ **O que é o *scutum*?**
   – É a parede lateral do epitímpano.

○ **Quais são as estruturas situadas superiormente à crista falciforme no conduto auditivo interno (CAI)?**
   – Nervo facial e ramo superior do nervo vestibular.

○ **Quais são as estruturas situadas inferiormente à crista falciforme no conduto auditivo interno (CAI)?**
   – Nervo coclear e ramo inferior do nervo vestibular.

○ **Qual é a proporção da população que possui uma pirâmide petrosa pneumatizada?**
  – É 1/3.

○ **Qual é o limite superior do diâmetro normal do CAI?**
  – É de 8 mm.

○ **Quais são os 2 principais pontos de referência na abordagem de fossa média do CAI?**
  – Eminência arqueada e hiato para o nervo petroso superficial maior.

○ **Qual é a estrutura mais anterior da parede medial da cavidade timpânica?**
  – Processo cocleariforme.

○ **Processo cocleariforme: tensor do tímpano... processo piramidal _____?**
  – Estapédio.

○ **Quais são os ossículos que se desenvolvem a partir do primeiro arco branquial (cartilagem de Meckel)?**
  – Cabeça e colo do martelo, corpo e ramo curto da bigorna.

○ **Quais são os ossículos que se desenvolvem a partir do segundo arco branquial (cartilagem de Reichert)?**
  – Manúbrio do martelo, ramo longo da bigorna, estribo (exceto a platina).

○ **A partir de onde se desenvolve a platina do estribo?**
  – Mesênquima ótico.

○ **Que componente ossicular se desenvolve a partir do osso membranoso?**
  – Processo anterior do martelo.

○ **Que componente ossicular nunca se ossifica completamente?**
  – Parte do manúbrio e da porção vestibular da platina do estribo.

○ **Qual é a parte do martelo que se articula com a bigorna?**
  – A cabeça.

○ **Em que período os ossículos atingem o tamanho e a forma adultos?**
  – Na 16ª semana de gestação atingem o tamanho adulto e por volta do nascimento, a forma adulta.

○ **Em que local na cadeia ossicular se insere o músculo tensor do tímpano?**
  – Manúbrio do martelo.

○ **Que parte do martelo cria a proeminência maleolar da MT?**
  – Processo lateral.

○ **Em que parte do martelo ocorre a inserção do ligamento anterior?**
   – No colo, próximo do processo anterior.

○ **Qual é a parte da bigorna que se articula com o estribo?**
   – Processo lenticular (lado medial do ramo longo).

○ **Qual é o ligamento que apóia o estribo?**
   – Ligamento anular.

○ **Onde ocorre a maior parte do movimento do estribo?**
   – Na porção ântero-superior da platina.

○ **Onde se insere na cadeia ossicular o músculo estapédio?**
   – No colo posterior do estribo.

○ **A corda do tímpano corre entre quais ossículos?**
   – Manúbrio do martelo e ramo longo da bigorna.

○ **Qual é a função do nervo da corda do tímpano?**
   – Inervação parassimpática para as glândulas submandibulares e sublinguais e paladar para os 2/3 anteriores da língua.

○ **O que é septo de Körner?**
   – Também conhecido como "fundo falso", ele representa a linha de sutura entre as porções petrosa e escamosa do osso temporal.

○ **Para que planos as janelas oval e redonda estão orientadas?**
   – A janela oval está no plano sagital; a redonda, no plano transverso.

○ **Em que idade o processo mastóideo está completamente pneumatizado?**
   – Aos 2 anos.

○ **O que significa "mastóide diplóica"?**
   – Ser ocupado por medula óssea e não por células aéreas.

○ **Que estrutura está situada exatamente medial à ponta do processo cocleariforme?**
   – Gânglio geniculado do nervo facial.

○ **Descreva o trajeto do nervo facial no osso temporal.**
   – Entra no CAI; desloca-se lateralmente por curta distância e, então, exatamente superior ao promontório, faz uma volta aguda para correr posteriormente (no **primeiro/externo** *genu* **[joelho]** e no **gânglio geniculado**). O nervo continua posteriormente, com uma ligeira inclinação ínfero-lateral (formando a proeminência do canal facial na parede medial da cavidade timpânica). Atrás da base da eminência piramidal, o nervo faz uma ampla volta para descer verticalmente e um pouco lateralmente (**segundo genu [joelho]**) através da cavidade mastóidea.

○ **Qual é a função do nervo petroso superficial maior?**
  – Lacrimejamento.

○ **Por que o desenvolvimento da cápsula ótica óssea é único?**
  – Ele é formado por 14 centros de ossificação que se fundem e não deixam linhas de sutura; os centros são formados por cartilagem, mas não retêm áreas de crescimento condral. O osso retém seu caráter fetal, com canais de Havers.

○ **Qual é a última parte da cápsula ótica a se ossificar?**
  – *Fissula ante fenestrum.*

○ **Qual é o nome do núcleo ósseo central da cóclea através do qual correm nervos e vasos?**
  – Modíolo.

○ **Que estrutura termina cegamente na janela redonda?**
  – Rampa do tímpano (compartimento inferior da cóclea).

○ **Qual é o conteúdo do aqueduto vestibular?**
  – O ducto endolinfático e a veia acompanhante.

○ **Qual é o nome da área de comunicação entre as rampas do vestíbulo e do tímpano?**
  – Helicotrema.

○ **Que fluido circunda o labirinto membranoso?**
  – Perilinfa.

○ **Qual é a diferença entre perilinfa e endolinfa?**
  – A perilinfa tem um pH de 7,2, tem alto teor de sódio, baixo teor de potássio e não contém cloreto; a endolinfa tem um pH de 7,5, baixo teor de sódio e um teor relativamente alto de potássio e cloreto.

○ **V/F: O labirinto membranoso é um sistema autocontido.**
  – Verdadeiro.

○ **Quais são as principais estruturas da porção vestibular do labirinto membranoso?**
  – Utrículo, sáculo e canais semicirculares.

○ **Qual dessas estruturas recebe os ramos dos 3 canais semicirculares?**
  – O utrículo.

○ **Que estrutura abriga a crista?**
  – A ampola.

○ **Que estrutura produz endolinfa?**
  – A estria vascular.

○ **Qual é o suprimento sanguíneo da orelha interna?**
  – A artéria labiríntica (ramo da artéria cerebelar inferior anterior).

○ **O que o nervo vestibular superior inerva?**
  – Canais semicirculares superior e lateral (CSC), utrículo, sáculo.

○ **O que o nervo vestibular inferior inerva?**
  – Canal semicircular (CSC) posterior e mácula do sáculo.

○ **Que estrutura forma a eminência arqueada?**
  – CSC superior.

○ **Qual é a diferença de curso do nervo facial em adultos e crianças?**
  – Ao nascimento, o nervo está localizado superficialmente dentro do mastóide malformado; com o amadurecimento, o nervo se desloca medial e inferiormente.

○ **Qual é a última estrutura da orelha interna a se desenvolver?**
  – Saco endolinfático.

○ **Em que período a cápsula ótica inicia a sua formação?**
  – Na oitava semana, os precursores da cápsula ótica estão presentes; na décima quinta semana, os centros da ossificação estão presentes.

○ **Quando a cápsula ótica termina o seu desenvolvimento?**
  – Por volta de 21 a 24 semanas, atinge o tamanho adulto.

○ **V/F: A posição do ducto coclear é sempre inferior à margem mais inferior da plataforma do estribo.**
  – Verdadeiro.

○ **Qual é o lugar mais seguro para se criar uma abertura na platina do estribo?**
  – Na área central.

○ **Qual é a dimensão média da platina do estribo?**
  – É de 1,41 × 2,99 mm.

○ **Qual é a distância mínima a partir do centro da platina do estribo até o utrículo e sáculo?**
  – É de 1,2 e 1,4 mm, respectivamente.

- **Quais são os 3 núcleos de fibras de suprimento do nervo facial?**
  - Núcleo motor na face caudal da ponte, núcleo salivar superior (dorsal ao núcleo motor) e núcleo do trato solitário na medula.

- **Qual desses núcleos envia fibras parassimpáticas para as glândulas salivares?**
  - O núcleo salivar superior.

- **Qual desses núcleos recebe informação sensorial de paladar, proprioceptiva e cutânea?**
  - O núcleo do trato solitário.

- **Quais são os limites do canal falopiano?**
  - O fundo do CAI para o forame estilomastóide.

- **Quais são os 6 segmentos do nervo facial?**
  - Intracraniano, canal auditivo interno, labiríntico, timpânico, mastóide/vertical, extratemporal.

- **Qual é o segmento mais curto?**
  - O labiríntico.

- **Qual o segmento que possui uma via de passagem mais estreita?**
  - O labiríntico.

- **Qual é o segundo *genu* (joelho) do nervo facial?**
  - Exatamente distal ao gânglio geniculado, no seio timpânico entre os segmentos timpânico e mastóideo.

- **Nesse segmento timpânico, entre quais estruturas corre o nervo facial?**
  - Superiormente, o CSC lateral; inferiormente, a janela oval.

- **Qual é a porcentagem de pessoas que têm deiscência do nervo facial tanto no segmento timpânico como no mastóideo?**
  - De 50 a 55%.

- **Qual é o lugar mais comum de deiscência?**
  - Segmento timpânico superior à janela oval.

- **Quais são os indícios clínicos de um nervo facial aberrante?**
  - Aurícula com malformação congênita, anormalidades ossiculares, anomalias craniofaciais, perda auditiva condutiva.

- **Onde ocorrem as principais lesões do nervo facial durante a cirurgia da orelha média?**
  - Segmento timpânico.

○ **Qual é o lugar mais comum de lesão do nervo facial durante cirurgia mastóidea?**
  – No giro piramidal póstero-lateral do CSC horizontal.

○ **De que maneira a inervação do nervo facial da porção superior da face difere daquela da porção inferior?**
  – Neurônios motores superiores que enviam informações para a porção superior da face atravessam 2 vezes na ponte; neurônios motores superiores que enviam informações para a porção inferior da face cruzam somente uma vez a ponte. Portanto, as lesões do núcleo só afetam a porção inferior da face.

○ **O que é triângulo de Trautmann?**
  – O triângulo entre a proeminência externa dos CSC lateral e posterior e do canto póstero-superior do mastóide.

○ **Qual é a porcentagem de cistos pré-auriculares bilaterais?**
  – É de 20%.

○ **O que é fissura de Hyrtl?**
  – A conexão entre o espaço subaracnóide perto do IX gânglio e o hipotímpano que permite que as infecções da orelha média se disseminem para o cérebro; normalmente fecha-se com o amadurecimento.

○ **O que é hiato facial?**
  – A deiscência de tamanho variável na porção petrosa do osso temporal no assoalho da fossa craniana média que marca a entrada do nervo petroso superficial maior na fossa craniana média.

○ **Qual é o significado clínico de hiato facial?**
  – O gânglio geniculado em geral situa-se profundamente no hiato, mas em 5 a 10% dos pacientes, situa-se sob a dura dentro do hiato e sem uma cobertura óssea.

○ **Quais são os 3 ramos que o nervo facial emite em seu curso através do osso temporal?**
  – O nervo petroso superficial maior, o nervo do músculo estapédio, a corda do tímpano.

○ **Em que lugar nos segmentos timpânico e mastóideo do nervo facial estão localizadas as fibras sensoriais?**
  – Ântero-lateralmente no segmento timpânico; póstero-lateralmente no segmento mastóideo.

○ **Onde a corda do tímpano surge em relação ao forame estilomastóide?**
  – Geralmente 4 a 7 mm superior.

○ **Que artéria acompanha a corda do tímpano?**
  – A artéria timpânica posterior.

○ **O que é nervo de Arnold?**
  – O ramo auricular do vago que inerva a pele do canal auditivo externo e a aurícula.

○ **Qual é o suprimento sanguíneo do gânglio geniculado?**
  – A artéria petrosa superficial maior (ramo da artéria meníngea média).

○ **Que estrutura faz a bissecção do canal auditivo interno na direção vertical? E na direção horizontal?**
  – A barra de Bill; a crista transversal/falciforme.

○ **O adenocarcinoma do saco endolinfático é mais comum em pacientes com que doença?**
  – Doença de von Hippel-Lindau.

○ **Que porção do nervo facial está mais próxima da cóclea?**
  – Labiríntica.

○ **Como se pode diferenciar displasia fibrosa de doença de Paget do osso temporal na TC?**
  – A doença de Paget envolve a cápsula ótica, ao passo que a displasia fibrosa não.

○ **A partir de quais estruturas embriológicas se desenvolveu a aurícula?**
  – Das proeminências de His.

○ **Qual é o número de proeminências de His e de que arcos branquiais surgem?**
  – São 6... as 3 primeiras surgem do primeiro arco, e as 3 últimas, do segundo arco.

○ **Em que se transforma cada proeminência?**
  – 1: trago.
  – 2: crista da hélice.
  – 3: hélice.
  – 4: anti-hélice.
  – 5: antitrago.
  – 6: lóbulo e hélice inferior.

○ **Em que período se inicia o desenvolvimento do canal auditivo externo?**
  – O canal começa a se desenvolver com 28 semanas.

○ **Com que idade o CAE atinge o tamanho adulto?**
  – Aos 9 anos de idade.

○ **De onde se desenvolve a tuba auditiva?**
  – Da primeira bolsa, entre o segundo arco e a faringe.

○ **Qual é o comprimento da tuba ao nascimento? E na vida adulta?**
  – É de 17 mm, 35 mm.

○ **V/F: A membrana timpânica deriva do ectoderma.**
  – Falso: ela deriva do ecto, meso e endoderma.

○ **Qual é o significado de uma aurícula com malformação congênita?**
  – Como a aurícula se desenvolve cedo, isso torna mais provável as malformações de orelha média, mastóide e VII.

○ **Qual é o significado de uma aurícula com atresia de canal?**
  – Como o início da formação do CAE é tardio (28ª semana), a orelha média e os ossículos têm mais probabilidade de serem normais.

○ **Como se forma a fístula pré-auricular?**
  – Da fusão imprópria do primeiro e segundo arcos.

○ **Qual é o nervo que inerva os músculos palatofaríngeo e palatoglosso?**
  – Vago.

○ **Quais são os núcleos do nervo vago?**
  – Núcleos ambíguos, motor dorsal e do trato solitário.

○ **Qual desses núcleos controla a informação motora voluntária?**
  – O núcleo ambíguo.

○ **Qual desses núcleos recebe a informação sensória?**
  – O núcleo do trato solitário.

○ **Quais são os 2 gânglios do nervo vago?**
  – Gânglios superior (jugular) e inferior (nodoso).

○ **Qual é a informação transmitida através do gânglio superior?**
  – A sensação do CAE e aurícula posterior via nervo de Arnold.

○ **Qual é a informação transmitida através do gânglio inferior?**
  – A sensação da epiglote e da laringe.

○ **Qual é a função do nervo glossofaríngeo?**
  – Motora para o estilofaríngeo; paladar para o terço posterior da língua; estimulação da glândula parótida; sensação da pele pós-auricular, faringe, palato mole, cavidade timpânica e tuba auditiva.

○ **Qual é o nervo craniano com curso intracraniano mais longo?**
  – É o VI.

○ **O forame redondo situa-se lateral ou medial ao canal pterigóide?**
  – Lateral.

○ **Qual é a maior artéria na fossa pterigopalatina?**
  – Esfenopalatina.

○ **Qual é a abertura na parede medial da fossa pterigopalatina que permite a passagem de estruturas neurovasculares para o interior das passagens nasais?**
  – Forame esfenopalatino.

○ **Onde ocorre a maior parte da reabsorção da endolinfa?**
  – No saco endolinfático

○ **Quais são os 3 nervos cranianos encontrados sob o assoalho da orelha média?**
  – IX, X, XI.

○ **De que arco branquial surge o músculo tensor do tímpano?**
  – I.

○ **Qual é o nome da entrada do canal falopiano?**
  – *Fundus*.

○ **Qual é o diâmetro médio do CAI?**
  – É de 6,8 mm.

○ **Qual é o primeiro ramo do nervo facial?**
  – Nervo petroso superficial maior.

○ **Em que lugar de seu curso o nervo facial emite este ramo nervoso?**
  – No gânglio geniculado.

○ **Qual é o último ramo do nervo facial antes que este atravesse o forame estilomastóideo?**
  – Nervo da corda do tímpano.

○ **Que nervo contém fibras do paladar que suprem as papilas gustativas do palato?**
  – Nervo petroso superficial maior.

○ **Qual é o nome da abertura através da qual o nervo da corda do tímpano entra na fossa infratemporal?**
  – Fissura petrotimpânica (canal de Huguier).

○ **O que produz FCE?**
  – O plexo coróideo.

○ **Qual é a quantidade de FCE produzida por minuto?**
  – É de 0,35 a 0,37 mL.

○ **Qual é o problema resultante da ruptura da artéria meníngea média?**
  – Hematoma epidural.

○ **Que estruturas facilitam a passagem de FCE para os seios venosos da dura-máter?**
  – Vilos aracnóideos.

○ **O que é linha de Donaldson?**
  – Uma linha imaginária no plano do CSC horizontal que retorna ao seio sigmóide marcando o alto do saco endolinfático.

ANATOMIA GERAL DE CABEÇA E PESCOÇO

○ **Quais são as estruturas que formam a veia facial comum?**
  – Veias retromandibular anterior e facial.

○ **Quais são as estruturas que formam a veia jugular externa?**
  – Veias retromandibular posterior e auricular posterior.

○ **Qual é o ramo terminal de V2?**
  – Nervo infra-orbital.

○ **Qual é o outro termo para ínio?**
  – Protuberância occipital externa.

○ **Qual é o nome do espaço entre as bochechas e os dentes?**
  – Vestíbulo.

○ **Qual é o único nervo sensório que surge da divisão anterior de V3?**
  – Nervo bucal.

○ **Quais são as estruturas que atravessam o forame mandibular?**
  – Artéria e nervo alveolares inferiores.

○ **Onde se situam os corpos celulares das fibras motoras do nervo da corda do tímpano?**
  – No núcleo salivar superior.

○ **Qual é o músculo que protrai a mandíbula?**
  – Músculo pterigóide lateral.

○ **Que tipo de articulação é a temporomandibular (ATM)?**
  – Articulação ginglimoartrodial (junta/deslizante).

○ **Que músculo se insere no disco da ATM?**
  – Parte superior do músculo pterigóide lateral.

○ **Qual é o suprimento sanguíneo dos molares superiores?**
  – Artéria alveolar superior posterior.

○ **Qual é o nome da abertura através da qual passa a artéria maxilar após dar origem aos ramos infra-orbital e alveolar superior posterior?**
   – Fissura pterigomaxilar.

○ **Qual é o nome da artéria maxilar depois que atravessa a fissura pterigomaxilar?**
   – Artéria esfenopalatina.

○ **Que nervo e artéria atravessam o forame espinhoso?**
   – Artéria meníngea média e ramo meníngeo de V3.

○ **Qual é o ramo que atravessa o forame redondo?**
   – V2.

○ **As placas pterigóides fazem parte de que osso?**
   – Esfenóide.

○ **Nome do forame através do qual a estrutura passa:**

Ramo meníngeo de V3	Forame espinhoso
Ramo terminal de V2	Forame infra-orbital
V3 e artéria meníngea acessória	Forame oval
Artéria esfenopalatina	Forame esfenopalatino
III, IV, VI, V1	Fissura orbital superior
V2	Forame redondo

○ **Que nervo geralmente passa de lateral a medial sobre o nervo óptico?**
   – Nasociliar.

○ **Quais são as camadas da pálpebra, a partir das superficiais para as profundas?**
   – Pele, tecido subcutâneo, músculo voluntário, septo orbital, placa tarsal, músculo liso e conjuntiva.

○ **Qual é o nome do montículo de tecido no canto medial?**
   – Carúncula lacrimal.

○ **Quais glândulas contêm as placas tarsais?**
   – Glândulas tarsais (meibomianas).

○ **Quais são os problemas resultantes do bloqueio das glândulas meibomianas?**
   – Calázio.

○ **O que é terçol?**
   – Bloqueio das glândulas sebáceas ou sudoríparas que circundam os cílios.

○ **Quais são os músculos inervados pela divisão superior do III?**
   – Músculos reto superior e elevador superior da pálpebra.

○ **Quais são os músculos esqueléticos inervados pela divisão inferior do III?**
   – Músculos oblíquo inferior, reto inferior e reto medial.

○ **O periósteo e a periórbita se encontram na margem orbital e continuam para dentro das pálpebras como o quê?**
   – Como septo orbital.

○ **Qual é a origem do músculo tarsal superior (de Muller)?**
   – Lado profundo do elevador superior da pálpebra.

○ **Quais são as estruturas que atravessam a fissura orbital superior?**
   – III, IV, VI, V1, veia oftálmica superior.

○ **De que nervo surgem os nervos etmoidais anterior e posterior?**
   – Do nervo nasociliar.

○ **Quais são os limites do compartimento parotídeo?**
   – Superiormente, o zigoma; posteriormente, o canal auditivo externo; anteriormente, o músculo masseter; inferiormente, processo estilóide, artéria carótida, vasos jugulares, músculos estilóides.

○ **Que estruturas são encontradas no compartimento pré-estilóide do espaço parafaríngeo?**
   – Músculos (estilofaríngeo, estiloglosso e estilo-hióideo), gordura.

○ **Quais são as estruturas encontradas no compartimento pós-estilóide do espaço parafaríngeo?**
   – Veia jugular interna, artéria carótida interna, IX, X, XI, XII.

○ **Onde surge o ducto de Stenson em relação ao zigoma?**
   – 1,5 cm inferior ao zigoma.

○ **Qual é o músculo perfurado pelo ducto de Stenson?**
   – O bucinador.

○ **Onde o ducto de Stenson se abre intra-oralmente?**
   – Exatamente oposto ao segundo molar superior.

○ **Que ramo do nervo facial corre com o ducto de Stenson?**
   – Bucal.

○ **Qual é a membrana que separa a glândula parótida da glândula submandibular?**
   – Membrana estilomandibular.

○ **Quais são os 3 ramos motores emitidos pelo nervo facial e logo após sua saída do forame estilomastóide?**
  – O nervo para o ventre posterior do digástrico, o nervo para o estilo-hióideo e o nervo para o músculo pós-auricular.

○ **Qual é a quantidade de saliva produzida por dia?**
  – De 500 a 1.500 mL.

○ **V/F: A saliva promove a calcificação dos dentes.**
  – Verdadeiro.

○ **Qual é a diferença da saliva produzida pela glândula parótida e aquela produzida pela glândula sublingual?**
  – A saliva da parótida é serosa e com alto teor de enzimas e baixo teor de mucinas; enquanto a da glândula sublingual é, principalmente, composta de mucina.

○ **Qual é o ponto de referência mais consistente para a identificação do tronco do nervo facial?**
  – A linha de sutura timpanomastóidea.

○ **Onde se localiza o tronco do nervo facial em relação à linha de sutura timpanomastóidea?**
  – De 6 a 8 mm ântero-inferior (entre a linha de sutura e o processo estilóide).

○ **Qual é o nome do ponto em que o nervo facial se divide em superior e inferior?**
  – Pé anserino.

○ **Qual é a distância entre o pé anserino e o forame estilomastóideo?**
  – Aproximadamente 1,3cm.

○ **Que nervo corre paralelo aos vasos temporais superficiais?**
  – Nervo auriculotemporal.

○ **Qual é a função do nervo auriculotemporal?**
  – A sensação do couro cabeludo, da aurícula e o transporte dos nervos parassimpáticos pós-ganglionares do gânglio ótico para a glândula parótida para estimular secreções.

○ **Qual é o suprimento sanguíneo para a glândula parótida?**
  – Artéria facial transversa, um ramo da artéria temporal superficial.

○ **Qual é a principal drenagem venosa da glândula parótida?**
  – Veia facial posterior.

○ **Na drenagem linfática da glândula parótida, o que é exclusivo?**
  – Os linfonodos existentes dentro da glândula, além de ser a única glândula salivar com 2 camadas de linfonodos.

○ **Que camada de linfonodos possui mais nodos (superficial ou profunda)?**
  – Superficial.

○ **O que é síndrome de Frey?**
  – Sudorese gustatória, secundária à reinervação cruzada do nervo auriculotemporal com nervos cutâneos, após parotidectomia.

○ **Quais são as opções de tratamento para a síndrome de Frey?**
  – Creme de escopolamina a 3%, secção do nervo de Jacobson, retalho do músculo esternocleidomastóideo, interposição de fáscia lata entre pele e glândula.

○ **Descreva o trajeto da inervação parassimpática para a glândula parótida.**
  – As fibras parassimpáticas pré-ganglionares deixam o núcleo salivar inferior via nervo glossofaríngeo, atravessam o forame jugular, correm através da orelha média (como nervo de Jacobson), em seguida correm ao longo do assoalho da fossa craniana média (como nervo petroso menor) para o gânglio ótico; as fibras parassimpáticas pós-ganglionares deixam o gânglio ótico via ramo do auriculotemporal do V3 e correm para a glândula parótida.

○ **Onde se situa a veia retromandibular em relação ao nervo facial?**
  – Na maioria das pessoas, corre profundo a ambos os troncos do nervo facial. Em até 10% das pessoas, a veia atravessa ambos os troncos lateralmente.

○ **V/F: O aumento de volume dos linfonodos pré-auriculares é indicativo de patologia parotídea.**
  – Falso. Esses nodos aumentam de tamanho por inflamação ou tumores que se metastatizam a partir do couro cabeludo.

○ **Que linfonodos drenam dentro da glândula parótida?**
  – Os nodos exatamente inferiores à glândula adjacente ao músculo esternocleidomastóideo e à veia jugular externa.

○ **Onde se situa o forame estilomastóideo em relação à origem do ventre posterior do músculo digástrico?**
  – Anterior.

○ **Qual é o plano de dissecção para retalhos de aumento durante parotidectomia e como se pode identificar isso mais facilmente?**
  – Entre SMAS (espaço submandibular anterior) e camada superficial da fáscia profunda... identifique primeiro o platisma e trabalhe em sentido superior.

○ **Quais são as 6 maneiras de identificar o tronco do nervo facial durante parotidectomia?**
  – Identificação de linha de sutura timpanomastóidea, ponteiro do trago, ventre posterior do digástrico ou processo estilóide; traçando um ramo distal retrógrado ou traçando a porção proximal à frente por meio de brocagem do segmento mastóideo.

- **Quais são as 2 estruturas entre os constritores faríngeos superior e médio?**
    - Músculo estilofaríngeo e IX.

- **Com uma exceção, todos os músculos da faringe são inervados por qual nervo?**
    - X.

- **Qual é a quantidade de suprimento sanguíneo para o cérebro normalmente fornecida pelas artérias carótidas internas?**
    - É de 80%.

- **Que artéria fornece a maior parte de suprimento sanguíneo para a tonsila palatina?**
    - Ramo tonsilar da artéria facial.

- **Qual é a inserção mais comum dos 3 constritores faríngeos?**
    - Rafe faríngea mediana.

- **Quais são as estruturas que definem a abertura torácica?**
    - Manúbrio, primeiras costelas e o corpo da C1.

- **Quais são as 3 áreas de estreitamento esofágico?**
    - Superiormente, a partir do cricofaríngeo; inferiormente, onde o esôfago entra na cárdia e no meio, onde o brônquio fonte esquerdo e a aorta se cruzam anteriormente.

- **Qual é a diferença entre musculatura do terço superior do esôfago e a dos 2/3 inferiores?**
    - A do terço superior é estriada, enquanto a dos 2/3 é lisa.

- **Onde o plexo de Auerbach se situa no esôfago?**
    - Entre as fibras musculares longitudinais e as circulares.

- **Onde o plexo de Meissner se situa no esôfago?**
    - Na submucosa.

- **V/F: O esôfago não possui serosa.**
    - Verdadeiro.

- **Quais são as 3 camadas da mucosa esofágica?**
    - Muscular da mucosa, lâmina própria, epitélio.

- **Em que direções se orientam as fibras musculares do constritor inferior?**
    - Superiormente, de forma oblíqua; inferiormente, de forma transversal.

- **Quais são os 2 tipos de divertículos?**
    - Pulsão e tração.

○ **Qual desses divertículos está associado à alta pressão intraluminal?**
   – Pulsão.

○ **Qual desses é o divertículo de Zenker?**
   – Pulsão.

○ **Onde ocorre o divertículo faringoesofágico/de Zenker?**
   – Entre as fibras oblíquas e transversais do constritor inferior (deiscência de Killian), sendo mais comum à esquerda e entre o cricofaríngeo e o esôfago (área de Killian-Jamieson).

○ **Qual é o suprimento sanguíneo para o esôfago?**
   – Artéria tireóidea inferior (ramo do tronco tirocervical), 2 ou 3 ramos diretamente a partir da aorta torácica e o ramo esofágico da artéria gástrica esquerda.

○ **Qual é a drenagem venosa do esôfago?**
   – Veias tireóidea inferior, ázigos e hemiázigos (na veia cava inferior, VCI) e veias esofágicas (na veia coronária e, por fim, na veia porta).

○ **Qual é a pressão de repouso normal do esfíncter esofágico superior (EES)?**
   – É de 100 mmHg na orientação ântero-posterior; < 50 mmHg na orientação lateral.

○ **Qual é a pressão de repouso normal do esfíncter esofágico inferior (EEI)?**
   – De 10 a 40 mmHg.

○ **Quais são os efeitos dos bloqueadores beta-adrenérgicos no EEI?**
   – Aumento da pressão no EEI.

○ **Onde se encontram os nervos vagos esquerdo e direito em relação ao esôfago?**
   – O esquerdo é anterior, e o direito é posterior.

○ **Qual é a eficácia de ranitidina 150 mg b.i.d. comparada aos inibidores da bomba de prótons na cura de esofagite?**
   – Ranitidina: eficácia de 35 a 65%.
   – Inibidores da bomba de prótons: eficácia de 95%.

○ **Qual é o achado clássico da deglutição de bário para a disfunção cricofaríngea?**
   – Barra cricofaríngea.

○ **Qual é a causa mais comum de perfuração esofágica?**
   – Instrumentação cirúrgica.

○ **Qual é a distância dos dentes incisivos à cárdia do estômago em adultos?**
   – É de 40 cm.

○ **Qual é a distância dos dentes incisivos à cricofaringe em adultos?**
   – É de 16 cm.

○ **Que teste é usado para diagnosticar laceração de Mallory-Weiss?**
   – Endoscopia (estudos de contraste não são benéficos, uma vez que a laceração é somente na mucosa).

○ **Em que local, com mais freqüência, se encontra a laceração?**
   – No esôfago inferior ou na cárdia do estômago.

○ **Que teste é usado para diagnosticar a síndrome de Boerhaave?**
   – Esofagograma de contraste hidrossolúvel (laceração é transmural).

○ **Qual é o único anel cartilaginoso completo do trato respiratório?**
   – Cricóide.

○ **V/F: A incidência de aspiração de corpo estranho é equivalente entre o brônquio direito e o esquerdo em crianças.**
   – Verdadeiro; o brônquio esquerdo não é tão obliquamente angulado como no adulto.

○ **Quais os vasos que estão em contato direto com a traquéia anterior?**
   – Artéria braquiocefálica e veia braquiocefálica esquerda.

○ **Qual é a porcentagem da população que possui uma artéria tireóidea ima?**
   – É de 10%.

○ **De quais arcos branquiais deriva a laringe?**
   – III, IV, VI.

○ **Quais são as 9 cartilagens da laringe?**
   – Três ímpares: tireóidea, cricóide, epiglótica.
   – Três pares: aritenóideas, corniculados, cuneiformes.

○ **Quais são os 2 ramos do nervo laríngeo superior?**
   – Interno e externo.

○ **Qual desses ramos supre a sensação para a laringe acima da glote?**
   – Ramo interno.

○ **Qual é a membrana que o ramo interno deve penetrar?**
   – Tíreo-hióideo.

○ **Que suprimento sanguíneo corre como ramo interno?**
   – Artéria laríngea superior.

○ **O que o ramo externo inerva?**
   – Músculo cricotireóideo.

○ **Qual é a função do músculo cricotireóideo?**
  – Alongar a prega vocal e aumentar o *pitch*.

○ **O que separa as 2 valéculas associadas à língua e à epiglote?**
  – Prega mediana glossoepiglótica.

○ **Que nervo fornece inervação sensória ao seio piriforme da laringe?**
  – Ramo laríngeo interno do nervo laríngeo superior.

○ **Que nervo fornece inervação sensória ao espaço infraglótico?**
  – Nervo laríngeo recorrente.

○ **Qual é o nome da margem livre superior do cone elástico?**
  – Ligamento vocal.

○ **Qual é o nome da margem livre inferior da membrana quadrangular?**
  – Prega vestibular.

○ **Qual é o nível vertebral do hióide em adultos?**
  – C3.

○ **Qual é o nível vertebral da cricóide em adultos?**
  – C6.

○ **Qual é o nível vertebral da carina em adultos?**
  – T4-T5.

○ **Que músculo desce para se inserir sobre o hióide?**
  – Geno-hióideo.

○ **De que arco branquial surge o músculo estilo-hióideo?**
  – Do II.

○ **Qual é a membrana entre a cartilagem cricóide e o primeiro anel traqueal?**
  – Membrana cricotraqueal.

○ **Que parte da cartilagem tireóidea se articula com a cartilagem cricóide?**
  – Corno inferior.

○ **Qual é o único músculo ímpar da laringe?**
  – Músculo aritenóide transverso.

○ **Qual é o único abdutor das cordas vocais?**
  – Músculo cricoaritenóideo posterior.

○ **Que músculo compreende a parte da prega vocal?**
  – Músculo tireoaritenóideo.

○ **Quais são os músculos que ancoram e elevam a laringe?**
  – Músculos omo-hióideo, esterno-hióideo, esternotireóideo.

○ **Quais são os músculos inervados pelo ramo anterior do nervo laríngeo recorrente?**
  – Músculos cricoaritenóideo lateral, tireoaritenóideo, vocal.

○ **Onde se situa a artéria laríngea superior em relação ao nervo laríngeo superior?**
  – Inferior.

○ **O que define o diâmetro glótico anterior-posterior?**
  – A distância da comissura anterior para a margem posterior da cartilagem cricóide.

○ **Qual é o ângulo da cartilagem tireóidea na comissura anterior em homens e mulheres?**
  – É de 90 graus em homens; 120 graus em mulheres.

○ **De que maneira as pregas vocais se movem silenciosamente durante a respiração?**
  – Elas se aduzem durante a expiração e abduzem durante a inspiração.

○ **Quais são as camadas da prega vocal da superior até a profunda?**
  – Epitélio escamoso, espaço de Reinke (camada superior da lâmina própria), camadas intermediária e profunda da lâmina própria (compreendendo o ligamento vocal), músculo tireoaritenóideo.

○ **Quais são os 2 tipos de epitélio escamoso que reveste as cordas vocais verdadeiras (CVV)?**
  – Epitélio colunar pseudo-estratificado (superior e inferiormente) e epitélio escamoso não-queratinizado estratificado (nos pontos de contato das CVV).

○ **Quais são as camadas da corda vocal primariamente responsáveis pela vibração das CVV?**
  – Epitélio e camada superficial da lâmina própria.

○ **Quais são as correlações anatômicas entre rouquidão e a soprosidade?**
  – A irregularidade da mucosa causa rouquidão, e o fechamento glótico incompleto causa a soprosidade.

○ **Quais são as 3 fases da fala?**
  – Pulmonar, laríngea, oral.

○ **Quais são os 3 parâmetros primários da voz?**
  – Qualidade, altura e *pitch*.

○ **Que fatores determinam a altura da voz?**
  – Pressão de ar subglótico, resistência glótica, taxa de fluxo de ar, amplitude de vibração.

○ **Que fatores determinam o *pitch*?**
  – Extensão, tensão e massa transversal de pregas vocais; freqüência de vibração.

○ **O que é *damping*?**
  – Elevação do timbre pelo estreitamento da abertura glótica.

○ **O que determina a qualidade da voz?**
  – A simetria de vibração da prega vocal.

○ **O que é disfonia da prega ventricular?**
  – Rouquidão abafada secundária à aproximação das pregas vocais falsas durante a fonação.

○ **O que é "respiração de burro"?**
  – Vocalização durante inspiração.

○ **Qual é o limiar para a resposta de reflexo do adutor laríngeo em pacientes normais?**
  – O estímulo do pulso de ar inferior a 4 mmHg.

○ **O que é *shimmer*?**
  – Variação ciclo a ciclo na amplitude do pulso glótico.

○ **O que é *jitter*?**
  – Variação ciclo a ciclo da freqüência do pulso glótico.

Patologia

○ **Qual é a lesão linfoepitelial cística benigna bilateral mostrada abaixo?**

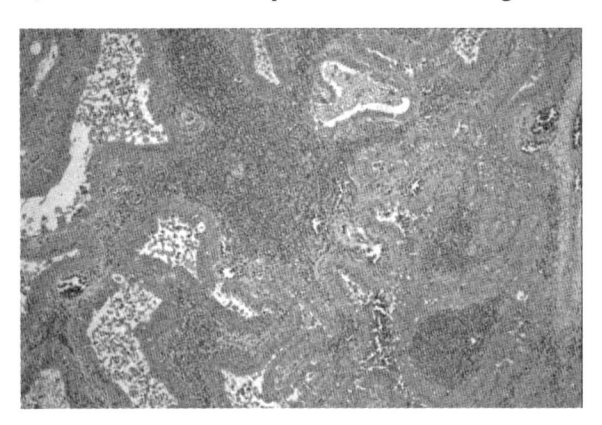

– Tumor de Warthin.

○ **Um menino de 15 anos apresentou-se com obstrução nasal e a massa polipóide mostrada acima que foi ressecada e sangrou extensamente. Qual é o seu diagnóstico?**

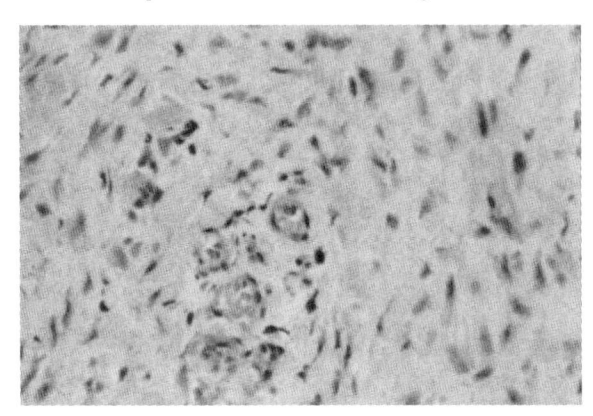

– Angiofibroma nasofaríngeo juvenil.

○ **Essa massa nasal mole e polipóide foi ressecada de uma criança pequena. Qual é o seu diagnóstico?**

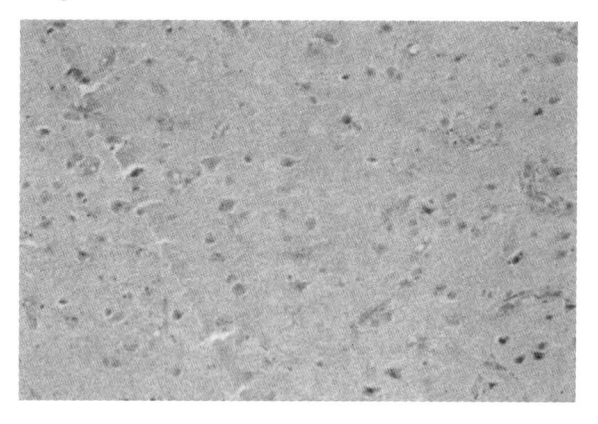

– Heterotopia glial (glioma nasal).

○ **Essa lesão é da mandíbula de uma jovem de 19 anos perto do forame mental. Qual é o diagnóstico?**

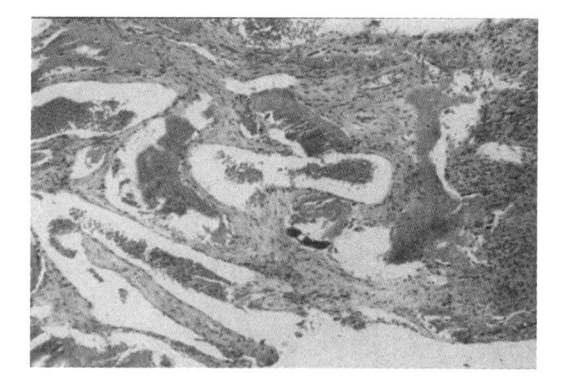

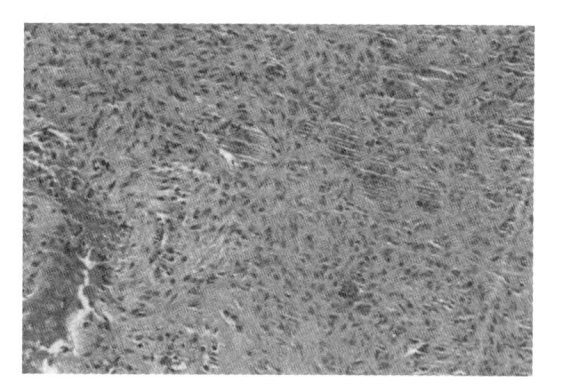

– Granuloma de célula gigante central.

○ **O tumor representado abaixo é encontrado mais comumente perto da pálpebra e está associado a mau prognóstico. Qual é o seu diagnóstico?**

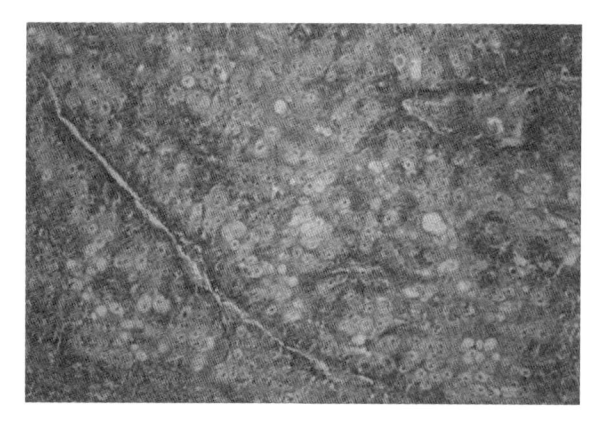

– Carcinoma sebáceo.

○ **O tumor mostrado abaixo surge mais comumente na glândula parótida de homens idosos e é altamente agressivo. Qual é o seu diagnóstico?**

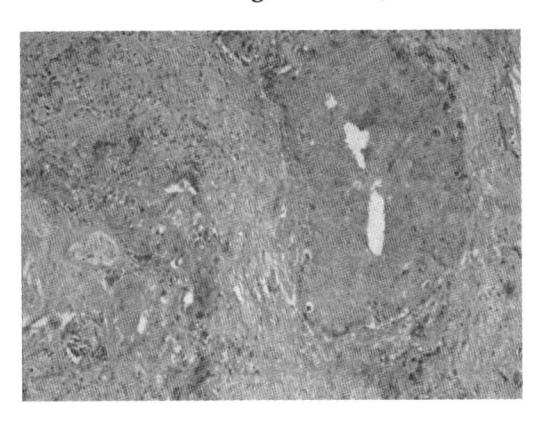

– Carcinoma de ducto salivar.

○ **Que padrão de crescimento histológico do tumor mostrado abaixo está associado à maior taxa de recorrência?**

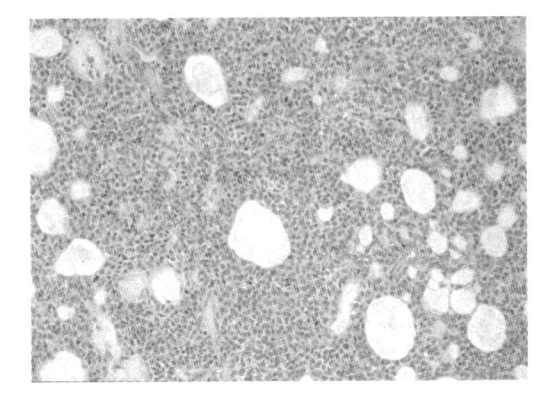

– Os 3 padrões de crescimento do carcinoma cístico adenóide são: tubular, cribriforme e sólido. O padrão sólido está associado a, essencialmente, 100% de recorrência, o cribriforme caracteriza-se por uma taxa de recorrência de 90%, enquanto o padrão tubular está associado a uma taxa de recorrência de 60%.

○ **O tumor mostrado abaixo demonstra ser composto ultra-estruturalmente por células tumorais cheias de abundantes mitocôndrias. Qual é o seu diagnóstico?**

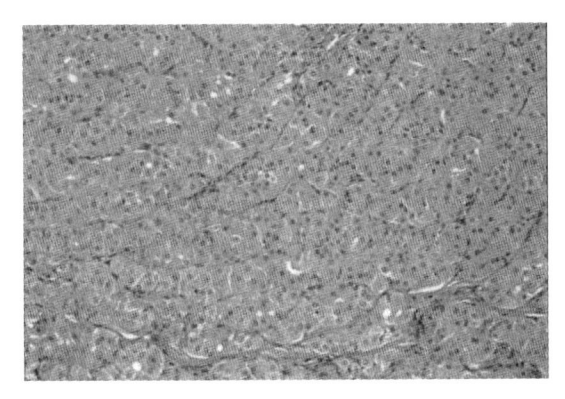

– Oncocitoma.

○ O tumor mostrado abaixo ocorre com mais freqüência na glândula parótida, é ligeiramente mais comum em mulheres, é benigno e demonstra vários padrões histológicos. Qual é o seu diagnóstico?

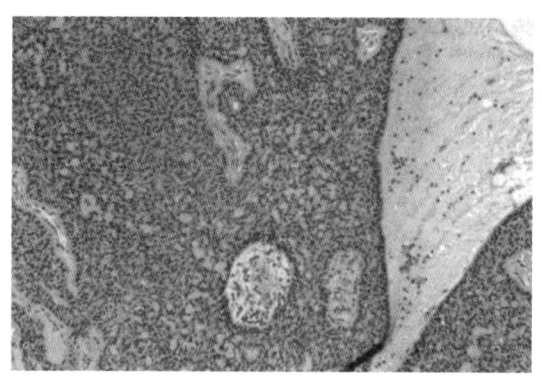

– Adenoma de células basais.

○ Qual é o agente responsável pela infecção mostrada abaixo, algumas vezes referida como "mandíbula encaroçada" (actinomicose)?

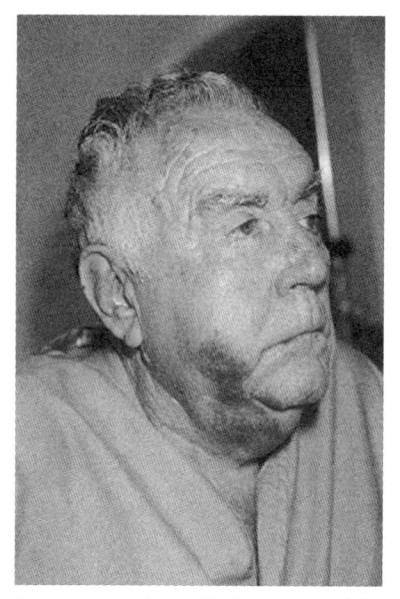

Paciente com "mandíbula encaroçada" (actinomicose)

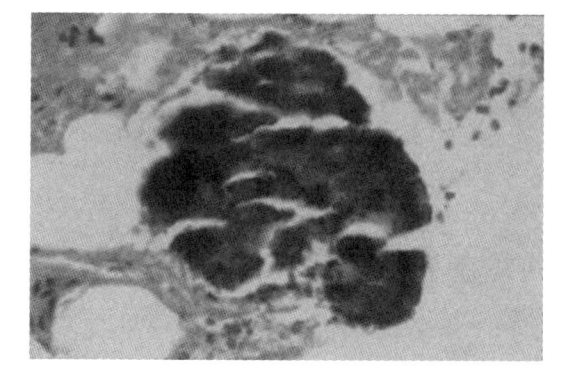

– *Actinomyces.*

Radiologia

○ **Quais são as contra-indicações para a ressonância magnética (RM)?**
  – Marca-passo cardíaco, implante coclear, *pacer wires*, cateter de Swan-Ganz, corpo estranho intra-ocular metálico, clipes de aneurisma intracraniano.

○ **O que é suspensão de fluxo *(flow void)*?**
  – A completa ausência de sinal após contraste devido a alto fluxo sanguíneo.

○ **Qual é a vantagem de um multidetector de imagens de TC sobre a TC convencional?**
  – Cortes extremamente finos, rápidos, com alta resolução.

○ **Por que a velocidade é importante na obtenção de imagens de cabeça e pescoço?**
  – Respirar e deglutir podem limitar a resolução.

○ **Em imagem de TC com cortes axiais quais são as estruturas vistas no mesmo plano do poro acústico (abertura do CAI?)**
  – Cabeça do martelo, CSC horizontal e recesso epitimpânico.

○ **Em imagem de TC com cortes axiais, quais são as estruturas vistas no mesmo plano do estribo?**
  – Seio timpânico; cabo do martelo, vestíbulo, cóclea e eminência piramidal.

○ **O que é deformidade de Mondini?**
  – Ausência de um giro e meio anterior da cóclea em presença de um giro basal com desenvolvimento normal.

○ **Qual é a sua aparência em imagem de TC?**
  – Um aqueduto vestibular largo, vestíbulo com deformação tubular e "cóclea vazia".

○ **Qual é a aparência da otosclerose em imagem de TC?**
  – Inicialmente, áreas de desossificação; em especial, um anel duplo de atenuação baixa, situado em paralelo com os giros cocleares e brilho, ao longo das margens da janela oval, estão presentes. À medida que a doença progride, desenvolvem-se focos de osso mais denso que, por fim, resultam em obliteração.

○ **Quais são as doenças que, radiograficamente, podem simular otosclerose?**
  – A doença de Paget e osteogênese imperfeita.

○ **Qual é a distinção radiográfica entre otosclerose e doença de Paget?**
  – As alterações radiográficas são mais extensas e pronunciadas na doença de Paget; elas também são mais prováveis de serem bilaterais, podendo incluir o estreitamento de CAI.

○ **O que é, no diagnóstico diferencial, uma massa de tecido mole no promontório?**
  – Colesteatoma congênito, paraganglioma, artéria carótida aberrante, artéria estapedial persistente e glomo timpânico.

○ **Qual é a intensidade de sinal produzida pela gordura em RM ponderadas T1 e T2?**
  – T1 – sinal intenso; T2 – sinal hipointenso.

○ **Qual é a intensidade de sinal produzida pela água em RM ponderadas T1 e T2?**
  – T1 – sinal hipointenso; T2 – sinal intenso.

○ **Quais são as estruturas temporais mais bem visualizadas na RM ponderada T1?**
  – Nervos dentro do CAI.

○ **Quais são as estruturas temporais mais bem visualizadas na RM ponderada T2?**
  – Compartimentos cheios de fluido.

○ **Um paciente assintomático apresenta um achado incidental de um sinal intenso no ápice petroso esquerdo em imagens ponderadas T1. Qual é o significado desse achado?**
  – Pneumatização assimétrica da ponta petrosa está presente em 4% dos pacientes; o sinal intenso é proveniente da medula óssea.

○ **Qual é a aparência do granuloma de colesterol na RM?**
  – Com sinal intenso em imagens ponderadas T1 e T2.

○ **Qual é a aparência do colesteatoma na RM?**
  – Com sinal intermediário em imagens ponderadas T1 e com sinal intenso em T2.

○ **V/F: Colesteatomas se intensificam com gadolínio.**
  – Falso.

○ **Qual é a aparência de um tumor de glomo jugular na RM?**
  – Aparência de "sal e pimenta" em imagens ponderadas T1 com gadolínio.

○ **Quais são os achados típicos de um meningioma na RM?**
  – "Sinal de cauda dural" de base ampla na RM com gadolínio.

○ **Quais são os problemas que ocorrem na RM com supressão de gordura na base do crânio?**
  – Problema de artefato secundário à incidência de ar em tecido mole, o que pode obscurecer detalhes anatômicos importantes (isto é, forames).

○ **Qual é o método alternativo usado para obter imagens da base craniana?**
   – A comparação de imagens pré e pós-gadolínio.

○ **Qual é o modo de atuação de PET/SPECT?**
   – Os substratos metabólicos de radionuclídeos são injetados IV e detectados ou pela produção de pósitrons (PET, tomografia por emissão de pósitrons) ou direcionalmente por câmera gama sensível (SPECT, tomografia computadorizada por emissão de fóton único)... Os tecidos metabolicamente ativos se iluminam.

○ **Quais são os problemas com o uso de PET em cabeça e pescoço?**
   – Má resolução (um foco de carcinoma de célula escamosa – CACE – precisa ter vários milímetros para ser detectado), sendo difícil correlacionar com a anatomia exata.

○ **Que substrato é usado na obtenção de imagens funcionais de linfonodo?**
   – Dextran coberto com óxido de ferro superparamagnético.

○ **Que *scan* pode ser usado para diagnóstico de otite externa maligna?**
   – Tecnécio^{99}.

○ **Que *scan* pode ser usado para monitorizar o progresso de otite externa maligna?**
   – *Scan* com citrato de gálio.

○ **Em pacientes com tumor primário desconhecido de cabeça e pescoço, qual é a utilidade da PET na detecção do local desse tumor primário?**
   – A PET identificará o tumor primário em aproximadamente 35% dos casos de tumor primário.

○ **Por que o *scan* radionuclídico precede a imagem de TC da glândula tireóide?**
   – O contraste da TC permanece na glândula tireóide por até 6 meses e interfere no *scan* radionuclídico.

○ **Qual é a acurácia de imagens de TC na detecção de erosão óssea?**
   – É de 85%

○ **Qual é o principal problema com o uso de imagem de TC para avaliação de tumores nasossinusais?**
   – A acurácia é limitada na diferenciação de massas de tecido mole de secreções.

○ **Qual é a acurácia da RM na detecção de tumores nasossinusais?**
   – É de 94%, 98%, se feita com gadolínio.

○ **Com o uso de RM como é possível distinguir a inflamação de tumor nos seios?**
   – O tumor será isointenso em imagens ponderadas T1 e T2, mas na inflamação será hiperintenso nas imagens ponderadas T2.

○ **O que é sinal de Steeple?**
   – Estreitamento de 5 a 10 mm da via aérea abaixo das cordas vocais verdadeiras em radiografia ântero-posterior (AP) de pescoço; observado em 50 a 60% de crianças com crupe.

○ **Quais são os critérios de edema anormal da retrofaringe em uma radiografia lateral de pescoço?**
   – Ao nível de C2, a espessura de 7 mm ou maior da retrofaringe é anormal; ao nível de C6, a espessura de 22 mm ou maior da retrofaringe é anormal.

Anestesia

○ **Qual é o mecanismo de ação do anestésico local?**
 – Prevenir o aumento de permeabilidade das membranas do nervo aos íons sódio.

○ **Quais são as 2 principais classes de anestésicos locais?**
 – Aquelas com ligação de éster e aquelas com ligação de amido.

○ **Qual a diferença dessas classes no metabolismo?**
 – Aquelas com ligação de éster são metabolizadas no plasma por colinesterase; aquelas com ligação de amido são metabolizadas no fígado pelo sistema p-450.

○ **Quais são os anestésicos locais compostos por amido?**
 – Lidocaína, ropivacaína e bupivacaína.

○ **Que medicação anti-hipertensiva prolonga o efeito da anestesia regional com anestésicos de amido?**
 – Clonidina.

○ **Quais são os efeitos colaterais dos anestésicos locais?**
 – Excitabilidade ou depressão do sistema nervoso central (SNC), depressão miocárdica, vasodilatação periférica, metemoglobinemia, reações alérgicas.

○ **Que anestésico local produz toxicidade em dose baixa?**
 – Tetracaína.

○ **V/F: Todos os anestésicos locais são bases fracas e produzem vasodilatação.**
 – Falso. A cocaína e a ropivacaína são exceções.

○ **Que anestésicos tópicos demonstraram que induzem metemoglobinemia?**
 – Prilocaína, benzocaína, lidocaína e procaína.

○ **Qual é o tratamento para a metemoglobinemia?**
 – A infusão intravenosa lenta de solução de azul metileno a 1% (dose total 1 a 2 mg/kg).

○ **Qual é a dose máxima recomendada de cocaína?**
 – De 2 a 3 mm/kg (Atenção: o uso médico da cocaína é proibido no Brasil).

○ **Em que pacientes o uso de cocaína tópica deve ser evitado?**
 – Em pacientes com hipertensão e naqueles que tomam drogas modificadoras adrenérgicas, como reserpina, antidepressivos tricíclicos e inibidores de monoaminoxidase.

○ **Qual é a dose máxima recomendada de bupivacaína?**
  – De 2 a 3 mg/kg.

○ **Qual é a duração de ação da bupivacaína?**
  – De 3 a 10 h.

○ **V/F: A bupivacaína possui um efeito depressivo sobre a contratilidade cardíaca de 4 vezes o da lidocaína?**
  – Verdadeiro.

○ **Em que a ropivacaína difere da bupivacaína?**
  – A ropivacaína é também um amido de longa duração com propriedades anestésicas equivalentes às da bupivacaína, mas tem potencial menor para causar sérias reações cardiotóxicas além de ter propriedades vasoconstritivas intrínsecas.

○ **Qual é a dose máxima recomendada de lidocaína?:**
  – É de 5 mg/kg sem epinefrina; 7 mg/kg com epinefrina.

○ **Qual é a quantidade de epinefrina contida em 1 mL de 1:100.000 de epinefrina?**
  – É de 10 microgramas.

○ **Onde deve ser injetado o anestésico local para bloquear o nervo laríngeo superior?**
  – A meio caminho entre o osso hióide e a cartilagem tireóidea.

○ **Onde o anestésico local deve ser injetado para anestesiar a subglote? No espaço pré-epiglótico?**
  – Na membrana cricotireóidea e incisura tireóidea, respectivamente.

○ **Que solução de preparação cirúrgica é contra-indicada para uso no rosto?**
  – Hibiclenos, por ser cáustico aos olhos.

○ **Que *spray* nasal possui menos cardiotoxicidade... oximetazolina ou neossinefrina?**
  – Oximetazolina.

○ **Quais são os efeitos adversos de succinilcolina?**
  – Disritmias cardíacas, fasciculações, hipercalemia, mialgia, mioglobinúria, aumento de pressões (ocular, gástrica e craniana), trismo, reações alérgicas; além disso pode desencadear hipertermia maligna.

○ **Que pacientes têm mais probabilidade de apresentar reações adversas à succinilcolina?**
  – Aqueles com glaucoma de ângulo fechado, lesões intracranianas expansivas ou graves lesões por esmagamento do membro inferior.

○ **Quais são os sinais de hipertermia maligna?**
  – Espasmo do masseter, rigidez muscular contínua, mioglobinúria, aumento rápido de temperatura corporal central, extra-sístoles ventriculares (EVS) e rubor eritematoso.

○ **Qual é o mecanismo de ação por trás da hipertermia maligna?**
  – Inibição de recaptação de cálcio no retículo sarcoplasmático do músculo esquelético.

○ **Qual é o tratamento de hipertermia maligna?**
  – O resfriamento corporal total, hidratação vigorosa, dantrolene.

○ **Qual a medicação utilizada para reverter opiáceos?**
  – Naloxona, em incrementos de 20 a 40 microgramas.

○ **Qual a complicação da administração rápida de naloxona?**
  – Edema pulmonar instantâneo.

○ **Que medicação é usada para reverter benzodiazepínicos?**
  – Flumazenil, 200 microgramas IV durante 15 segundos, repetidos a cada 15 segundos até completar 1 mg.

○ **Que anestésico deve ser descontinuado 15 minutos antes de se colocar um enxerto de membrana timpânica?**
  – Óxido nitroso.

○ **Qual é a desvantagem primária da via aérea com máscara laríngea (LMA) comparada à intubação endotraqueal?**
  – É mais fácil de deslocar que o tubo endotraqueal (TET).

○ **Quais são as contra-indicações à LMA?**
  – Obstrução de via aérea superior, aspiração pulmonar preexistente e condições que restrinjam a complacência pulmonar.

○ **Como é usado o introdutor em vela de látex para intubação endotraqueal de paciente com "via aérea difícil"?**
  – Qualquer parte da via aérea laríngea, em geral na glote posterior, é visualizada com laringoscópio de comissura anterior, o introdutor em vela é passado através do escópio para dentro da laringe e o tubo endotraqueal (TET) é passado sobre o introdutor em vela.

○ **Quais são as melhores opções para "não intubar, não ventilar" após indução de anestesia geral?**
  – LMA, ventilação transtraqueal com agulha jet, Combitube ou via aérea cirúrgica.

○ **Quais as situações melhores para uso de bastão luminoso *(lightwand)* durante intubação endotraqueal?**
  – Para pacientes com lesão de espinha cervical, para crianças com hipoplasia mandibular ou quando estão presentes copiosas secreções.

○ **O que é Combitube esofagotraqueal?**
  – Um dispositivo com duplo lúmen e balões superior e inferior, que é inserido cegamente na hipofaringe.

○ **O que é a lei de Poiseuille?**
  – A resistência ao fluxo aéreo é diretamente proporcional à densidade de gases inalados.

○ **Qual é a concentração efetiva mínima de hélio em administração *heliox* em crianças com obstrução de via aérea?**
  – É de 60%.

○ **Quais são as vantagens do uso de *heliox* durante a cirurgia a *laser* na via aérea?**
  – Reduz a quantidade de concentração de oxigênio inspirada e, portanto, a chance de ignição da sonda, e facilita a rápida dissipação de calor.

○ **Qual é a medicação que demonstrou diminuir a resposta catecolamínica durante a laringoscopia de suspensão?**
  – Fentanil.

○ **Que laringoscópio expõe melhor as pregas vocais?**
  – Kleinsasser.

○ **Que laringoscópios são melhores para se visualizar a comissura anterior ou a subglote?**
  – Holinger e Benjamin.

○ **Qual é a técnica anestésica preferida para a broncoscopia em adultos?**
  – O tubo endotraqueal ou um sistema de *jet* usado com um relaxante e ventilação controlada.

○ **Qual é a técnica anestésica preferida para broncoscopia em bebês e crianças?**
  – Respiração espontânea com anestesia inalatória.

○ **Que medicações hipertensivas classicamente causam hipertensão da retirada de drogas e, portanto, não devem ser interrompidas antes de uma cirurgia?**
  – Betabloqueadores e clonidina.

○ **Quando é maior o risco de hipertensão de rebote decorrente da retirada de propranolol?**
  – De 4 a 7 dias após descontinuar a droga.

○ **Dos fatores de risco de Goldmann qual se mostrou mais significativo?**
  – A insuficiência cardíaca congestiva (ICC).

○ **Qual é o exame pré-operatório apropriado para um jovem paciente com freqüentes extra-sístoles ventriculares (ESV)?**
  – Um ECG, monitor *holter* e teste de esforço cardíaco.

○ **Quando um paciente deve parar de fumar para ocorrer maior diminuição das complicações pulmonares pré-operatórias?**
  – Oito semanas antes do procedimento planejado.

○ **Qual é a dose de estresse de corticosteróides para pacientes submetidos a procedimentos importantes?**
  – Hidrocortisona, 100 mg, na noite anterior ao procedimento com repetição da administração a cada 8 h até que o estresse tenha passado.

○ **Quando os hipoglicêmicos orais devem ser descontinuados antes de uma cirurgia?**
  – Devem ser descontinuados 24 horas antes.

○ **Quando a terapia com warfarin deve ser descontinuada antes de uma cirurgia?**
  – De 96 a 115 h (4 doses) antes.

○ **Que fatores aumentam o risco de embolia pulmonar (EP) pré-operatória?**
  – Mais de 40 anos de idade, história de doença venosa de extremidade inferior, malignidade, ICC, trauma e paraplegia.

○ **Quais são as vantagens de um teste de estresse com tálio durante um teste de estresse com exercícios?**
  – O teste de estresse com tálio pode identificar melhor a localização e a extensão de isquemia miocárdica.

○ **Crianças podem receber líquidos claros até quantas horas antes da indução anestésica programada?**
  – De 2 a 3 h.

○ **V/F: Os indivíduos que tomam líquidos claros próximo ao momento da cirurgia estão em risco maior de aspiração do que aqueles que permanecem em dieta zero.**
  – Falso.

○ **Qual é o risco pré-operatório de infarto do miocárdio (IM) em pacientes submetidos à cirurgia em 3 a 6 meses após um IM?**
  – É de 16%.

○ **Qual é o lugar mais comum de perfuração da luva cirúrgica durante cirurgia?**
  – O dedo indicador não dominante.

○ **Qual é a taxa de mortalidade causada por anestesia em pacientes com ASA (American Society of Anesthesiologists) classe I ou II?**
  – É de 1 em 200.000.

○ **Qual é a causa da maior parte das mortes relacionadas a anestésicos?**
  – Erro humano (50 a 75%).

○ **Quais são os problemas mais comuns associados a resultados anestésicos adversos?**
  – Aqueles relacionados às vias aéreas (isto é, ventilação inadequada, intubação esofágica não reconhecida e desconexão não percebida do ventilador).

○ **Qual é o padrão de herança e incidência de deficiência pseudocolinesterase?**
   – Autossômica recessiva com uma incidência de 1 em 3.000.

○ **Que população de pacientes pode apresentar diminuição na quantidade de pseudocolinesterase?**
   – Os pacientes que tomam medicações anticolinesterásicas para glaucoma ou miastenia grave, drogas quimioterápicas e aqueles com enzima geneticamente atípica.

○ **V/F: Gotas oftálmicas betabloqueadoras podem causar broncoconstrição em pacientes sob anestesia.**
   – Verdadeiro.

○ **Pacientes que requerem traqueostomia de emergência por obstrução de via aérea podem desenvolver que complicação pulmonar pós-operatória?**
   – Edema pulmonar.

○ **O que torna o midazolam particularmente útil em ambiente ambulatorial?**
   – Por ter um início de reação relativamente curto e uma meia-vida de eliminação de 2 a 4 h.

○ **Que papel pode ter a clonidina oral no período pré-operatório?**
   – Como agonista α_2-adrenérgico pode reduzir as necessidades anestésicas e é usado para fornecer sedação e ansiólise mantendo ao mesmo tempo a estabilidade hemodinâmica.

○ **Qual é a profilaxia-padrão de endocardite para procedimentos de via aérea superior, dentais, orais em pacientes adultos?**
   – Amoxicilina 2 g por via oral, 1 h antes do procedimento.

○ **Como a presença de infecção de vias aéreas superiores (IVAS) em um bebê influencia o risco perioperatório de complicações respiratórias?**
   – A intubação resulta em edema e maior redução da área transversal da traquéia.

○ **Que fatores predispõem crianças com IVAS virais à hiperatividade da via aérea?**
   – Menos de 5 anos de idade, história familiar de doença alérgica; infecções secundárias a vírus sincicial respiratório, rinovírus da *parainfluenza*, *influenza* ou *M. pneumonia*, mal-estar coexistente; rinorréia e produção excessiva de muco; sexo masculino e reatividade preexistente da via aérea.

○ **Quais sintomas respiratórios são considerados contra-indicações para cirurgia eletiva pela maioria dos anestesiologistas?**
   – Febre, rinorréia e tosse produtiva.

○ **Qual é o fator preditor mais importante de morbidade cardíaca pós-operatória?**
   – História de insuficiência cardíaca congestiva (ICC).

○ **Qual é o fator isolado mais importante que determina a extensão da permanência após anestesia geral em pacientes ambulatoriais?**

– Náusea pós-operatória.

○ **Quais as vantagens do propofol sobre os agentes voláteis em pacientes pediátricos ambulatoriais?**

– Diminuição de náusea e vômito pós-operatórios e menor incidência de obstrução de via aérea.

○ **Qual é a técnica de indução alternativa em uma criança de 5 anos que se debate por recusar a máscara e não pode ser manejada por indução intravenosa em razão de ausência de veias de acesso?**

– Uma injeção intramuscular sedativa de quetamina (3 mg/kg).

○ **Quais as complicações anestésicas mais comuns vistas em Unidades de Recuperação Pós-Anestésicas (RPA)?**

– Náusea, vômito e comprometimento da via aérea.

○ **Que considerações anestésicas devem ser feitas em um paciente com doença falciforme?**

– Hidratação e oxigenação adequadas. Anestesias espinhal ou local devem ser usadas sempre que possível.

○ **V/F: Todos os opiáceos causam bradicardia.**

– Falso; meperidina é a exceção.

○ **Que fator co-mórbido oferece maior risco de infarto perioperatório durante cirurgia não-cardíaca eletiva importante?**

– Doença da artéria coronária.

○ **A insuficiência renal aguda após grande cirurgia ablativa de câncer de cabeça e pescoço aumenta o risco de mortalidade em quanto?**

– Em 10%.

○ **Que fatores são responsáveis pela imunossupressão induzida por transfusão?**

– Fatores séricos e *debris* fragmentados de leucócitos e plaquetas.

○ **O que pode ser dado a pacientes de câncer que necessitam transfusão de sangue para minimizar a imunossupressão?**

– Lavado de hemácias.

○ **Alergia a que substância é uma contra-indicação ao uso de propofol?**

– Soja.

Antibióticos

○ **Em cirurgia de emergência após trauma, que microrganismos têm mais probabilidade de causar sepse séria?**
– Bactérias Gram-negativas.

○ **As infecções de ferida que ocorrem em operações limpas são mais comumente causadas por quais microrganismos?**
– Estafilococos.

○ **Por que os hematomas aumentam o risco de infecção?**
– Eles impedem a migração de fibroblastos e a formação de capilares.

○ **Por que os fatores perioperatórios estão associados a aumento de risco de infecção de ferida pós-operatória?**
– A hospitalização pré-operatória longa; nenhum banho de chuveiro pré-operatório; barbeamento precoce do local operatório; remoção de pêlos e antibioticoterapia prévia.

○ **Que agentes antibióticos são bacteriostáticos?**
– Cloranfenicol, clindamicina, eritromicina, sulfonamidas, tetraciclinas e trimetoprim.

○ **Por que as soluções de iodo são superiores à clorexidina como anti-séptico cirúrgico?**
– A clorexidina não é eficaz contra vírus e fungos.

○ **Qual é o melhor tempo para iniciar a antibioticoterapia profilática para cirurgia eletiva?**
– Uma hora antes da cirurgia.

○ **Qual é a incidência de infecção de ferida em casos limpos, limpos-contaminados, contaminados e sujos?**
– Menos de 2%, 10%, 20% e 40%, respectivamente.

○ **V/F: A drenagem por sucção fechada diminui a incidência de infecção de ferida em casos limpos.**
– Falso.

○ **Em pacientes com pneumonia pós-operatória, a monoterapia empírica deve cobrir quais microrganismos?**
– Microrganismos Gram-negativos.

○ **A vancomicina é eficaz contra quais bactérias?**
– Cocos Gram-positivos, incluindo *Staphylococcus aureus* resistentes à penicilina (MARSA), *Staphylococcus epidermidis*, enterococos, difteróides e *Clostridium difficile*.

○ **O que é a Síndrome do Homem Vermelho?**
– Rubor facial e do pescoço, prurido e hipotensão associados à rápida infusão de vancomicina e subseqüente liberação de histamina.

○ **Que problema surge do maior uso de vancomicina?**
– O desenvolvimento de enterococos resistentes à vancomicina (ERV).

○ **Que característica é comum ao clavulanato, sulbactam e tazobactam?**
– Todos são inibidores da beta-lactamase.

○ **V/F: A dose de metronidazol deve ser modificada para pacientes com significativa doença hepática.**
– Verdadeiro.

○ **Que microrganismos cobrem as penicilinas G e V?**
– *Streptococcus pyogenes, Streptococcus pneumoniae, Actinomyces*, anaeróbios orais.

○ **De que maneira os microrganismos inativam a penicilina?**
– Produzindo beta-lactamase.

○ **Que microrganismos podem produzir beta-lactamase?**
– *Staphylococcus aureus, Haemophilus influenzae, Moraxella catarrhalis*, anaeróbios orais.

○ **Qual é a incidência de erupção cutânea após tomar penicilina?**
– É de 5%.

○ **Que porcentagem destes pacientes desenvolve erupção cutânea na próxima vez que tomam penicilina?**
– De 50%.

○ **Que penicilinas são mais ativas contra *Staphylococcus aureus*?**
– Meticilina, oxacilina, dicloxacilina, nafcilina.

○ **Qual dessas atinge os maiores níveis sanguíneos?**
– Dicloxacilina.

○ **Qual dessas é a melhor para pacientes com insuficiência renal?**
– Nafcilina.

○ **Qual dessas não é ativa contra *Streptococcus pneumoniae*?**
– Meticilina.

○ **Que microrganismos são cobertos por amoxicilina e ampicilina e não são cobertos por penicilina?**
   – Proteus, E. coli, Haemophilus influenzae.

○ **Que porcentagem de pacientes com mononucleose desenvolve erupção cutânea após tomar amoxicilina?**
   – De 50%.

○ **Que derivados de penicilina são ativos contra *Pseudomonas*?**
   – Ticarcilina-clavulanato (Timentin), piperacilina-tazobactam (Zosyn).

○ **Que porcentagem de pacientes alérgicos à penicilina tem alergia à cefalosporina?**
   – De 16%.

○ **Que cefalosporina de primeira geração tem meia-vida mais longa?**
   – Cefazolina (Ancef ou Kefzol).

○ **Que cefalosporina de terceira geração está associada à possível deficiência de coagulação?**
   – Cefoperazona (Cefobid).

○ **Que análogo da penicilina pode ser dado a pacientes com história de anafilaxia após tomar penicilina?**
   – Aztreonam.

○ **Que macrolídeo não cobre *Haemophilus influenzae*?**
   – Eritromicina.

○ **Qual é o mecanismo de ação das quinolonas?**
   – Inibem a DNA girase, que é necessária para envolver o DNA na divisão de bactérias.

○ **Qual é a diferença de espectro antimicrobiano geral entre as quinolonas de primeira, segunda, terceira e quarta gerações?**
   – Primeira geração (ácido nalidíxico): somente Gram-negativos, sem cobertura para *Pseudomonas*.
   – Segunda geração (ciprofloxacina, ofloxacina): Gram-negativos, incluindo *Pseudomonas*; *Staphylococcus aureus*, mas não pneumococos; alguns atípicos.
   – Terceira geração (levofloxacina): Gram-negativos, incluindo *Pseudomonas*; Gram-positivos, incluindo *Staphylococcus aureus* e pneumococos; cobertura atípica expandida.
   – Quarta geração (gatifloxacina, moxifloxacina): o mesmo que a terceira geração, com maior cobertura contra pneumococos; menor atividade contra *Pseudomonas*.

○ **Quais os medicamentos que podem ser usados para tratar pessoas expostas ao *Meningococcus*?**
   – Rifampicina, ciprofloxacina ou ceftriaxona.

○ **Qual é a melhor medicação para erradicar colonização nasal de *Staphylococcus aureus* resistente à meticilina?**

– Mupirocina.

○ **Quanto tempo leva para ocorrer a enterocolite pseudo-membranosa após iniciar os antibióticos?**

– São 6 semanas.

○ **Qual é a porcentagem de diarréia associada a antibióticos se deve a *Clostridium difficile*?**

– De 10 a 20%.

○ **Quais são os antibióticos mais comumente associados ao desenvolvimento de *Clostridium difficile*?**

– Clindamicina, cefalosporina e penicilina.

○ **Os aminoglicosídeos são efetivos contra quais bactérias?**

– Bacilos Gram-negativos aeróbios (incluindo *Pseudomonas aeruginosa*), enterococos, estafilococos e estreptococos.

○ **Quais são os riscos associados ao uso de aminoglicosídeos?**

– Bloqueio muscular prolongado, ototoxicidade e nefrotoxicidade.

○ **Por que a dosagem de mg/kg de gentamicina administrada a bebês é maior que a administrada a crianças maiores?**

– Os bebês têm maior volume de fluido extracelular por peso.

○ **Quais antibióticos potencializam o bloqueio muscular induzido por curare?**

– Aminoglicosídeos.

○ **Qual é o mecanismo de ação da ototoxicidade aminoglicosídica?**

– É primariamente o dano às células ciliadas externas, primeiramente no giro basal da cóclea.

○ **Qual é o fator mais importante a determinar o risco de ototoxicidade com o uso de aminoglicosídeos?**

– Duração de terapia superior a 10 dias.

○ **Qual é a incidência de supressão de medula óssea com o cloranfenicol?**

– É de 1:24.000.

Tópicos Médicos

○ **Quais são as causas mais comuns de hipotireoidismo?**
  – Tireoidite de Hashimoto, tumor pituitário e tratamento com iodo radioativo (I^{131}) para tireotoxicose.

○ **Quais são as causas mais comuns de hipertireoidismo?**
  – Doença de Graves, nódulo tóxico autônomo, tireoidite subaguda, tumor pituitário.

○ **Qual é o tratamento de escolha para pacientes com mais de 40 anos com doença de Graves?**
  – I^{131} radioativo.

○ **Qual é a medicação usada para o tratamento de rotina do hipertireoidismo?**
  – Propiltiouracil (PTU) e metimazol.

○ **Quais são as doenças infecciosas que podem causar tireoidite crônica?**
  – Actinomicose, tuberculose (TB) e sífilis.

○ **Qual é o distúrbio tireóideo que se caracteriza por substituição da glândula tireóide por tecido fibroso?**
  – Estruma de Reidel (tireoidite fibrosa invasiva, tireoidite lenhosa).

○ **Qual é o tipo mais comum de tireoidite auto-imune?**
  – Tireoidite de Hashimoto.

○ **Que medicações cardiovasculares interferem em imagens com radioiodo?**
  – Amiodarona.

○ **Que infecção fúngica é endêmica nos vales dos rios Mississippi e Ohio?**
  – A infecção por *Histoplasma capsulatum*.

○ **Quais são as manifestações de olhos, orelhas, garganta (OOG) de *Histoplasma capsulatum*?**
  – Disfagia, dor de garganta, rouquidão, mastigação dolorosa, irritação gengival/lesões granulomatosas nos lábios, gengiva, língua, faringe, laringe.

○ **Qual é a aparência típica das lesões causadas por *Histoplasma capsulatum*?**
  – Úlceras firmes, dolorosas, com margens amontoadas, geralmente com aparência verrucosa.

○ **Qual é a porcentagem de adultos com doença disseminada que se apresentam com envolvimento orofaríngeo?**
  – De 40 a 75%.

○ **Qual é a porcentagem de crianças com doença disseminada que se apresentam com comprometimento orofaríngeo?**
  – É de 18%.

○ **Como é diagnosticado o *Histoplasma capsulatum*?**
  – Biopsia ou *swab* do centro de uma lesão e cultura com meio de Sabouraud.

○ **Quais são as manifestações ORL por *Blastomycosis dermatitidis*?**
  – Hiperplasia eritematosa da mucosa na laringe e hipofaringe, fibrose das cordas vocais, fístula faringocutânea.

○ **Que doença se caracteriza pela presença de escara negra no corneto médio?**
  – Sinusite fúngica invasiva.

○ **Quais são as manifestações ORL da infecção por *Aspergillus fumigatus* não-invasivo?**
  – Envolvimento de uma só cavidade sinusal com secreções nasais escuras e sensação de plenitude facial.

○ **Qual é a aparência de *Aspergillus fumigatus* ao microscópio?**
  – Hifas septadas e bifurcadas.

○ **Que doença fúngica é endêmica no sul da Índia e Sri Lanka?**
  – A doença causada por *Rhinosporidium seeberi*.

○ **Quais são as manifestações ORL de *Rhinosporidium seeberi*?**
  – Lesões indolores, polipóides nas membranas mucosas do nariz, conjuntiva e palato ("lesões em morango").

○ **Qual é a infecção parasitária transmitida a seres humanos pelo mosquito-pólvora?**
  – Leishmaniose.

○ **Quais são as manifestações ORL mais comuns de toxoplasmose?**
  – Massa cervical persistente.

○ **Quais são as manifestações ORL mais comuns da tuberculose?**
  – Escrófula.

○ **Onde a escrófula se localiza com mais freqüência em crianças?**
  – Triângulo submandibular.

○ **Qual é localização mais freqüente da escrófula em adultos?**
  – Triângulo cervical posterior.

○ **Qual é a área mais comum envolvida quando a TB se dissemina para a laringe?**
  – Aritenóides.

○ **Qual é a área em geral mais envolvida quando a TB se dissemina para a cavidade oral?**
  – Língua.

○ **Qual é a apresentação mais comum do comprometimento auditivo da TB?**
  – Múltiplas perfurações da MT com otorréia fina e aquosa.

○ **Qual é o risco de se realizar aspiração com agulha fina (AAF) na escrófula?**
  – Pode levar à drenagem crônica por fístula cutânea.

○ **Quais são as manifestações ORL da lepra?**
  – Nódulos mucosos nas regiões anteriores dos cornetos inferiores, perfuração septal, perda de sobrancelhas laterais, face leonina.

○ **Que microrganismos podem causar a doença da arranhadura do gato?**
  – *Rochalimaea henselae* ou *Afipia felis*.

○ **Qual é a porcentagem de pacientes com doença da arranhadura do gato com menos de 18 anos?**
  – É de 90%.

○ **Quais são os achados histológicos típicos de biopsia de linfonodos em pacientes com doença da arranhadura do gato?**
  – Linfadenite granulomatosa, supurativa e necrosante com abscessos estrelados.

○ **Quais são os 4 critérios diagnósticos para a doença da arranhadura do gato?**
  1. História de contato com gato ou presença de uma arranhadura.
  2. Teste cutâneo ou teste de anticorpo sorológico positivo.
  3. Coloração ou cultura Gram-positiva.
  4. Histopatologia característica.

○ **O que é angiomatose bacilar?**
  – É doença causada pelos mesmos microrganismos da doença da arranhadura do gato com manifestações semelhantes, mas ocorre em pacientes imunocomprometidos e é progressiva e fatal, se não tratada.

○ **Qual é o tratamento para a doença da arranhadura do gato e angiomatose bacilar?**
  – Eritromicina, doxiciclina, rifampicina; incisão e drenagem de linfonodos necróticos, se ocorrer abscesso.

○ **Quais são as manifestações ORL mais comuns de actinomicose?**
  – Massa subcutânea avermelhada, endurecida, indolor, no triângulo submandibular com pele sobrejacente que apresenta descoloração purpúrea.

○ **Qual é a aparência característica de actinomicose ao exame microscópico?**
  – Grânulos amarelados.

○ **Qual é o tratamento para a actinomicose?**
  – Penicilina ou tetraciclina oral durante 2 a 4 meses ou 6 semanas de penicilina parenteral (para os casos graves).

○ **Quais são as manifestações ORL de sífilis primária?**
  – Úlceras indolores (cancro) nos lábios, língua, ou tonsilas com linfadenopatia reativa.

○ **Quais são as manifestações ORL de sífilis secundária?**
  – Lesões maculopapulares mucocutâneas disseminadas, rinite aguda, faringite, laringite, otite média, perda de cílios, alopecia localizada.

○ **Quais são as manifestações ORL de sífilis terciária?**
  – Formação de goma que pode resultar em perfurações septais e do palato duro, ulcerações laríngeas, perda auditiva, vertigem, osteomielite do osso temporal.

○ **Quais são as manifestações ORL de sífilis de aquisição congênita?**
  – Deformidade de nariz em sela, bossa frontal, maxila curta, incisivos de Hutchinson, molares em amora, retardo mental, perda auditiva sensorineural (PASN).

○ **Qual é o teste usado para triagem de sífilis?**
  – VDRL (Venereal Diseases Research Laboratories).

○ **V/F: O teste de imunofluorescência FTA-ABS se torna negativo depois que um paciente recebeu tratamento adequado para sífilis.**
  – Falso.

○ **Qual é a doença caracterizada por células de Mikulicz e causa estenose do nariz, laringe e árvore traqueobrônquica?**
  – A doença causada por *Klebsiella rhinoscleromatis* (rinoescleroma).

○ **Qual é o tratamento para rinoescleroma?**
  – Estreptomicina ou tetraciclina.

○ **Qual é o termo para lesão mole e indolor encontrada ao longo da mucosa gengival composta por tecido de granulação?**
  – Granuloma piogênico.

○ **Qual é a localização mais comum dos granulomas reparadores?**
   - A forma periférica localiza-se geralmente na face anterior da mandíbula; enquanto a forma central localiza-se anterior ao primeiro molar dentro do osso da mandíbula.

○ **Qual é a localização mais comum da gota se localiza na cabeça e pescoço?**
   - Hélice ou anti-hélice da orelha.

○ **O que são células de Langerhans?**
   - Células mononucleares encontradas na pele e que desempenham um papel em várias funções imunes.

○ **Que estruturas são únicas nas células de Langerhans sendo utilizadas para diagnosticar histiocitose de células de Langerhans (HCL)?**
   - Grânulos de Birbeck ou corpúsculos de inclusão citoplasmática.

○ **Que termo é usado para a forma localizada de HCL?**
   - Granuloma eosinofílico.

○ **Onde são encontrados com mais freqüência os granulomas eosinofílicos?**
   - Ossos chatos do crânio.

○ **Qual é a forma aguda e disseminada de HCL?**
   - Doença de Letterer-Siwe.

○ **Qual é a forma crônica e disseminada de HCL?**
   - Doença de Hand-Schuller-Christian.

○ **Qual é a tríade de doenças observadas geralmente em pacientes com doença de Hand-Schuller-Christian?**
   - Múltiplas lesões osteolíticas da calvária (crânio geográfico), exoftalmo e diabetes insípido.

○ **Onde é encontrada geralmente a sialometaplasia necrosante?**
   - Junção dos palatos duro e mole.

○ **Qual é a aparência histológica típica da sialometaplasia necrosante?**
   - Células epiteliais metaplásicas de revestimento dos ductos salivares com preservação de arquitetura lobular.

○ **Quais são as doenças geralmente confundidas com sialometaplasia necrosante?**
   - Célula escamosa e carcinoma mucoepidermóide.

○ **V/F: A maior parte das lesões de sialometaplasia necrosante se resolve espontaneamente dentro de 2 a 3 meses e não requerem excisão.**
   - Verdadeiro.

○ **Qual é a doença com estreita semelhança clínica com a granulomatose de Wegener e linfoma, mas que se caracteriza por infiltração angiocêntrica de células polimorfonucleares atípicas ao exame histológico?**
   – Reticulose polimórfica (ou seja, granuloma de linha média letal, granulomatose linfomatóide, linfoma angiocêntrico).

○ **Quais são as manifestações OOG da reticulose polimórfica?**
   – Necrose rápida da parte externa do nariz, cavidade nasal, palatos duro e mole e nasofaringe.

○ **Qual é o tratamento para a reticulose polimórfica?**
   – Radiação.

○ **Como é diagnosticada a amiloidose?**
   – Só pode ser diagnosticada por biopsia; o amilóide é altamente refrativo com afinidade por corante vermelho-do-congo e mostra birrefringência ao verde com a luz polarizada.

○ **A quais tumores a amiloidose está associada?**
   – Mieloma múltiplo e linfoma de Hodgkin.

○ **Qual é o local mais comum de envolvimento da amiloidose na laringe?**
   – Ventrículo.

○ **O que é lúpus pérnio?**
   – Uma manifestação cutânea de sarcoidose de ocorrência mais comum no nariz, bochechas ou orelhas, cuja aparência é de uma lesão edematosa, brilhante, endurecida e de cor azul-púrpura.

○ **Qual é a porcentagem de pacientes com sarcoidose que apresentam envolvimento da glândula parótida?**
   – É de 10%.

○ **Qual é a porcentagem de paciente com sarcoidose com envolvimento laríngeo?**
   – É de 5%.

○ **Quais são os achados laboratoriais mais comuns em pacientes com sarcoidose?**
   – Hipergamaglobulinemia, elevação das transaminases hepáticas, cálcio, VHS e ECA.

○ **Qual a porcentagem de pacientes com sarcoidose que apresentam ECA elevada?**
   – De 80 a 90%.

○ **Qual a quantidade de pacientes com adenopatia hilar que apresentam achados compatíveis com sarcoidose em biopsia de glândula salivar menor do lábio?**
   – É da proporção de 2/3.

○ **Qual é o achado histológico característico da sarcoidose?**
   – Granulomas não caseosos.

○ **Qual é o achado típico de envolvimento laríngeo da sarcoidose?**
   – Edema supraglótico.

○ **Qual é o tratamento para pacientes diabéticos insulino-dependentes com sarcoidose?**
   – Metotrexato.

○ **Quais são as manifestações ORL do lúpus eritematoso sistêmico (LES)?**
   – Erupção cutânea malar, ulceração oral, artrite de articulações cricoaritenóides ou cricotireóideas, espessamento da corda vocal, perfurações do septo anterior, hiperplasia aguda da glândula parótida, neuropatia de nervo craniano.

○ **Quais são as drogas capazes de precipitar reação semelhante à do lúpus?**
   – Procainamida, hidralazina, penicilina, sulfonamidas e hidantoínas.

○ **Qual é a causa mais comum de artrite da articulação cricoaritenóidea?**
   – Artrite reumatóide.

○ **Quais são as manifestações de artrite reumatóide na cabeça e pescoço?**
   – Artrite das articulações temporomandibulares e cricoaritenóideas, paresia/paralisia do nervo laríngeo recorrente, perda auditiva condutiva, PASN.

○ **Quais são as diferenças entre síndrome de Sjögren primária e secundária?**
   – Primária (ou seja, síndrome seca) confina-se às glândulas lacrimais e salivares; enquanto a secundária (ou seja, complexo seco) está associada a outras doenças do tecido conjuntivo.

○ **Quais são as manifestações ORL da síndrome de Sjögren?**
   – Xerostomia, cáries dentais, candidíase oral, hiperplasia da glândula salivar recorrente, ceratoconjuntivite seca e formação de crostas/epistaxe.

○ **O que é um teste de Schirmer anormal?**
   – Menos de 5 mm de umedecimento após 5 min; menos de 10 min de umedecimento após estimulação com amônia a 10%.

○ **Quais são as manifestações sistêmicas da síndrome de Sjögren?**
   – Glomerulonefrite, vasculite, polineuropatia sensória, pneumonite intersticial, doença tireóidea que se assemelha à tireoidite de Hashimoto.

○ **Quais são os testes usados para diagnosticar a síndrome de Sjögren?**
   – Biopsia de glândula salivar menor que mostra infiltração de célula mononuclear, anticorpos síndrome de Sjögren A (SS-A), anticorpos síndrome de Sjögren B (SS-B) e anticorpos antinucleares (AAN), fator reumatóide (FR).

○ **Qual é a malignidade associada à síndrome de Sjögren?**
  – Linfoma Não-Hodgkin.

○ **Qual é o teste de laboratório associado à malignidade linfoproliferativa em pacientes com síndrome de Sjögren?**
  – Nível sérico de IgM diminuído.

○ **Como se faz a distinção entre síndrome de Sjögren e linfoma maligno?**
  – Pela presença de ilhas mioepiteliais.

○ **Quais são as manifestações de cabeça e pescoço da esclerodermia?**
  – Disfagia, hérnia de hiato, trismo, lábios finos e sulcos periorais verticais, gengivite, xerostomia, rouquidão, fenômeno de Raynaud da língua, neuralgia do trigêmeo, paralisia do nervo facial.

○ **Quais são as manifestações de cabeça e pescoço da polimiosite e dermatomiosite?**
  – Fraqueza dos músculos cervicais, disfagia, erupção cutânea nas pálpebras, nariz e bochechas.

○ **Quais são as malignidades de cabeça e pescoço mais comuns em pacientes com polimiosite/dermatomiosite?**
  – Tumores da glândula parótida e tonsila; câncer nasofaríngeo em áreas endêmicas.

○ **Quais são as características diagnósticas de policondrite recorrente?**
  – Condrite recorrente das aurículas, poliartrite inflamatória não erosiva, condrite das cartilagens nasais, inflamação das estruturas oculares, condrite das cartilagens laríngeas ou traqueais, dano coclear ou vestibular.

○ **Qual é a porcentagem de pacientes com policondrite recorrente e envolvimento das vias aéreas?**
  – É de 53%.

○ **Quais são os achados laboratoriais típicos em pacientes com policondrite recorrente?**
  – VHS elevada, leucocitose moderada, anemia leve a moderada.

○ **Quais são os critérios diagnósticos para a doença de tecido conjuntivo misto?**
  – Títulos elevados de anti-U1 RNP (anticorpo ribonucleoprotéico) e 3 dos seguintes: edema da mão, sinovite, miosite, fenômeno de Raynaud ou acrosclerose.

○ **Quais são as manifestações de cabeça e pescoço da doença do tecido conjuntivo?**
  – Alterações mucocutâneas, erupção cutânea malar, alterações esclerodermatosas da pele, perfurações septais, disfunção esofágica.

○ **Qual é a doença vasculítica que se caracteriza por estágio prodrômico de rinite alérgica, polipose nasal e asma?**
  – Síndrome de Churg-Strauss.

○ **Qual é a taxa de sobrevida em 5 anos de pacientes com síndrome de Churg-Strauss?**
– É de 50%.

○ **Quais são as manifestações de cabeça e pescoço da vasculite por hipersensibilidade?**
– Petéquias e púrpura da mucosa oral e nasal, angioedema, otite média serosa.

○ **Quais são as manifestações de cabeça e pescoço de poliarterite nodosa?**
– PASN bilateral súbita e problemas vestibulares; ulceração das mucosas nasal, bucal ou palato mole; paralisia do nervo facial.

○ **Quais são as características típicas da granulomatose de Wegener?**
– Granulomas necrosantes da via aérea superior e pulmões, glomerulonefrite necrosante e vasculite disseminada.

○ **Quais são as queixas ORL mais comuns de pacientes com doença de Wegener?**
– Obstrução nasal, rinorréia sanguinolenta, formação de crostas nasais e dor nasal.

○ **Quais são as manifestações laríngeas mais comuns na doença de Wegener?**
– Ulceração laríngea, estenose subglótica.

○ **Quais são as manifestações otológicas mais comuns na doença de Wegener?**
– Otite média serosa, PASN.

○ **Que teste é mais específico na doença de Wegener?**
– Teste c-ANCA (anticorpos antineutrófilos citoplasmáticos).

○ **Qual é o significado de título elevado de c-ANCA em paciente com doença de Wegener?**
– Geralmente indica recorrência de doença ativa.

○ **Que antibiótico é efetivo no tratamento da doença de Wegener?**
– Trimetoprim-sulfametoxazol (TMP-SMX).

○ **Quais são as manifestações de cabeça e pescoço da arterite temporal?**
– Artéria temporal eritematosa e dolorosa, claudicação mandibular, claudicação lingual, tontura e perda auditiva, cegueira, déficits de nervos cranianos.

○ **Como é diagnosticada a arterite temporal?**
– Por biopsia de artéria temporal (VHS para triagem).

○ **Qual é a quantidade de pacientes que apresentam envolvimento de artéria oftálmica?**
– É da proporção de 1/3.

○ **Qual é a doença caracterizada por uveíte e úlceras orais e genitais?**
– Doença de Behçet.

○ **Quais são as características da síndrome de Cogan?**
  – Disfunção vestibuloauditiva e ceratite intersticial.

○ **Quais são as manifestações otológicas específicas da síndrome de Cogan?**
  – São semelhantes às da síndrome de Ménière (perda auditiva flutuante, vertigem, zumbido, plenitude auditiva), mas bilaterais.

○ **Quais são os sintomas de apresentação mais comuns em pacientes com a doença de Kawasaki?**
  – Eritema da cavidade oral e linfadenopatia cervical.

○ **Quais são os anticorpos geralmente mais encontrados em pacientes com artrite reumatóide?**
  – Anticorpos HLA-DW4.

○ **Qual é o teste mais específico para o diagnóstico de perda auditiva sensorineural auto-imune?**
  – Ensaio *Western blot* para antígeno de orelha interna 68 kD (Otoblast) (especificidade de 95%).

○ **Qual é o teste mais específico para o diagnóstico de síndrome de Cogan?**
  – Ensaio *Western blot* para antígeno de orelha interna 55 kD.

○ **O paciente com síndrome de Cogan geralmente tem títulos elevados de qual microrganismo?**
  – *Chlamydia*.

○ **V/F: Os pacientes com síndrome de Cogan, que não são tratados de imediato com altas doses de corticosteróides, terão perda auditiva permanente.**
  – Verdadeiro.

○ **Os pacientes com perda auditiva total secundária à síndrome de Cogan podem receber implante de cóclea?**
  – Sim.

○ **Em que grupo étnico é mais comum a doença de Kawasaki?**
  – Japonês.

○ **Qual é a aparência da erupção cutânea em pacientes com doença de Kawasaki?**
  – É uma erupção cutânea polimorfa e não-vesicular, que começa na área do períneo e se espalha para o tronco.

○ **Qual é o tratamento para a doença de Kawasaki?**
  – Aspirina em alta dose e uma dose única de Ig IV 2 g/kg.

- **Por quanto tempo um paciente com doença de Kawasaki deve tomar aspirina?**
    - Por, pelo menos, 6 a 8 semanas; então realiza-se ecocardiograma (ECO) e, se negativo, pode ser descontinuada.

- **Qual é a porcentagem de pacientes com doença de Kawasaki que desenvolvem aneurismas coronarianos?**
    - Até 30%.

- **Qual é a droga de escolha para profilaxia de infecção por *Pneumocystis carinii* em pacientes com HIV?**
    - TMP-SMX.

- **Qual é a terapia alternativa e quando deve ser iniciada?**
    - A dapsona deve ser utilizada quando ocorrem reações graves (p. ex., vesiculação da pele, envolvimento da mucosa ou anafilaxia) ao TMP-SMX.

- **Quais são os fatores que aumentam significativamente o risco de infecção por *Staphylococcus aureus* em pacientes com HIV?**
    - Presença de um cateter vascular, contagem de CD4 inferior a 100, ser portador nasal de *S. aureus*, neutropenia.

- **Quais são os 2 fatores associados à maior prevalência de rinossinusite em pacientes com vírus da imunodeficiência humana (HIV)?**
    - Baixa contagem de CD4 e ausência bilateral de permeabilidade infundibular maxilar.

- **Qual é a manifestação oral mais comum de síndrome da imunodeficiência adquirida (AIDS)?**
    - Candidíase.

- **Quais são as 2 neoplasias mais comuns relacionadas à AIDS?**
    - Sarcoma de Kaposi e linfoma não-Hodgkin.

- **Qual é o significado de leucoplasia oral pilosa em pacientes com HIV?**
    - Cerca de 50% dos pacientes com HIV e leucoplasia pilosa desenvolvem AIDS dentro de 16 meses e até 80% a desenvolvem em 30 meses.

- **Qual é a o tratamento mais apropriado para pacientes com AIDS que desenvolvem PASN bilateral progressiva secundária à otossífilis?**
    - Penicilina G, 24 milhões de unidades diárias durante 3 semanas.

- **Qual é o período de latência para o desenvolvimento de anticorpos para hepatite C?**
    - Até 4 meses.

- **Quais são os fluidos corporais envolvidos em todas as soroconversões de HIV referidas em profissionais da área médica?**
    - Sangue e fluidos sanguinolentos.

○ **Qual é o período de latência para soroconversão após exposição ao vírus do HIV?**
 – De 6 a 12 meses.

○ **Qual é o risco de soroconversão após exposição percutânea ao HIV?**
 – É de 0,31%.

○ **Qual a taxa de alteração do risco de soroconversão com a profilaxia com AZT após exposição percutânea ao vírus da imunodeficiência humana (HIV)?**
 – Uma diminuição por volta de 79%.

○ **Qual é a doença mais comum causada por vetor nos EUA?**
 – Doença de Lyme.

○ **Quais são as primeiras manifestações da doença de Lyme?**
 – Em 80% dos casos ocorre eritema migratório no local da picada do carrapato com sintomas semelhantes aos da gripe.

○ **Quais são as manifestações da doença de Lyme?**
 – Em 15% dos pacientes não tratados desenvolvem-se problemas neurológicos dentro de semanas após a picada do carrapato...Meningite, encefalite, neuropatia craniana, radiculoneurite, mononeurite múltipla, ataxia cerebelar, mielite.
 – Em 60% dos pacientes não tratados desenvolvem-se dor e edema de grandes articulações dentro de meses após a picada do carrapato.
 – Em 5% dos pacientes não tratados desenvolvem-se neuroborreliose crônica com dor radicular espinal ou distal, parestesias ou problemas cardíacos agudos com bloqueio atrioventricular (AV), miopericardite aguda ou disfunção leve do ventrículo esquerdo (VE).

○ **Que doença caracteriza-se por linfadenopatia indolor significativa, no triângulo cervical posterior, que tipicamente se resolve sem tratamento dentro de 6 meses?**
 – Doença de Kikuchi.

Otolaringologia Pediátrica

○ **Quais são as diferenças clínicas entre hemangioma e malformação vascular?**
– Malformações vasculares estão presentes ao nascimento, crescem proporcionalmente com a criança e estão associadas à distorção ou destruição de osso ou cartilagem circundante; os hemangiomas, em geral, emergem após o nascimento, proliferam e então regridem e não afetam o osso ou cartilagem circundante.

○ **Quais são as diferenças histológicas entre um hemangioma e a malformação vascular?**
– Proliferação celular é característica dos hemangiomas; a dilatação do vaso é característica de malformações vasculares.

○ **Qual é a porcentagem de bebês que apresentam um hemangioma com 1 ano de idade?**
– É de 12%.

○ **Qual é a incidência de hemangioma em crianças prematuras com peso inferior a 1.000 gramas?**
– É de 23%.

○ **Entre que idades os hemangiomas crescem mais rapidamente?**
– De 8 a 18 meses.

○ **Qual a porcentagem de hemangiomas que regride por volta de 7 anos de idade?**
– É de 70%.

○ **Onde exatamente os hemangiomas subglóticos se localizam com mais freqüência?**
– Póstero-lateralmente e na submucosa.

○ **Qual a porcentagem de pacientes com hemangioma subglótico apresenta hemangioma subcutâneo associado?**
– É de 50%.

○ **Quais são os achados típicos de hemangiomas na RM?**
– Suspensão de fluxo de alto volume em serpentina por tecido mole não vascularizado.

○ **Qual é o tratamento mais comum para hemangiomas?**
– Observação, tranqüilização dos pais.

○ **Quando se justifica a intervenção?**
– No caso de lesões maciças, ulcerativas e desfigurantes; nos casos em que há comprometimentos hematológico, cardiovascular ou do trato aerodigestivo superior e nas grandes lesões periorbitais que obstruem a visão.

○ **Que síndrome se caracteriza por profunda trombocitopenia associada a hemangioma?**
  – Síndrome de Kasabach-Merritt.

○ **Quais medicações podem ser usadas para tratar hemangiomas?**
  – Altas doses de corticosteróides (2-3 mg/kg/dia) e interferon-α_{2a} ou α_{2b}.

○ **Quais desses têm mais probabilidade de resultar em crescimento de rebote com a descontinuação?**
  – Corticosteróides.

○ **Qual é o mecanismo de ação dos esteróides no tratamento de hemangiomas?**
  – Bloqueio do receptor de estradiol-17.

○ **Quais são os mecanismos de ação do interferon-α_{2b}?**
  – Inibe a migração celular e proliferação e inibição do fator de crescimento.

○ **Quais são os efeitos colaterais potenciais do interferon-α_{2b}?**
  – Febre, perda de peso, elevação da enzima hepática, coagulação intravenosa disseminada (CID).

○ **Quais são os 4 principais tipos de malformações vasculares?**
  – Malformações capilares, venosas, linfáticas e arteriovenosas.

○ **Qual é a malformação vascular mais comum?**
  – Mácula em vinho-do-porto.

○ **Que tipo de malformação vascular é uma mácula em vinho-do-porto?**
  – Capilar.

○ **Que síndrome se caracteriza por hemangiomas capilares ao longo da distribuição de V1 com concomitantes malformações capilares, venosas e arteriovenosas das leptomeninges?**
  – Síndrome de Sturge-Weber.

○ **Qual é o tratamento ideal para máculas em vinho-do-porto?**
  – *Laser* de argônio em adultos de pele mais escura; *laser* corante harmonioso pulsado com lâmpada de *flash* em crianças e adultos de pele clara.

○ **Quais lesões respondem melhor ao *laser* corante pulsado?**
  – Lesões menores que 20 cm^2 em crianças com menos de 1 ano de idade.

○ **Quais são as características histológicas das malformações venosas?**
  – Canais vasculares dilatados, ectásicos, com revestimento endotelial normal e áreas de trombose.

○ **Quais são as características clínicas das malformações venosas?**
- Massas moles, compressíveis, não pulsáteis, encontradas no lábio ou bochecha dentro da cabeça e do pescoço; também podem ser encontradas dentro do músculo masseter ou mandíbula.

○ **Quando encontrada na mandíbula, qual é a aparência radiográfica dessas lesões?**
- Apresentam uma aparência de favo-de-mel ou de bolhas de sabão.

○ **Quais são as características histológicas das malformações linfáticas?**
- Múltiplos canais linfáticos dilatados revestidos por uma camada única de epitélio.

○ **Quais são as 4 categorias de malformações linfáticas?**
- Capilar, cavernoso, cístico (higroma) e linfângio-hemangioma.

○ **Qual desses está associado a sangramento episódico?**
- Linfângio-hemangioma.

○ **Qual desses é encontrado com mais freqüência na língua ou assoalho da boca?**
- Capilar.

○ **Qual desses está associado à localização no triângulo posterior do pescoço?**
- Higroma cístico.

○ **Qual desses tem mais probabilidade de aumentar rapidamente durante uma infecção respiratória superior (IRS)?**
- Linfângio-hemangioma.

○ **Quais são as indicações para tratamento definitivo de malformações linfáticas?**
- Quando estruturas vitais são postas em risco, quando ocorrem episódios de hemorragia ou caso esteja presente a macroglossia.

○ **Quais são as lesões com menos probabilidade de responder à esclerose com OK-432 (Picibanil)?**
- As microcísticas, que sofreram cirurgia anterior e aquelas com envolvimento craniofacial maciço.

○ **Qual é a contra-indicação absoluta para o tratamento com OK-432?**
- Alergia à penicilina.

○ **Qual é a modalidade de imagem de escolha para malformações linfáticas?**
- RM. A radiografia também deve ser realizada para descartar derrame pleural ou extensão mediastinal.

○ **Qual é a aparência das malformações linfáticas na RM?**
- Hipointensa em T1, hiperintensa em T2.

○ **Quais são as características clínicas das malformações arteriovenosas?**
   – Lesões eritematosas brilhantes da pele com ruído e frêmito associados.

○ **Após hiperplasia linfóide benigna, qual é o tumor nasofaríngeo benigno mais comum?**
   – Angiofibroma nasofaríngeo juvenil (ANJ).

○ **Em quais países ocorre com mais freqüência esse tumor?**
   – Índia e Egito.

○ **De que lugar na nasofaringe se desenvolve esse tumor?**
   – Trifurcação do osso palatino, ala horizontal do vômer e a raiz do processo pterigóide.

○ **Que achado em imagem de TC é patognomônica de ANJ?**
   – Arqueamento anterior da parede posterior do antro maxilar (sinal de Holman-Miller).

○ **Quais receptores de hormônio estão presentes na ANJ?**
   – Diidrotestosterona e testosterona.

○ **Que teste adjuvante deve ser realizado em uma mulher com suspeita de ANJ?**
   – Análise cromossômica.

○ **Qual é a aparência histológica desses tumores?**
   – Mistura não encapsulada de tecido vascular e estroma fibroso; as paredes do vaso não possuem fibras elásticas e apresentam diminuição ou nenhum músculo liso; os mastócitos são abundantes no estroma.

○ **Com a utilização do sistema de Session *et al.* Qual é o estágio de ANJ que envolve as narinas posteriores e o seio esfenoidal?**
   – IB.

○ **Qual é o estágio de ANJ que provoca erosão da base craniana com mínima extensão intracraniana?**
   – IIIA.

○ **De onde geralmente provém o principal suprimento sanguíneo para esses tumores?**
   – Artéria maxilar interna ou artéria faríngea ascendente.

○ **Quais são as contra-indicações à ressecção cirúrgica de ANJ?**
   – Alto risco cirúrgico, tumor recorrente que se comprovou refratário a excisões anteriores e envolvimento de estruturas vitais.

○ **Qual é a melhor abordagem cirúrgica para ressecção de ANJ?**
   – Maxilectomia medial via rinotomia lateral ou abordagem em *degloving* da face média.

○ **Que condição é vista em pacientes adolescentes com epistaxe grave, freqüentemente recorrente e malformações arteriovenosas pulmonares?**
– Telangiectasia hemorrágica hereditária.

○ **Quais são as vantagens do uso de coagulação plasmática com argônio para o tratamento de telangiectasia hemorrágica hereditária (THH)?**
– Aplicação sem contato, penetração tecidual controlada e limitada com baixo risco de perfuração septal, sem medidas de segurança necessárias (isto é, no caso de *lasers*), baixo dano térmico a tecido adjacente, custo acessível.

○ **Que efeito os estrógenos têm sobre a mucosa nasal?**
– Induzem metaplasia da mucosa nasal a partir do epitélio ciliado até o epitélio escamoso queratinizante estratificado.

○ **Qual é o tratamento cirúrgico de escolha para nevos melanocíticos congênitos gigantes?**
– Expansão tecidual seguida de excisão total.

○ **Qual a diferença da posição da laringe entre neonatos e adultos?**
– No recém-nascido, a laringe é posicionada mais ântero-superiormente, situando-se ao nível de C2-C3, em que a cricóide situa-se em C3-C4. No adulto, a laringe situa-se ao nível da C5, e a cricóide na C7.

○ **V/F: Comparado ao reflexo nauseoso, o reflexo da tosse correlaciona-se com a capacidade do recém-nascido de se alimentar com segurança.**
– Verdadeiro.

○ **Qual é a porcentagem de recém-nascidos com menos de 5 dias que têm reflexo da tosse funcional?**
– É de 25%.

○ **O que impede o escape de ar através da glote durante o reflexo da tosse?**
– Adução e deslocamento inferior das cordas vocais falsas (CVF).

○ **Qual é a seqüência de eventos durante o reflexo de fechamento glótico?**
– O fechamento das cordas vocais verdadeiras (CVV), seguido de fechamento das CVF, seguido da adução das pregas ariepiglóticas.

○ **Que músculo aduz a CVF e as pregas ariepiglóticas?**
– O músculo tireoaritenóideo.

○ **O que é laringospasmo?**
– O reflexo de fechamento glótico mal-adaptativo e exagerado.

○ **Ao contrário do fechamento glótico, o laringospasmo é mediado apenas pela estimulação de que nervo?**
– Nervo laríngeo superior.

○ **Com que idade gestacional um bebê pode alimentar-se por sucção?**
 – Com 34 semanas.

○ **Qual é a diferença entre a deglutição dos bebês e dos adultos?**
 – A fase faríngea de deglutição dos bebês é mais rápida e mais freqüente.

○ **Qual é a seqüência de eventos durante a deglutição normal?**
 1. Fase oral: o alimento é mastigado e misturado com saliva.
 2. Fase orofaríngea: o bolo alimentar é propelido posteriormente.
 3. Fase faríngea: o palato mole se eleva, a glote se fecha, os constritores faríngeos se contraem e o cricofaríngeo relaxa-se.
 4. Fase esofágica: o bolo é propelido para dentro do estômago pelas ondas peristálticas.

○ **O que é aspiração?**
 – A penetração de secreções abaixo das CVV.

○ **Quais são os 2 tipos de aspiração?**
 – Primário ou direto de substâncias orais e secundário ou indireto de substâncias gástricas.

○ **Por que os bebês são mais propensos à aspiração que os adultos?**
 – Comparados com os adultos, os bebês têm epiglote relativamente flácida, aritenóides grandes e pregas ariepiglóticas largas.

○ **Qual é a causa mais comum de doença do refluxo gastroesofágico (DRGE) em crianças?**
 – Relaxamento transitório do esfíncter esofágico inferior.

○ **Que outros fatores podem predispor um bebê à aspiração?**
 – Doença do sistema nervoso central (SNC), prematuridade, barreiras mecânicas (Sonda nasogástrica [NG], tubo endotraquial, traqueostomia), barreiras anatômicas (atresia/estenose esofágica, anéis vasculares, fístula traqueoesofágica – T-E), escoliose.

○ **Qual é o sinal mais comum de DRGE em bebês?**
 – Regurgitação.

○ **Qual é a complicação mais comum de DRGE em bebês?**
 – Esofagite distal.

○ **Quais são os outros sinais ou complicações de DRGE em bebês?**
 – Dificuldade em se desenvolver, vômito, pneumonia de aspiração recorrente, eventos agudos potencialmente fatais.

○ **Qual é a sensibilidade do GI superior para detectar a aspiração?**
 – É de 69%.

○ **Qual é o melhor teste para avaliar a deglutição?**
  – Deglutição de bário videofluoroscópico.

○ **Que informação a manometria esofágica fornece?**
  – Responsividade do esfíncter esofágico e peristaltismo faríngico.

○ **Qual é a sensibilidade da sonda de pH de 24 h para a DRGE?**
  – De 92 a 94%.

○ **Qual é a fórmula de Euler-Byrne?**
  – X + 4Y onde X = # episódios pH < 4 e Y = # episódios de pH < 4 para > 5 minutos; uma pontuação de 50+ é clinicamente significativa para DRGE.

○ **O que é índice macrofágico alveolar de conteúdo lipídico?**
  – As secreções são coletadas durante broncoscopia e coradas com óleo vermelho O (que detecta lipídios). São contados 100 macrófagos e recebem pontuação de 0-4 para a quantidade de corante. Uma pontuação de > 70 é significativa para a aspiração.

○ **Qual é a sensibilidade e especificidade desse teste?**
  – É de 85% de sensibilidade; 80% de especificidade.

○ **Quais são os problemas com esse teste?**
  – Invasivos; falso-positivos possíveis decorrentes de quebra de lipídios endógenos ou resposta tóxica a certas medicações; o tempo de *clearance* (depuração) dos pulmões é desconhecido.

○ **Qual é a porcentagem de DRGE que se resolve espontaneamente em 18 meses?**
  – É de 85%.

○ **Qual é a abordagem inicial para o tratamento de DRGE leve sem conseqüências clínicas adversas em um bebê?**
  – Tranqüilização parental; Trendelenburg reversa, posicionamento prono após alimentação.

○ **Quais são as indicações para cirurgia anti-refluxo em crianças?**
  – Sintomas leves a moderados com falha na terapia médica; DRGE grave com sintomas potencialmente fatais.

○ **V/F: Fórmula de espessamento diminui a quantidade de refluxo em crianças.**
  – Falso; nenhum estudo provou qualquer benefício dessa fórmula. Pode diminuir a quantidade de regurgitação visível, mas não melhora o refluxo.

○ **Qual é a diferença entre as fundoplicaturas de Nissen e de Thal?**
  – A de Nissen é um envoltório de 270 graus e a de Thal é de 360 graus, ou envoltório completo.

○ **O que é aspiração intratável?**
  – Aspiração persistente apesar do tratamento médico máximo e de cirurgia menor.

○ **Qual é a opção cirúrgica para o tratamento de aspiração intratável?**
  – Laringectomia de campo estreito, *stent* endolaríngeo, fechamento laríngeo e desvio traqueoesofágico (DTE) ou separação laringotraqueal (SLT).

○ **Quais são os 3 procedimentos de fechamento laríngeo?**
  – Retalho epiglótico, fechamento glótico e laringoplastia vertical.

○ **Quais são as desvantagens primárias do fechamento glótico?**
  – Não permitir a fala, é difícil de ser revertida e raramente funciona a menos que a laringe seja desnervada bilateralmente.

○ **Qual é a tecnicamente mais fácil, a DTE ou a SLT?**
  – A SLT.

○ **Qual é a mais fácil de reverter?**
  – A DTE.

○ **Qual é a preferida se o paciente tiver ou já sofreu traqueostomia?**
  – A SLT.

○ **Esses pacientes podem falar?**
  – Potencialmente, via fala esofágica.

○ **Qual é a causa mais comum de tosse em crianças?**
  – IVAS.

○ **Que microrganismo é a causa mais comum de traqueíte bacteriana em crianças?**
  – *Staphylococcus aureus*.

○ **Qual é a causa mais comum de laringotraqueobronquite (crupe) em crianças?**
  – O vírus da *parainfluenza*.

○ **Quais são as outras causas comuns, além da IVA, de tosse em bebês de até 18 meses?**
  – Artéria inominada aberrante, asma com variante com tosse e DRGE.

○ **E em crianças de 18 meses a 6 anos?**
  – Sinusite (50%), asma com variante com tosse (27%).

○ **E em crianças de 6 a 16 anos?**
  – Asma com variante com tosse (45%), psicogênica (32%) e sinusite (27%).

○ **Que doença caracteriza-se por tosse semelhante a um latido?**
- Crupe.

○ **Como se trata o crupe?**
- Com umidificação, dexametasona e epinefrina racêmica.

○ **Que doença se caracteriza por tosse em *staccato*?**
- Pneumonia clamidiana.

○ **Que doenças podem se apresentar com hemoptise em crianças?**
- Bronquiectasia, fibrose cística, corpo estranho, hemossiderose pulmonar, TB.

○ **Qual é doença mais comum notificável e prevenível com vacina em crianças com menos de 5 anos?**
- Coqueluche.

○ **Que teste é usado para diagnosticar coqueluche?**
- Cultura da nasofaringe usando um *swab* de Dacron ou de alginato de cálcio colocado em uma placa de ágar Regan-Lowe ou Bordet-Gengou.

○ **Qual é a sensibilidade desse teste?**
- É de 80% (menos se estiver sob antibióticos).

○ **Como os contatos devem ser tratados?**
- Com eritromicina por 14 dias.

○ **Que testes são mais sensíveis e específicos para diagnosticar a etiologia da tosse em bebês até os 18 meses de idade?**
- Endoscopia, esofagograma com bário e tratamento empírico com broncodilatadores.

○ **Em crianças de 18 meses a 6 anos?**
- Filmes de seios paranasais, endoscopia e tratamento empírico com broncodilatadores.

○ **Em crianças de 6 a 16 anos?**
- Testes de função pulmonar (TFP) com desafio com metacolina, filmes de seios paranasais.

○ **Qual é a sensibilidade e especificidade de filmes de decúbito lateral e inspiratórios/expiratórios para aspiração de corpo estranho?**
- É de 67% de sensibilidade, 67% de especificidade.

○ **Quais as 3 causas mais comuns de estridor em crianças?**
- Laringomalacia, paralisia de cordas vocais e estenose subglótica congênita.

- **O que é estertor?**
  - Som inspiratório de baixo *pitch* que resulta de fluxo aéreo turbulento através da cavidade nasal e nasofaringe.

- **Qual é o primeiro sinal de desconforto respiratório em crianças?**
  - Taquipnéia.

- **O estridor que aumenta de intensidade com choro, agitação ou esforço é característico de quais distúrbios?**
  - Laringomalacia e hemangioma subglótico.

- **Após 2 semanas de intubação ou suporte ventilatório um bebê prematuro de 32 semanas é extubado e resulta em obstrução grave de via aérea superior. Qual é a causa mais provável?**
  - Edema subglótico.

- **Qual é a aparência típica de uma fenda laríngea posterior tipo 1?**
  - Um defeito de tecido mole na musculatura interaritenóide sem um defeito na cartilagem cricóide.

- **Qual é a apresentação típica de criança com fenda laríngea tipo 2 ou maior?**
  - História de pneumonia de aspiração, asfixia, tosse durante as alimentações e sintomas de obstrução de via aérea.

- **Quais são os 3 modos de obstrução supraglótica que causam laringomalacia?**
  - Prolapso de mucosa sobrejacente à aritenóide, pregas ariepiglóticas reduzidas e deslocamento posterior da epiglote.

- **Qual é o teste de escolha para diagnóstico de laringomalacia?**
  - Laringoscopia com fibra óptica flexível no consultório.

- **Quais são as indicações para broncoscopia rígida em crianças com laringomalacia?**
  - Estridor grave ou atípico, radiografia cervical anormal com alto quilovolt, ou alto grau de suspeita de lesão de via aérea sincrônica.

- **Qual é a incidência de lesão de via aérea sincrônica em crianças com laringomalacia?**
  - De 18 a 20%.

- **Qual é a porcentagem que requer intervenção cirúrgica?**
  - Menos de 5%.

- **Qual é o único sinal clínico que está fortemente associado à lesão sincrônica de via aérea?**
  - Cianose.

○ **Quais são as indicações para tratamento cirúrgico de laringomalacia?**
   – Dispnéia em repouso ou durante esforço, dificuldade na alimentação e dificuldade em se desenvolver.

○ **Qual é a porcentagem de bebês com laringomalacia que requer tratamento?**
   – É de 10%.

○ **Qual é a relação entre laringomalacia e DRGE?**
   – Essencialmente em todas as crianças com laringomalacia têm DRGE.

○ **Como se pode diagnosticar laringomalacia induzida por exercício?**
   – Com espirometria de exercício de fluxo-volume.

○ **Qual é a porcentagem de crianças com atresia coanal que têm outras anomalias congênitas?**
   – É de 50%.

○ **Qual é a porcentagem de casos de atresia coanal que são bilaterais?**
   – É de 40%.

○ **A persistência de qual membrana resulta em atresia coanal?**
   – Bucofaríngea.

○ **Qual é a porcentagem de casos de atresia coanal que envolve somente um diafragma ou membrana mucosa?**
   – É de 10%.

○ **Que abordagem é usada para revisões de reparos falhos de atresia coanal?**
   – Transpalatal.

○ **Qual é o melhor tratamento para estenose da abertura do piriforme nasal?**
   – Maxilectomia medial sublabial.

○ **Qual é a causa mais comum de obstrução de via aérea caracteriza-se por estridor inspiratório ao nascimento e que diminui quando colocado sobre o lado da lesão?**
   – Paralisia da corda vocal unilateral.

○ **Qual é a porcentagem de casos de paralisia de corda vocal que são bilaterais?**
   – É de 20%.

○ **Qual é a porcentagem desses pacientes que requer traqueotomia?**
   – É de 90%.

○ **Qual é a condição neurológica mais comum que causa paralisia de corda vocal em crianças?**
   – Malformação de Arnold-Chiari.

○ **Que efeito tem o momento do tratamento para malformação de Arnold-Chiari sobre o resultado da paralisia nas cordas vocais?**
- Se a pressão intracraniana (PIC) estiver normalizada em 24 h, a função da corda vocal será recuperada em 2 semanas na maioria dos pacientes.

○ **Qual é a taxa de recuperação de paralisia idiopática da corda vocal em crianças?**
- É de 20%.

○ **O trauma ao nascimento responde por qual porcentagem de paralisa de corda vocal em crianças?**
- É de 20% (associados a uso de fórceps com secção C).

○ **Que procedimento cirúrgico é a causa mais comum de paralisia de corda vocal iatrogênica em crianças?**
- Reparo de fístula traqueoesofágica.

○ **Onde ocorre a maioria das membranas laríngeas?**
- Na glote anterior (75%).

○ **Quando ocorre o início típico dos sintomas em pacientes com hemangioma subglótico?**
- Geralmente assintomático ao nascimento e sintomático por volta dos 6 meses de idade.

○ **Que tipo de estridor é ouvido em pacientes com traqueostomia?**
- Expiratório.

○ **Que teste possui o maior rendimento para diagnóstico de anéis vasculares?**
- Laringoscopia direta e broncoscopia.

○ **Qual é o anel vascular mais comum?**
- Compressão da artéria inominada.

○ **Qual é a aparência endoscópica da compressão da artéria inominada?**
- Compressão pulsátil da parede traqueal anterior na traquéia distal.

○ **Qual é o "sinal de Waterson"?**
- Obliteração do pulso radial direito por compressão da indentação traqueal anterior com a ponta do broncoscópio.

○ **Qual é a causa mais provável de estridor após ligação de um canal arterial persistente?**
- Lesão iatrogênica do nervo laríngeo recorrente.

○ **Qual é a idade gestacional mais precoce em que a atresia glótica completa pode ser detectada ao exame ultra-sonográfico?**
- É de 22 semanas.

○ **O que a ultra-sonografia mostra em um feto com atresia glótica completa?**
   – Distensão da via aérea e parênquima pulmonar; achatamento do diafragma; edema da placenta; compressão do coração, grandes vasos e ducto torácico.

○ **V/F: Corpos estranhos na via aérea são mais comuns do que no esôfago.**
   – Falso.

○ **Qual é o corpo estranho esofágico mais comum em crianças com menos de 5 anos?**
   – Moedas.

○ **Qual é o diagnóstico mais comum conferido inadequadamente a uma criança com um corpo estranho em via aérea?**
   – Asma.

○ **Qual é o termo para o tratamento de obstrução de via aérea em crianças com anormalidades craniofaciais em que a mandíbula é gradualmente alongada?**
   – Osteogênese de distração.

○ **Qual é a porcentagem de bebês prematuros que desenvolvem estenose subglótica (ESG)?**
   – É de 4%.

○ **Qual é o sistema de graduação para ESB?**
   – Grau 1: menos de 50% de obstrução do lúmen laríngeo.
   – Grau 2: 51 a 70% de obstrução do lúmen laríngeo.
   – Grau 3: 71 a 99% de obstrução do lúmen laríngeo.
   – Grau 4: obstrução completa.

○ **Qual é o maior fator de risco para aquisição de ESB?**
   – Intubação endotraqueal prolongada.

○ **Quais são as etiologias de ESB?**
   – Anomalias congênitas, maior atividade do bebê, mecanismo auto-imune (anticorpos de colágeno tipo II, anticorpos anticitoplasmáticos antineutrófilos), infecção, DRGE, lesão cáustica, traqueostomia alta.

○ **Quais são as opções de tratamento de ESB?**
   – Dilatação, injeção de esteróide, agentes iatrogênicos, crioterapia, laserterapia, divisão de cricóide anterior, laringotraqueostomia de um estágio, enxertos de cartilagem autógenos, divisão de cartilagem em 4 quadrantes, anastomose traqueal ponta com ponta, retalhos.

○ **Quais são as vantagens de tratamento com inserção serial de velas *(bougie)* para a ESB?**
   – É não-invasivo, com o crescimento protege a estenose, evita preocupações relativas ao potencial para inibição de crescimento laríngeo com procedimentos de abertura.

○ **Quais são as desvantagens de inserção de introdutor em vela *(bougie)*?**
  – Múltiplas aplicações de tratamento durante período de tempo prolongado, falta de estabilização em caso de ocorrer destruição ou instabilidade cartilaginosa, geralmente requer traqueostomia.

○ **Quais são os preditores de falha em tratamento a *laser* CO_2 endoscópico de ESB?**
  – Formação de cicatriz circunferencial, formação de cicatriz com mais de 1 cm, traqueomalacia e perda de suporte de cartilagem, história de grave infecção bacteriana associada à traqueostomia, formação de cicatriz na entrada laríngea posterior com fixação da aritenóide, múltiplos locais de estenose.

○ **Que efeitos têm os procedimentos múltiplos a *laser* sobre a via aérea?**
  – Maior formação de cicatriz, ossificação da cartilagem cricóide.

○ **Quais são os agentes Iatrogênicos?**
  – Compostos que inibem a ligação cruzada de colágeno, como penicilamina e N-acetil-L-cisteína.

○ **O que é mitomicina C?**
  – Substância produzida por *Streptomyces caespitosus* que inibe a síntese de DNA e a proliferação de fibroblastos.

○ **Que critérios devem ser atendidos antes de se realizar reconstrução laringotraqueal (RLT) em recém-nascidos?**
  – Pelo menos 2 tentativas falharam à extubação, a documentação de estenose por via endoscópica, peso maior que 1.500 g, ventilação espontânea com FIO_2 inferior a 35%, sem evidência de infecção do trato respiratório inferior ou insuficiência cardíaca congestiva em 30 dias da cirurgia, sem hipertensão.

○ **O que deve ser feito antes de uma laringotraqueosplastia?**
  – Avaliar quanto a adequada mobilidade da corda vocal e tratar DRGE.

○ **Quais são as vantagens da laringotraqueoplastia?**
  – Evitar a colocação de *stents* por tempo prolongado com o risco associado de deslocamento ou ruptura, não há necessidade de cuidados de traqueostomia, procedimento único, não é necessário o uso de antibioticoterapia a longo prazo (como no caso de uso de *stent*).

○ **Quanto tempo o paciente deve permanecer intubado após RLT de estágio único?**
  – De 3 a 7 dias no caso de enxerto anterior somente; de 12 a 15 dias com enxertos anterior e posterior.

○ **Quais são as contra-indicações para RLT de estágio único?**
  – Função pulmonar anormal, problemas médicos coexistentes que requerem traqueostomia e estenose grave de grau 4.

○ **Qual é taxa de descanulização geral após RLT de estágio único?**
– É de 83% (Cotton).

○ **Qual é o fator mais importante associado à descanulização bem-sucedida e permanente após RLT?**
– Mais de 24 meses de idade no momento da RLT.

○ **V/F: Crianças com estenose laringotraqueal congênita apresentam melhor resultado de voz após correção cirúrgica comparadas com crianças com estenose adquirida.**
– Verdadeiro.

○ **Após reparo aberto de estenose subglótica, que tratamento adjuvante é necessário no pós-operatório?**
– Fonoterapia.

○ **Qual é a vantagem primária da reconstrução laringotraqueal precoce?**
– Melhor aquisição da fala.

○ **Qual é a melhor abordagem para o tratamento de variante morfológica tipo funil da estenose traqueal congênita de segmento longo?**
– A RLT de estágio único com enxerto de cartilagem ou pericárdio.

○ **Quais são as indicações para a divisão da cartilagem em 4 quadrantes?**
– Cartilagem cricóide elíptica congênita, ESG severa congênita ou adquirida, calcificação da cartilagem cricóide decorrente de RLT falhadas.

○ **Qual é a desvantagem primária dessa técnica?**
– Requer *stent* a longo prazo (1 a 12 meses).

○ **Por que a anastomose ponta com ponta raramente é usada em crianças?**
– É difícil de se realizar na região subglótica sem danificar as cordas vocais.

○ **V/F: A divisão da cartilagem cricóide não demonstrou inibir crescimento adicional.**
– Verdadeiro.

○ **Ao colocar um enxerto de cartilagem autógeno, onde a superfície suporta a face do pericôndrio?**
– Na direção do lúmen da laringe.

○ **Como identificar a comissura anterior durante a laringofissura?**
– Pela identificação da abertura de Montgomery, um pequeno orifício exatamente inferior à comissura anterior ou por meio de laringoscopia direta.

○ **Qual é o procedimento de escolha para a reconstrução da comissura anterior?**
– Laringoplastia com epiglotopexia.

○ **Para que é usado o retalho de *microtrapdoor*?**
  – Para corrigir estenose glótica posterior.

○ **Qual é a etiologia mais comum da estenose glótica posterior?**
  – Intubação endotraqueal.

○ **O que é a regra de Grillo?**
  – Deve-se considerar que qualquer paciente que desenvolva sintomas de obstrução de via aérea e tenha sido intubado e ventilado em passado recente tem lesão de via aérea até prova em contrário.

○ **Qual é a anomalia mais comum associada à estenose traqueal congênita?**
  – Artéria pulmonar esquerda aberrante (complexo de *sling* da artéria pulmonar).

○ **Qual é a mortalidade em crianças com estenose traqueal congênita tratada de modo conservador com traqueotomia e cuidado respiratório intensivo?**
  – É de 35%.

○ **Que fatores aumentam o risco de estenose traqueal pós-intubação?**
  – Intubação difícil, um *cuff* superinflado, reintubações repetidas, traqueostomia mal-feita.

○ **Qual é o tratamento para a obstrução aguda de via aérea secundária à estenose traqueal pós-intubação?**
  – Dilatação com broncoscópios rígidos de ventilação; a traqueostomia só é realizada se for necessário um período prolongado antes do tratamento definitivo da estenose.

○ **Por que a ventilação *jet* é contra-indicada em pacientes com estenose traqueal?**
  – Porque a expiração de ar é mais difícil que a inspiração durante a ventilação *jet* em pacientes com estenose traqueal, podendo resultar em captura de ar e pneumotórax.

○ **Como se pode evitar hemorragia pós-operatória proveniente de artéria inominada após reparo de estenose traqueal?**
  – Com a dissecção imediata da traquéia sem romper a artéria ou os seus revestimentos; mas se esta já foi dissecada ou a lesão se estabeleceu nela, interponha uma tira muscular pediculada entre a anastomose e a artéria.

○ **Como evitar a lesão aos nervos laríngeos recorrentes durante reparo de estenose traqueal?**
  – Evitando a dissecção dos nervos e executando a dissecção imediata da traquéia.

○ **Por que é importante evitar a dissecção da traquéia por mais de 1 a 1,5 cm proximal ou distal ao local anastomótico?**
  – Para proteger o suprimento sanguíneo para a traquéia.

○ **Em que casos é contra-indicada a liberação do hilo?**
   – Em pacientes com precária reserva pulmonar.

○ **Qual é vantagem primária da traqueoplastia *slide* em comparação com a anastomose término-terminal para o reparo de estenose traqueal?**
   – A capacidade de abranger longos segmentos.

○ **A traqueostomia deslizante aumenta em quanto a área da via aérea transversal?**
   – Em 4 vezes.

○ **Qual é a desvantagem primária da traqueoplastia de aumento para o tratamento de estenose traqueal?**
   – A necessidade de múltiplos broncoscopias em razão da formação de tecido de granulação recorrente em locais de enxerto de cartilagem (considerada como secundária à necessidade de intubação prolongada no pós-operatório).

○ **Após traqueoplastia de aumento com retalho pericárdico, que fatores aumentam significativamente a probabilidade de um resultado fatal?**
   – O envolvimento traqueal dentro de 1 cm da carina ou de ambos os troncos bronquiais principais.

○ **Quais são as contra-indicações da ressecção da manga *(sleeve)* traqueal?**
   – Envolvimento da glote ou subglote, estenose superior a 6 cm, insuficiência respiratória temporária ou crônica, ou déficit neurológico.

○ **Quais são as opções de tratamento quando é contra-indicada a ressecção em *sleeve*?**
   – Prótese endotraqueal, traqueostomia com cânula ou sonda T de Montgomery.

○ **O que demonstrou diminuir a incidência de granulomas pós-operatórios após RLT?**
   – O uso de sutura absorvível.

○ **Qual é o significado de hemoptise após ressecção de manga *(sleeve)* traqueal?**
   – Pode prognosticar ruptura da artéria inominada.

○ **Quanto de traquéia pode ser ressecado sem usar técnica de liberação?**
   – Podem ser ressecados 3 cm (possivelmente 4 cm com a cabeça do paciente em flexão extrema).

○ **Quais são as técnicas disponíveis para ganhar comprimento adicional de traquéia em casos de ressecção (10)?**
   – Flexão extrema, liberação supra-hióidea, liberação infra-hióidea, liberação de constritor inferior, mobilização peritraqueal, incisões intercartilaginosas, dissecção e mobilização do hilo direito, liberação do ligamento pulmonar inferior, dissecção da vasculatura pulmonar e transecção e reimplante do tronco bronquial principal esquerdo.

○ **Quais desses têm mais probabilidade de resultar em disfagia pós-operatória prolongada?**
   – Liberação infra-hióidea e de constritor inferior combinadas.

○ **Quais desses permitem maior mobilização?**
   – A mobilização do hilo direito com liberação do ligamento pulmonar inferior, a dissecção da vasculatura pulmonar e a transecção e reimplante do tronco bronquial principal esquerdo permite até 6 cm de mobilização superior.

○ **Quanto de mobilização pode ser alcançado com mobilização peritraqueal (dissecção dos ligamentos anelares)?**
   – Até 1,5 cm.

○ **Quanto de mobilização pode ser alcançado com a liberação supra-hióidea?**
   – Até 5 cm.

○ **Quais estruturas são removidas ou sofrem transecção com liberação supra-hióidea?**
   – Músculos estilo-hióideo, milo-hióideo, gênio-hióideo e genioglosso sofrem transecção, e o corpo do osso hióideo é seccionado em suas inserções nos cornos maior e menor.

○ **O que é um ponto de sutura de Grillo?**
   – Sutura não absorvível que se estende do periósteo do mento até o esterno utilizado para manter o pescoço flexionado após ressecção traqueal.

○ **O que é tonsila de Gerlach?**
   – Tecido linfóide que surge da fossa de Rosenmüller e se estende para o interior da tuba auditiva.

○ **Que músculos formam os pilares anterior e posterior das tonsilas?**
   – Palatoglosso e palatofaríngeo, respectivamente.

○ **O que é prega triangular?**
   – O ponto em que as tonsilas palatinas e linguais se encontram.

○ **Em que porcentagem da população a artéria carótida situa-se profunda no assoalho da fossa tonsilar?**
   – É de 1%.

○ **Que síndrome se caracteriza por fala hipernasal, malformações cardíacas, palato fendido e deslocamento medial das artérias carótidas?**
   – Síndrome velocardiofacial.

○ **Que imunoglobulina é produzida pelas tonsilas?**
   – IgA secretória antígeno-específica.

○ **Qual porcentagem de infecções tonsilares agudas é bacteriana?**
   – De 5 a 30%.

○ **Qual é a porcentagem de microrganismos de cultura em pacientes com tonsilite recorrente que produzem beta-lactamase?**
   – É de 39%.

○ **Em que grupo etário a tonsilite por estreptococos do grupo A é mais comum?**
   – De 6 a 12 anos de idade.

○ **Que testes confirmam o diagnóstico de mononucleose infecciosa?**
   – Esfregaço sanguíneo que mostra células mononucleares atípicas e um teste de Paul-Bunnell positivo (titulo elevado de heterófilos do vírus Epstein-Barr).

○ **Qual é o tratamento inicial para pacientes com hipertrofia adenotonsilar e mononucleose infecciosa?**
   – Corticosteróides.

○ **Por que a anestesia geral deve ser evitada em pacientes com mononucleose?**
   – Eles estão em alto risco de sofrer hepatotoxicidade decorrente de anestésicos.

○ **Qual é a queixa de apresentação mais comum de pacientes com febre reumática?**
   – Dor articular migratória (75%) que é desproporcional aos achados físicos.

○ **Qual é o problema valvular mais comum resultante de febre reumática?**
   – Estenose da valva mitral.

○ **O que é síndrome de Eagle?**
   – Alongamento do processo estilóide ou ossificação do ligamento estilo-hióideo, resultando em dor de garganta não específica, sensação de corpo estranho e aumento da salivação.

○ **Qual é a incidência de palato fendido submucoso?**
   – De 1 em 1.200.

○ **Quais são os sinais físicos associados a palato fendido submucoso?**
   – Úvula bífida, movimento palatal anormal, diástase da linha média dos músculos palatais, incisura em forma de V do palato duro.

○ **Qual é a síndrome, caracterizada por deleção da banda 11 do braço longo do cromossoma, que é uma contra-indicação para a adenoidectomia?**
   – Síndrome velocardiofacial (SVCF).

○ **O que é platibasia?**
   – A característica fenotípica de SVCF em que a base craniana tem ângulo obtuso, resultando em volume velofaríngeo expandido e fechamento velofaríngeo incompleto.

○ **Por volta de que idade o coxim adenóide se atrofia mais?**
   – Aos 7 ou 8 anos de idade.

○ **V/F: Os esteróides administrados 2 vezes ao dia por 6 meses têm probabilidade de reduzir o tamanho das adenóides.**
  – Verdadeiro.

○ **Segundo estudo de Paradise, de 1984, quais são os critérios para adenotonsilectomia para tonsilite recorrente?**
  – Pelo menos 3 episódios por ano a cada 3 anos ou 5 episódios por ano a cada 2 anos ou 7 episódios por ano em 1 ano...sendo cada episódio documentado por um médico.

○ **Quais são as indicações para polissonografia antes de adenotonsilectomia para apnéia obstrutiva do sono?**
  – Se a história e o exame físico não estiverem em concordância ou se a criança estiver em alto risco não habitual para complicações perioperatórias.

○ **Quando a cultura pós-tratamento é indicada em uma criança com faringite estreptocócica do grupo A?**
  – Se a criança estiver em alto risco não habitual para febre reumática, permanecer assintomática ou desenvolver sintomas recorrentes.

○ **Quando um paciente assintomático com cultura positiva pós-tratamento para estreptococos do grupo A deve ser tratada?**
  – Se o paciente ou alguém em sua família tiver história de febre reumática.

○ **Que pacientes estão em risco para subluxação atlantoaxial?**
  – Os pacientes com síndrome de Down, acondroplasia, Arnold-Chiari e artrite reumatóide.

○ **Qual é a porcentagem de pacientes com síndrome de Down que apresentam ligamento transverso instável do atlas?**
  – É de 10%.

○ **Que teste deve ser realizado antes de operar essas crianças?**
  – Radiografias laterais de flexão e extensão cervical.

○ **Quando se deve descontinuar a aspirina antes de uma cirurgia? Naproxeno? Todas as outras drogas antiinflamatórias não-esteróides (DAINE)?**
  – Em 2 semanas, 4 dias, 3 dias, respectivamente.

○ **Distúrbios de quais fatores de coagulação podem causar prolongamento do TTP?**
  – Do VIII, IX, XI, XII e anticoagulante do lúpus.

○ **Que subtipo de doença de von Willebrand responde ao tratamento com desmopressina?**
  – Tipo I, o mais comum, em que o fator de von Willebrand qualitativamente normal está presente em níveis subanormais.

○ **Que testes confirmam o diagnóstico de doença de von Willebrand?**
  – TTP e tempo de sangramento elevados, diminuição ou ausência de níveis séricos de fator de von Willebrand.

○ **Como são tratadas as crianças com a doença de von Willebrand no perioperatório?**
   – Com administração de desmopressina IV(0,3 micrograma/kg) no pré-operatório, 12 h no pós-operatório e a cada manhã até que as fossas estejam completamente curadas; ácido aminocapróico no pré e no pós-operatório. Alternativamente, o concentrado de fator VIII pode ser dado no perioperatório.

○ **Quando os níveis séricos atingem um pico após administração de desmopressina IV?**
   – Em 45 a 60 min.

○ **Qual é a função do ácido aminocapróico?**
   – Ele combate a alta concentração de enzimas fibrinolíticas na cavidade oral.

○ **Quais são os efeitos adversos da desmopressina?**
   – Hiponatremia, convulsões e taquifilaxia.

○ **Como são tratadas as crianças com púrpura trombocitopênica idiopática (PTI) no pré-operatório?**
   – O hemograma é feito 1 semana antes do procedimento e se estiver presente trombocitopenia, é administrada IGIV no pré-operatório (400 mg/kg por 4 dias).

○ **Como as crianças com doença falciforme são tratadas no pré-operatório?**
   – Recomendam-se transfusão pré-operatória para diminuir a proporção de hemoglobina S para menos do que 40% e hidratação intravenosa.

○ **Quais são as diretrizes estabelecidas pela American Academy of Otolaryngology – Head and Neck Surgery (AAO-HSN) para a internação por 23 h após adenotonsilectomia?**
   – Pouca ingestão oral, vômito, hemorragia, idade inferior a 3 anos, morar a mais de 45 min do hospital mais próximo, precária situação socioeconômica com possível negligência e outros problemas médicos.

○ **Que pacientes estão em maior risco para problemas respiratórios após adenotonsilectomia?**
   – Aqueles com polissonografia do sono (PSG) ou apnéia obstrutiva do sono (AOS) comprovada, síndrome de Down, paralisia cerebral ou defeitos congênitos.

○ **Por que as crianças com menos de 3 anos são rotineiramente internadas após adenotonsilectomia?**
   – Menor probabilidade para cooperar com a ingestão oral e maior probabilidade para fazer cirurgia de obstrução de via aérea.

○ **Qual é a incidência de hemorragia após adenotonsilectomia?**
   – De 0,1 a 8,1%.

○ **Qual é o preditor mais custo-efetivo de hemorragia pós-tonsilectomia?**
   – Histórias pessoal e familiar de sangramento.

○ **Que grupo de pacientes está em maior risco para hemorragia?**
– Aqueles em faixa etária acima de 20 anos que realizam a cirurgia durante o inverno.

○ **V/F: A taxa de mortalidade é maior em pacientes que sangram em até 24 h após adenotonsilectomia.**
– Verdadeiro.

○ **Por que o edema pulmonar é uma complicação potencial após adenotonsilectomia?**
– A obstrução parcial de via aérea por tempo prolongado, decorrente de tonsilas aumentadas de volume, serve como pressão expiratória positiva final (PEEP). O alívio súbito da obstrução/PEEP pode resultar em transudação de fluido nos espaços intersticial e alveolar.

○ **Qual é o tratamento inicial de edema pulmonar pós-tonsilectomia?**
– Reintubação e administração de PEEP, diurese suave.

○ **Que fatores afetam a dor após adenotonsilectomia?**
– Pacientes adultos e o uso de eletrocautério estão associados à maior dor; a administração pós-operatória de antibióticos demonstrou diminuição da dor.

○ **Qual é a vantagem do uso de ibuprofeno sobre o acetaminofeno com codeína para dor pós-operatória de tonsilectomia?**
– Menos náusea pós-operatória.

○ **V/F: A tonsilectomia com eletrocautério reduz o sangramento intra-operatório, mas apresenta a mesma taxa de sangramento da técnica fria.**
– Verdadeiro.

○ **O que demonstrou acelerar o retorno a uma dieta normal após tonsilectomia?**
– Uma dose única de esteróides intra-operatórios.

○ **Qual é a incidência de insuficiência velofaríngea (IVF) clinicamente significativa após adenoidectomia?**
– De 1:1.500 a 3.000.

○ **Qual é o tratamento para IVF pós-adenoidectomia?**
– Se persistir por mais de 2 meses, fonoterapia; além de 6 a 12 meses, recuo palatal, cirurgia de retalho faríngeo ou faringoplastia de esfíncter.

○ **Qual desses procedimentos é melhor para pacientes com precário movimento palatal e bom movimento lateral?**
– Retalho faríngeo superior.

○ **Qual desses procedimentos é melhor para pacientes com precário movimento lateral e bom movimento palatal?**
– Faringoplastia de esfíncter.

○ **Qual desses procedimentos cria portas laterais por meio da nasofaringe para a respiração?**
 – Retalho faríngeo superior.

○ **Por que a tonsilectomia é recomendada antes ou em conjunto com esses procedimentos?**
 – Tonsilas hipertrofiadas podem travar o palato e contribuir para IVF; levantar os retalhos de elevação é mais difícil em presença das tonsilas; manter a tonsila aumenta o risco de apnéia obstrutiva do sono no pós-operatório.

○ **Quais são as complicações mais comuns da cirurgia de retalho faríngeo?**
 – Sangramento, obstrução de via aérea, apnéia obstrutiva do sono.

○ **Que doença aumenta o risco de estenose nasofaríngea após adenotonsilectomia?**
 – Sífilis.

○ **O que é síndrome de Grisel?**
 – Descalcificação de corpo vertebral e flacidez do ligamento transverso anterior secundário à infecção na nasofaringe.

○ **Como a adenoidectomia se relaciona com a síndrome de Grisel?**
 – Adenoidectomia traumática pode resultar em síndrome de Grisel.

○ **Como é diagnosticada a subluxação atlantoaxial?**
 – Dor no pescoço e torcicolo com intervalo atlas-dente de > 4 mm em crianças e > 3 mm em adultos.

○ **Que proporção de crianças apresenta pelo menos um episódio de otite média (OM) por volta de 1 ano de idade?**
 – De 2/3.

○ **Que grupo etário apresenta maior incidência de OM?**
 – De 6 a 18 meses.

○ **Qual a duração de otite média com derrame após otite média aguda (OMA)?**
 – De 40 dias.

○ **Qual é a porcentagem de crianças com um episódio de OMA que ainda apresentará derrame 3 meses depois?**
 – É de 10%.

○ **Qual é o significado da creche no risco de desenvolvimento de OMA?**
 – As crianças em grupo têm maior probabilidade de desenvolver OM após IVA em comparação com aqueles sob cuidados domiciliares. A taxa de timpanostomias e adenoidectomias é de 59 a 67% maior em crianças com menos de 3 anos que permanecem em creche.

○ **Qual é o significado das estações para o risco de desenvolver OM?**
   – A OM é mais comum no inverno e dura mais quando ocorre nessa estação.

○ **Qual é o significado da genética para o risco de desenvolver OM?**
   – O risco de OM é maior se um irmão tiver história de OM recorrente.

○ **Qual é o significado de amamentação materna para o risco de desenvolver OM?**
   – A duração da amamentação materna está inversamente relacionada com a incidência de OM.

○ **Qual é o significado da exposição passiva ao fumo para o risco de desenvolver OM?**
   – A maior incidência das sondas de timpanostomia, OM crônica e recorrente, e otorréia são observadas em crianças cujas mães são fumantes. Altas concentrações de cotinina sérica (marcador de exposição ao tabaco) estão associadas à maior incidência de OMA e derrame persistente de orelha média após OMA.

○ **Que condição médica predispõe a criança a OM?**
   – Palato fendido, anomalias craniofaciais, deficiências imunológicas congênitas ou adquiridas, disfunção ciliar, hiperplasia das adenóides, sinusite, síndrome de Down.

○ **Em que ângulo se situa a tuba auditiva em adultos? Em crianças?**
   – A 45 graus em relação ao plano horizontal; a 10 graus em crianças.

○ **Onde se situa o orifício nasofaríngeo da tuba auditiva em relação ao palato duro em adultos? Em crianças?**
   – O orifício está situado 10 mm acima do plano do palato duro em adultos; ao nível do palato duro em crianças.

○ **Qual é o músculo relacionado com a abertura ativa da tuba auditiva?**
   – O tensor do véu palatino.

○ **Que músculos contraem a tuba auditiva?**
   – Nenhum.

○ **Qual é a diferença entre a composição do gás na orelha média e a do ar ambiente?**
   – O nível mais baixo de oxigênio e os níveis mais altos de dióxido de carbono e nitrogênio.

○ **Os níveis diminuídos de que imunoglobulina são comuns em crianças que são propensas à otite média?**
   – IgG2.

○ **Que microrganismos causam OM com mais freqüência?**
   – *Streptococcus pneumoniae* (30 a 35%), cepas não tipáveis de *Haemophilus influenzae* (20 a 25%) e *Moraxella catarrhalis* (10 a 15%).

○ **Que microrganismo causam OMA com mais freqüência em bebês com menos de 6 semanas?**
   – *Escherichia coli, Klebsiella* e *Pseudomonas aeruginosa.*

○ **Qual é a porcentagem das culturas de fluido da orelha média são negativos para bactérias?**
   – De 25 a 30%.

○ **V/F: a vacina pneumocócica 23-valente não é efetiva para crianças com menos de 2 anos.**
   – Verdadeiro.

○ **Quantos sorotipos de pneumococos são responsáveis por 83% da doença invasiva em crianças com menos de 4 anos?**
   – Sete.

○ **Qual é a redução na incidência de doença pneumocócica invasiva total em crianças que recebem um ou mais doses de vacina pneumocócica heptavalente?**
   – É de 89,1%.

○ **Qual é a redução na necessidade de sondas de miringotomia em crianças que recebem a vacina pneumocócica heptavalente?**
   – É de 20,1%.

○ **A vacinação contra que vírus mostrou diminuir a incidência de otite média aguda em bebês e crianças?**
   – *Influenza.*

○ **Quais são os 3 vírus identificados com mais freqüência no fluido da orelha média?**
   – Vírus respiratório sincicial (RSV) (74%), *parainfluenza* e *influenza*.

○ **Qual é o mecanismo de resistência a *S. pneumoniae*?**
   – Proteínas ligadas à penicilina alteradas.

○ **Que microrganismos que causam OM supurativa crônica com mais freqüência?**
   – *P. aeruginosa* (mais comum), *S. aureus, Corynebacterium* e *Klebsiella*.

○ **Que achado em otoscopia pneumática é mais específica de OM?**
   – Imobilidade da membrana timpânica.

○ **Quais as indicações da AAO-HNS para sondas de miringotomia e timpanostomia?**
   – Três ou mais episódios de OM em 6 meses; 4 ou mais episódios em 12 meses.
   – Perda auditiva > 30 dB decorrente de otite média secretora (OMS).
   – OMS > 3 meses.
   – Retração crônica de MT.
   – Mastoidite iminente ou outra complicação de OM.
   – Autofonia secundária à tuba auditiva em pátula.
   – Disfunção de tuba auditiva (TA) secundária a anomalias craniofaciais ou radiação de cabeça e pescoço.

○ **Qual é o significado de adenoidectomia em OM?**
  – Dados de Gates mostraram uma redução de 47% em efusão recorrente em crianças submetidas a adenoidectomia e colocação de tubos de ventilação em comparação com uma redução de 29% em efusão recorrente em crianças submetidas somente a colocação de tubos de ventilação.

○ **Qual é o diagnóstico diferencial de uma massa cervical de linha média em uma criança?**
  – Cisto de ducto tireoglosso, cisto dermóide, tecido tireóideo ectópico, linfadenopatia, lipoma, hemangioma, fibroma.

○ **Qual desses é mais comum?**
  – Cisto de ducto tireoglosso.

○ **Qual é a etiologia dos cistos de ducto tireoglosso (CDTG)?**
  – A persistência de conexão entre a base da língua (forame cego) e a glândula tireóide descendente.

○ **Por que algumas pessoas recomendam o *scan* com radioisótopos ou a ultra-sonografia da glândula tireóide antes da remoção de um CDTG?**
  – Para prevenir remoção inadvertida do único tecido funcional da tireóide.

○ **Qual é a porcentagem de CDTG que contém tecido tireóideo?**
  – É de 20%.

○ **Qual é abordagem cirúrgica padrão para a remoção de CDTG?**
  – Procedimento de Sistrunk.

○ **Qual é a taxa de recorrência após procedimento de Sistrunk?**
  – De 1 a 4%.

○ **Qual é a taxa de recorrência após excisão de CDTG sem remoção da porção média do hióide e remanescente ductal?**
  – É de 38%.

○ **Qual é a incidência de carcinoma que surge em um CDTG?**
  – É < 1%.

○ **Qual é a etiologia de um orifício pré-auricular?**
  – A falha na fusão entre as proeminências de His 1 e 2.

○ **Qual é a etiologia de um cisto da primeira fenda branquial tipo 1?**
  – Erro de duplicação dos elementos ectodérmicos do canal auditivo externo (CAE).

○ **Qual é a etiologia de um cisto da primeira fenda branquial tipo 2?**
  – Erro de duplicação dos elementos ectodérmicos e mesodérmicos do CAE.

○ **Onde se localiza a maioria dos cistos de tipo 1?**
  – Na região pré-auricular, lateral ao VII, conectando a pele ao CAE.

○ **Onde se localiza a maior parte dos cistos de tipo 2?**
  – Exatamente inferiores ou posteriores ao ângulo da mandíbula com variável relação com o VII.

○ **Onde se localiza a maior parte dos cistos da segunda fenda branquial?**
  – Abaixo do ângulo da mandíbula e anterior ao músculo esternocleidomastóideo.

○ **Qual é o curso típico do trato dos cistos da segunda fenda branquial?**
  – Passam superior e lateralmente ao IX, XII; viram-se medialmente para passar entre as artérias carótidas interna e externa; terminam próximo do músculo constritor médio ou podem se abrir dentro da fossa tonsilar.

○ **Qual é o curso típico do trato dos cistos da terceira fenda branquial?**
  – Sobem lateralmente à artéria carótida comum, passam posteriores à artéria carótida interna, superiores ao XII e inferiores ao IX; correm medialmente para perfurar a membrana tireóidea superior ao ramo interno do nervo laríngeo superior.

○ **Qual é o curso típico do trato dos cistos da quarta fenda branquial do lado esquerdo?**
  – Começam no ápice do seio piriforme, descem laterais ao nervo laríngeo recorrente para dentro do tórax, curvam-se, ao redor do arco aórtico, sobem para o pescoço posteriores à artéria carótida comum, cruzam o XII, descem para se abrir dentro da pele da face ântero-superior do músculo esternocleidomastóideo.

○ **Qual é o curso típico do trato dos cistos de quarta fenda branquial do lado direito?**
  – Como acima, com exceção da alça ao redor da artéria subclávia e não da aorta.

○ **Que doença inflamatória está associada a terceira e quarta anomalias branquiais em crianças?**
  – Tireoidite supurativa aguda recorrente.

○ **De quais microrganismos geralmente são feitas culturas a partir desse distúrbio?**
  – *E. coli*, *Klebsiella* e *Clostridium*.

○ **Quais são os 3 tipos de laringoceles?**
  – Interna, externa e combinada.

○ **Através de qual membrana as laringoceles se projetam?**
  – Tireo-hióidea.

○ **Quais são os 4 tipos de tumores de células germinativas?**
  – Cistos dermóide, cisto teratóide, teratoma e epignatos.

○ **Qual desses é composto somente de mesoderma e ectoderma?**
  – Cistos dermóides.

○ **Onde os cistos dermóides são geralmente encontrados na cabeça e pescoço?**
  – Na área submental.

○ **Como se pode diferenciar um cisto dermóide de um cisto de ducto tireoglosso?**
  – O cisto dermóide não se eleva com a protrusão da língua.

○ **Qual é a característica de um cisto teratóide?**
  – A diferenciação entre as camadas germinativas é muito precária.

○ **O que diferencia um cisto teratóide de um teratoma?**
  – As camadas germinativas são bem diferenciadas em teratomas de tal forma que órgãos reconhecíveis podem ser encontrados dentro das massas.

○ **Qual é a porcentagem de teratomas que se torna maligna?**
  – É de 20%.

○ **Que condição pré-natal está associada à maior incidência de teratomas cervicais?**
  – Poliidrâmnio materno.

○ **De que bolsa branquial deriva o timo?**
  – Da terceira.

○ **Qual é o termo para conexão da terceira bolsa branquial à glândula timo, quando a glândula desce para o tórax?**
  – Ducto timofaríngeo.

○ **Qual é a etiologia dos cistos tímicos cervicais?**
  – A persistência do ducto timofaríngeo.

○ **O que é um cisto de Thornwaldt?**
  – Cisto na bolsa nasofaríngea secundário à comunicação embrionária persistente entre a ponta anterior do notocórdio e o epitélio nasofaríngeo.

○ **Qual é o estudo mais útil sobre adenite micobacteriana não-tuberculosa da região da cabeça e pescoço em crianças?**
  – Cultura.

○ **Qual é a segunda causa principal de óbito em crianças entre 1 e 14 anos?**
  – Câncer.

○ **Qual é o tumor maligno sólido mais comum em bebês com menos de 1 ano?**
  – Neuroblastoma.

○ **Quais são as células precursoras do neuroblastoma?**
  – As células da crista neural.

○ **Qual é a manifestação mais comum do neuroblastoma de cabeça e pescoço?**
  – Doença cervical metastática.

○ **Qual é a taxa de sobrevida após excisão completa de lesões em crianças com menos de 1 ano?**
  – É de 90%.

○ **Qual é o tumor mais comum de cabeça e pescoço em crianças?**
  – Linfoma.

○ **Em que grupo etário é mais comum o linfoma de Hodgkin?**
  – Incidência de pico bimodal, com um pico no grupo etário de 15 a 34 anos e outro na fase avançada da vida adulta.

○ **Qual é a porcentagem de casos de linfoma de Hodgkin que está associada ao vírus Epstein-Barr (EBV)?**
  – É de 40%.

○ **V/F: O envolvimento axilar, inguinal e do anel de Waldeyer é incomum em pacientes com linfoma de Hodgkin.**
  – Verdadeiro.

○ **Que células são exclusivas do linfoma de Hodgkin?**
  – Células de Reed-Sternberg.

○ **O envolvimento de 2 ou mais locais linfonodais no mesmo lado do diafragma está designado como qual estágio segundo o sistema de Ann Arbor?**
  – Estágio II.

○ **Que linfoma responde por 50% das malignidades da infância na África equatorial?**
  – Linfoma de Burkitt.

○ **Qual é o sarcoma de tecido mole mais comum da cabeça e pescoço em crianças?**
  – Rabdomiossarcoma.

○ **Em que grupos etários o rabdomiossarcoma é mais comum?**
  – Nas idades de 2 a 5 anos e 15 a 19 anos.

○ **Quais são os 3 principais tipos histológicos de rabdomiossarcoma?**
  – Embrionário, alveolar e pleomórfico.

○ **Qual é o mais comum na cabeça e pescoço?**
  – Embrionário.

○ **Qual é o tratamento para o rabdomiossarcoma?**
  – Multimodal; quimiorradiação primária seguida de cirurgia para doença recorrente ou residual.

○ **Em que área da cabeça e pescoço o envolvimento por rabdomiossarcoma é mais bem prognosticado?**
  – Órbita.

○ **Qual é o tipo mais comum de carcinoma de tireóide bem diferenciado em crianças?**
  – Papilar.

○ **Qual é a neoplasia benigna mais comum da laringe em crianças?**
  – Papilomas.

○ **Qual é a incidência de papilomas laríngeos em crianças?**
  – É de 4,3 por 100.000 crianças ao ano.

○ **Qual é a porcentagem de pacientes com papilomatose respiratória recorrente (PRR) que desenvolve disseminação de papilomas traqueais distais e pulmonares?**
  – É de 5%.

○ **A alta expressão de que antígeno nuclear está significativamente associado à disseminação traqueobronquial distal e maior freqüência de recorrências?**
  – Antígeno Ki-67.

○ **Qual é a porcentagem de pacientes com PRR que necessita de traqueostomia?**
  – É de 15%.

○ **Qual é a porcentagem de pacientes com disseminação distal que apresenta traqueostomia prévia?**
  – É de 95%.

○ **Qual é a incidência de taxa de recorrência de papiloma estomal após traqueostomia para PRR?**
  – Mais de 50%.

○ **Quais são os subtipos mais comuns de papilomavírus humano (HPV) isolado de PRR?**
  – São os 6 e 11 (encontrados em > 95%).

○ **Qual desses subtipos está associado a um curso mais agressivo da doença?**
  – Onze.

○ **Quais são as complicações respiratórias mais comuns de PRR distal?**
  – Pneumatocele, abscesso, estenose traqueal.

○ **Quais são os achados histológicos característicos de PRR?**
  – Frondes papilares exofíticas de epitélio escamoso benigno com múltiplas camadas contendo núcleos fibrovasculares; atipia citológica, especificamente a coilocitótica, não é rara.

○ **Qual é a complicação mais comum após tratamentos repetidos com *laser* para PRR?**
  – Membranas glóticas anteriores.

○ **Quando ocorre estenose de via aérea após repetidos tratamentos com *laser* para PRR, que parte da glote geralmente é afetada?**
  – Glote posterior.

○ **Quando é possível o reparo posterior de estenose glótica em paciente com PRR?**
  – Quando não há novo crescimento de papiloma em 8 ou mais semanas após a ablação.

○ **Quais são as 3 massas nasais de linha média congênitas mais comuns?**
  – Encefaloceles, gliomas e cistos dermóides.

○ **Qual desses tem conexão intracerebral?**
  – Encefaloceles.

○ **Qual é a porcentagem de gliomas que possui um trato fibroso que se conecta com o espaço subaracnóideo?**
  – É de 15%.

○ **Que achados de TC são diagnósticos de encefalocele?**
  – Aumento de volume do forame cego, erosão da *crista galli*, aumento da distância interorbital e tecido mole misto e massa de densidade fluida.

○ **Que cromossoma contém o gene responsável pela fibrose cística?**
  – O braço longo do cromossoma 7.

○ **V/F: Hipoplasia de seio frontal é comum em pacientes com fibrose cística.**
  – Verdadeiro.

○ **Qual é a porcentagem de caucasianos portadores de defeito de gene para fibrose cística?**
  – É de 5%.

○ **Qual é a causa principal de linfadenopatia cervical crônica em crianças pequenas?**
  – Micobactéria não tuberculosa ou TB atípica.

○ **Quais são os microrganismos mais comuns causadores de micobactéria não-tuberculosa?**
  – Complexo *Mycobacterium avium-intracellulare* e *Mycobacterium scrofulaceum*.

○ **Quais são as características clínicas de micobactéria não-tuberculosa cervical?**
  – Afeta tipicamente crianças de 1 a 5 anos, linfonodos cervicofaciais unilaterais, superiores, teste de derivado protéico purificado (PPD) negativo ou fracamente positivo, radiografia normal.

○ **Quais são as características clínicas da tuberculose cervical?**
   – Afeta todas as idades, linfonodos supraclaviculares bilaterais, PPD positivo, radiografia positiva, reage a curetagem e antibióticos macrolídeos.

○ **Quais são as características típicas de apresentação de anquiloglossia?**
   – O bebê tem dificuldade para fixar-se à mama durante a amamentação, e a mãe experimenta prolongada dor no mamilo.

○ **Quais são as duas doenças salivares inflamatórias da infância mais comuns?**
   – Parotidite, ou caxumba, e parotidite recorrente da infância.

○ **Quais são as características clínicas da parotidite recorrente da infância?**
   – Apresenta-se tipicamente dos 5 aos 7 anos, é mais comum no sexo masculino, unilateral, torna-se menos grave com o tempo, 55% se resolvem espontaneamente, sendo raramente observado pus abundante.

Síndromes

○ **O que é uma síndrome?**
   – O padrão de múltiplas anomalias patogeneticamente relacionadas.

○ **O que é uma seqüência?**
   – Múltiplos defeitos que surgem de uma única anomalia estrutural (ou seja, Pierre Robin).

○ **O que é uma associação?**
   – Ocorrência não aleatória de um grupo de anomalias não conhecidas como uma seqüência ou uma síndrome (ou seja, síndrome CHARGE [coloboma do olho, anomalia cardíaca, atresia de coanas, retardo e anomalias genitais e da orelha, síndrome VATER [defeitos vertebrais, ânus imperfurado, fístula traqueoesofágica e displasia radial e renal]).

Nomes de síndromes/seqüência/associação:

○ **Dobras epicantais, macroglossia, pescoço curto, instabilidade occipitoatlantoaxial:**
   – Síndrome de Down.

○ **Pescoço curto, palmado, perda auditiva congênita, fusão cervical e/ou torácica:**
   – Síndrome de Klippel-Feil.

○ **Craniossinostose, nariz em bico, fixação estapedial, porção média da face hipoplásica com relativo prognatismo mandibular, sindactilia, fusão cervical, estenose de forame magno:**
   – Síndrome de Apert (acrocefalossindactilia).

○ **Craniossinostose, hipoplasia maxilar, órbitas rasas, proptose, fusão cervical:**
   – Síndrome de Crouzon (disostose craniofacial).

○ ***Pterigium colli*, dobras epicantais, higromas císticos cervicais, hipoplasia cervical:**
   – Síndrome de Turner.

○ **Microssomia hemifacial, dermóides epibulbares, colobomas, microtia, micrognatia, lábio/palato fendido, anomalias do nervo facial:**
   – Síndrome de Goldenhar (espectro óculo-aurículo-vertebral).

○ **Fístula traqueoesofágica com atresia esofágica, defeitos de segmentação cervical, ânus imperfurado:**
   – Síndrome VATER.

- **Anomalia de Klippel-Feil com perda auditiva sensorineural (PASN), paralisia do VI nervo, globo retraído, costelas fundidas:**
  - Síndrome de Wildervanck (cérvico-óculo-acústico).

- **Calvária grande com bossa frontal, ponte nasal baixa, hipoplasia da porção média da face, perda auditiva congênita:**
  - Acondroplasia.

- **Retração da porção média da face, ponte nasal deprimida e larga, deslocamento articular congênita, perda auditiva congênita, instabilidade cervical:**
  - Síndrome de Larsen.

- **Características faciais grosseiras, ossos frontais proeminentes, prognatismo mandibular, anomalias vertebrais:**
  - Mucopolissacaridoses.

- **Carcinomas de células basais nevóides, queratocistos odontogênicos, depressões palmares, costelas bífidas:**
  - Síndrome de Gorlin.

- **Perda auditiva congênita, escleras azuladas, escoliose:**
  - Osteogênese imperfeita.

- **Pele hiperextensível, hipermobilidade articular, facilidade de contusão, instabilidade do ligamento cervical:**
  - Síndrome de Ehlers-Danlos.

- **Microcefalia, pequenas fissuras palpebrais, dobras epicantais, filtro longo e liso, borda vermelha do lábio superior fina, perda auditiva congênita, hipoplasia da porção média da face, fusão C2-C3:**
  - Síndrome fetal alcoólica.

- **Malformações cardíacas, fala hipernasal, fenda do palato secundário, mãos finas, incapacidade de aprendizagem:**
  - Síndrome velocardiofacial.

- **Topete branco, perda auditiva, heterocromia da íris, distopia dos cantos mediais:**
  - Síndrome de Waardenburg.

- **Uveíte, hiperplasia da parótida, paralisia do VII nervo:**
  - Síndrome de Heerfordt.

- **Palato fendido, micrognatia, glossoptose.**
  - Seqüência de Pierre Robin.

○ **Telangiectasias múltiplas da pele e membranas mucosas:**
 – Síndrome de Osler-Weber-Rendu (telangiectasia hemorrágica hereditária).

○ **Hemangiomas cavernosos múltiplos, discondroplasia e propensão ao desenvolvimento de condrossarcoma:**
 – Síndrome de Maffucci.

○ **Hemangiomas do cerebelo e retina e cistos do pâncreas e rim:**
 – Doença de Von Hippel-Lindau.

○ **Mancha em vinho-do-porto, fístula atrioventricular (AV), angiomatose de extremidades e hipertrofia esquelética:**
 – Síndrome de Klippel-Trenaunay-Weber.

○ **Angiomas cutâneos múltiplos compressíveis, azulados e angiomatose visceral:**
 – Síndrome do nevo em bolha de borracha azul.

○ **A síndrome do nevo em bolha de borracha azul está associada a que outras síndromes?**
 – Às síndromes de Maffucci e Klippel-Trenaunay-Weber.

○ **Mancha facial em vinho-do-porto, macroglossia, hipertrofia das células das ilhotas pancreáticas com hiperinsulinemia e hipoglicemia bem como hipertrofia da medula renal e fígado:**
 – Síndrome de Beckwith-Wiedemann.

○ **Paralisia do IX, X e XI decorrente de lesão no forame jugular:**
 – Síndrome de Vernet.

○ **Paralisia ipsolateral da língua e fasciculações juntamente com manifestações da síndrome de Vernet secundárias a uma lesão no forame jugular que se estende abaixo da base craniana:**
 – Síndrome de Collet.

○ **Comprometimento do tronco simpático além de paralisa do IX-XII secundária a uma lesão que se estende para fora do forame jugular:**
 – Síndrome de Villaret.

○ **Quais são as características da síndrome de Crouzon?**
 – Hipoplasia das órbitas, zigomas e maxila bem como craniossinostoses variáveis.

○ **Qual é a sutura craniana envolvida com mais freqüência na síndrome de Crouzon?**
 – A sutura coronal.

○ **Quais são as diferenças entre a síndrome de Apert e a síndrome de Crouzon?**
 – Crianças com síndrome de Apert também têm sindactilia das mãos, uma incidência significativa de palato fendido e mais deformidades faciais sérias.

○ **Síndrome de Treacher Collins (disostose mandibulofacial) é caracterizada por hipoplasia de quais estruturas embriológicas?**
  – Aquelas derivadas do primeiro e segundo arcos braquiais.

○ **Que síndromes estão associadas a carcinoma tireóide bem diferenciado em crianças?**
  – Síndromes de Gardner e de Cowden.

Fissuras Labiopalatinas

○ **Qual é a fenda facial mais comum?**
  – Uma úvula fendida.

○ **Que grupo étnico apresenta incidência mais alta de lábio fendido?**
  – Os americanos nativos.

○ **Que grupo étnico apresenta maior incidência de palato fendido isolado?**
  – A incidência é igual entre os grupos raciais.

○ **Qual é a proporção homens:mulheres com lábio fendido, com ou sem palato fendido?**
  – É de 2:1.

○ **Qual é a proporção homens:mulheres com palato fendido isolado?**
  – É de 1:2.

○ **Qual é a incidência de lábio fendido, com ou sem palato fendido, em recém-nascidos a termo?**
  – É de 1 em 1.000.

○ **Qual é a incidência de palato fendido em recém-nascidos a termo?**
  – É de 1 em 2.000.

○ **Qual é a chance de produzir um filho com lábio fendido quando um dos pais é afetado?**
  – É de 4%.

○ **Qual é o erro de transmissão genética única mais comum que causa fendas?**
  – Trissomia do 21.

○ **Quais são as causas ambientais mais comuns de fendas?**
  – Diabetes materna mal controlada e síndrome da faixa amniótica.

○ **O que divide o palato em primário e secundário?**
  – O forame incisivo.

○ **Que artéria corre através do forame incisivo?**
  – A artéria palatina menor.

○ **Que estruturas formam o palato duro?**
  – Maxila, processo horizontal do osso palatino e placas pterigóides.

○ **Que músculos formam o palato mole?**
  – Músculos palatofaríngeo, salpingofaríngeo, elevador e tensor do véu palatino, úvula muscular, palatoglosso e constritor superior.

○ **Em que pontos a borda labial vermelha normal é mais larga?**
– Nos picos do arco de Cupido.

○ **Quando se desenvolve o palato primário?**
– Em 4 a 5 semanas de gestação.

○ **Quando se desenvolve o palato secundário?**
– Em 8-9 semanas de gestação.

○ **Como se desenvolve o palato secundário?**
– Como um crescimento medial das maxilas laterais com fusão na linha média.

○ **Como se desenvolve o palato primário?**
– Como uma proliferação mesodérmica e ectodérmica dos processos frontonasal e maxilar.

○ **V/F: Em nenhuma fase do desenvolvimento do palato primário ocorre uma separação.**
– Verdadeiro.

○ **V/F: Um lábio fendido está associado a um alvéolo fendido.**
– Falso; mas um alvéolo fendido está sempre associado a um lábio fendido.

○ **Durante o desenvolvimento embrionário, o que causa o lábio fendido?**
– A não-proliferação mesodérmica resulta em ponte epitelial incompleta.

○ **Qual é a deformidade nasal característica em uma criança com lábio fendido unilateral?**
– Deslocamentos inferior e posterior da cartilagem alar no lado fendido.

○ **O que acontece ao músculo orbicular da boca em um lábio fendido completo?**
– As fibras musculares acompanham as margens fendidas e terminam na base alar.

○ **O que acontece ao músculo orbicular da boca em um lábio fendido incompleto?**
– As fibras musculares permanecem contínuas, mas são hipoplásicas através da fenda.

○ **O que é a faixa de Simonart?**
– A ponte de tecido que liga os lábios central e lateral em um lábio fendido incompleto.

○ **Qual é a diferença entre a fenda completa de um palato primário e a do palato secundário?**
– Uma fenda completa do palato primário estende-se para dentro do nariz, está sempre associada ao lábio fendido e não expõe o vômer. Uma fenda completa do palato secundário envolve tanto o palato mole quanto o duro, estende-se para dentro do nariz e expõe o vômer.

○ **O que é uma fenda incompleta?**
  – Uma quantidade variável de inserção mucosa é preservada com uma deficiência muscular subjacente.

○ **Que tipo de fenda é um palato fendido submucoso?**
  – A fenda incompleta do palato secundário.

○ **O que acontece aos músculos do palato mole em um palato fendido secundário?**
  – As fibras musculares seguem as margens da fenda e se inserem na borda posterior do palato mole remanescente.

○ **Quais são os limites de uma fenda unilateral do palato primário?**
  – A partir do forame do incisivo anteriormente, entre o canino e o incisivo adjacente ao lábio.

○ **Quais são os 2 sistemas de classificação mais comuns usados para fendas?**
  – As classificações de Veau e Iowa.

○ **As dificuldades de alimentação são mais graves em que tipo de fenda?**
  – As fendas de palato secundário (ou isoladas ou em combinação com fendas do lábio e palato primário).

○ **Que estratégias podem ser utilizadas para ajudar a alimentação no caso de palato fendido?**
  – Bicos de mamadeiras especiais, alimentação na posição vertical para minimizar a regurgitação nasal e placas palatais.

○ **Qual é a porcentagem de crianças com palato fendido que não precisam de sondas de timpanostomia?**
  – É de 8 a 10%

○ **Que deformidades faciais adicionais ocorrem geralmente quando uma criança com palato fendido cresce?**
  – Colapso do arco alveolar, retração da porção facial média e má oclusão.

○ **Qual é o papel das placas palatais no tratamento do palato fendido?**
  – Uma placa palatal, quando usada por 3 meses antes da cirurgia e ajustada semanalmente para levar o palato e o alvéolo a uma forma mais normal, demonstrou diminuir a tensão de fechamento durante cirurgia.

○ **Qual é a primeira abordagem descrita para o reparo do lábio fendido?**
  – Fechamento da linha reta.

○ **O que é adesão labial?**
  – Um passo preliminar no reparo do lábio fendido quando um lábio fendido completo se converte em fenda incompleta.

○ **Qual é a finalidade da adesão labial?**
   – Facilitar o reparo definitivo por meio da diminuição da tensão pela ferida.

○ **Quando é realizada a adesão labial?**
   – Com 2 a 4 semanas de idade.

○ **Qual é a desvantagem primária da adesão labial?**
   – Cria uma cicatriz que pode interferir no reparo definitivo.

○ **Qual é o fator mais importante no resultado cosmético da reconstrução labial?**
   – O alinhamento do vermelhão.

○ **Quando um lábio fendido é normalmente reparado?**
   – Quando a criança tem 10 semanas de idade, pesa 4,5 kg e tem uma hemoglobina de 10 ("regra dos 10"); isso é retardado por 4 meses se primeiro for realizada a adesão labial.

○ **Quando é realizado o reparo do lábio fendido?**
   – Após os 6 meses.

○ **Qual é o significado do momento do reparo palatal para o crescimento da porção facial média e para a fala?**
   – O reparo precoce está associado a uma fala melhor, mas a uma retração da porção facial média; o reparo tardio está associado a uma fala pior, mas a uma retração mínima da porção facial média. Existe mais evidência de amparo à importância do momento do reparo em relação à fala do que à retração da porção facial média.

○ **Quais são os sons mais difíceis para os pacientes com palato fendido?**
   – As consoantes, pois requerem completo levantamento palatal.

○ **Que músculo é primariamente o responsável na prevenção da insuficiência velofaríngea (IVF)?**
   – O músculo constritor superior.

○ **Qual é a porcentagem de pacientes que eventualmente requerem faringoplastia para reduzir a IVF?**
   – Até 20%.

○ **Com que idade é tipicamente realizada a faringoplastia?**
   – Aos 4 anos de idade.

○ **Quais são as indicações para a faringoplastia após o reparo de palato fendido?**
   – A IVF intratável não responsiva à fonoterapia.

○ **Quando o enxerto de osso alveolar é tipicamente realizada?**
   – Entre as idades de 9 e 11 anos.

○ **Qual é o distúrbio que deve ser suspeitado em crianças com palato fendido que se enquadra abaixo do percentil 5 de crescimento?**
  – Deficiência de hormônio do crescimento, uma vez que este é 40 vezes mais comum nessa população.

○ **Quando a retração da porção facial média se apresenta em crianças com palato fendido?**
  – Nos anos da adolescência quando ocorre o estirão de crescimento.

○ **De que maneira é tratada a retração da porção facial média?**
  – O avanço maxilar por meio de osteotomias de LeFort.

○ **Qual é a cirurgia geralmente realizada em crianças com fendas?**
  – Rinoplastia.

○ **Quais são as 3 técnicas utilizadas com mais freqüência para o reparo de lábio fendido unilateral?**
  – Reparo de linha reta, retalho triangular de Tennison e retalho de avanço de rotação de Millard.

○ **Quais são as características-chave do reparo de lábio fendido de Millard?**
  – Um retalho de rotação medial para alinhar o vermelhão, um retalho em C triangular para aumentar o comprimento da columela e um retalho de avanço para fechar o lábio superior e a base da narina.

○ **Em um reparo de Millard, que parte do lábio é girada e qual é avançada?**
  – O segmento medial é girado inferiormente, e o segmento lateral é então avançado medialmente.

○ **Quais são as principais vantagens do reparo de Millard?**
  – Preserva o arco de Cupido e a covinha do filtro. Pela colocação de tensão de fechamento sob a base alar, reduz o rubor e promove melhor formação do processo alveolar subjacente.

○ **Qual é o reparo mais comum para o palato fendido unilateral completo?**
  – Palatoplastia com retalho duplo, descrito por Bardach e Slayer.

○ **Qual é o termo para o reparo do músculo elevador do véu palatino durante reparo de palato fendido?**
  – Veloplastia intravelar.

○ **Quais são os 2 métodos mais comuns de reparo de palato fendido?**
  – O avanço V-Y e Z-plastia de reversão dupla.

○ **O que é melhor para fendas que se estendem para dentro do palato duro?**
  – O avanço V-Y.

○ **Para que tipos de fendas a Z-plastia de reversão dupla é melhor?**
   – Para fendas de palato mole estreitas e fendas submucosas.

○ **Quais são as 2 técnicas para faringoplastia?**
   – Retalho faríngeo com base superior e faringoplastia do esfíncter.

Alergia e Seios Paranasais

○ **Qual é a doença congênita que está associada a uma incidência relativamente alta de alergia ao látex?**
   – Espinha bífida.

○ **Qual é a incidência da alergia ao látex?**
   – De 1 a 6% entre a população geral; 5 a 17% entre os profissionais da área de saúde; 20 a 60% entre aqueles com espinha bífida.

○ **Um paciente que se submeterá à cirurgia refere que teve um resultado positivo em um teste RAST (radioalergossorvente) específico para o látex como parte de um processo de triagem ocupacional, mas nega quaisquer sintomas de alergias a látex. Devem ser tomadas algumas precauções durante a cirurgia?**
   – Sim, o procedimento deve ser realizado sob condições livres de látex.

○ **Um paciente desenvolve lesões eritematosas, eczematosas no braço 48 h depois de ter retirado sangue. Essa reação é característica de qual reação de Gell e Coombs?**
   – Hipersensibilidade retardada, tipo IV.

○ **Qual é o efeito do zinco sobre as infecções respiratórias superiores (IRS) virais?**
   – Diminui a duração dos sintomas.

○ **V/F: Descobriu-se que o uso prolongado de esteróides nasais causa hipertensão ocular.**
   – Falso. Essa associação só era encontrada com altas *doses de esteróides inaladas* oralmente.

○ **Quando ocorrem os efeitos máximos da flucatisona utilizada uma vez ao dia?**
   – Em 3 semanas.

○ **Qual é o efeito do uso diário da flucatisona sobre a mucosa nasal?**
   – Diminui o número de eosinófilos na mucosa.

○ **Qual é a complicação rara, mas devastadora da injeção de esteróide nos turbinados inferiores?**
   – Cegueira secundária à embolização da artéria oftálmica.

○ **De que maneira os corticosteróides diminuem as reações de hipersensibilidade IgE?**
   – Diminuem a permeabilidade capilar, bloqueiam o fator inibidor migratório, estabilizam as membranas lisossomais e inibem a formação de edema.

○ **Qual é o mecanismo de ação de cromoglicato sódico nasal?**
   – Inibe a degranulação dos mastócitos.

○ **Qual é o único anti-histamínico não sedativo que é eliminado primariamente através dos rins?**
– Cetirizina.

○ **Que grupo de papilas na língua não possui terminações gustativas?**
– O filiforme.

○ **Que nervo é o mediador da sensação de paladar das papilas circunvaladas?**
– É o IX.

○ **Que nervo é o mediador da sensação de paladar das terminações gustativas no palato?**
– Nervo (VII) petroso superficial maior.

○ **Qual é a porção de pacientes pós-laringectomia total que relatam perda do olfato?**
– Dois terços.

○ **Que manobras ajudam a facilitar a preservação do olfato após laringectomia total?**
– Os movimentos rápidos faciais ou bucais, o "clique" do palato e o movimento da fonte olfativa.

○ **Qual é a causa mais comum da perda de paladar?**
– A disfunção olfativa.

○ **O que é disosmia?**
– A percepção de um odor desagradável.

○ **O que é fantosmia?**
– A percepção de um odor na ausência de um estímulo.

○ **O que é parosmia?**
– A percepção distorcida de um odor.

○ **Que estudo confirma o diagnóstico de discinesia ciliar primária?**
– Estudo de microscopia eletrônica dos cílios da mucosa respiratória nasal.

○ **Qual é o defeito ciliar em pacientes com síndrome de Kartagener?**
– Ausência de braços laterais da dineína nos túbulos-A.

○ **Qual é a fase inicial da resposta alérgica?**
– A sensibilização inicial a um alérgeno resulta em ligação cruzada de anticorpos IgE a mastócitos em exposição subseqüente. Os mastócitos degranulam e liberam mediadores químicos, como a histamina. A histamina estimula dilatação dos vasos sanguíneos no nariz, produção de mucina pelas glândulas mucosas e extravasamento de plasma dos capilares e vênulas. Entre os sintomas resultantes estão: espirros, prurido, rinorréia e congestão nasal.

- **Qual é a fase tardia da resposta alérgica?**
  - Aproximadamente 50% dos pacientes alérgicos terão uma resposta de fase tardia em 3 a 12 h depois da resposta de fase inicial. Os mediadores liberados dos mastócitos causam infiltração de eosinófilos e neutrófilos no local de exposição. A congestão nasal é o sintoma primário. A mucosa nasal se torna mais sensível à exposição subseqüente ao alérgeno (*priming*) e aos estímulos ambientais inespecíficos (hiper-responsividade inespecífica).

- **O que representam os 3 vales em rinometria acústica?**
  - Primeiro vale: válvula nasal; segundo vale: porção anterior do corneto médio; terceiro vale: porção média do corneto médio.

- **Qual é a porção mais estreita da cavidade nasal?**
  - A válvula nasal.

- **Os descongestionantes tópicos apresentam uma resposta significativamente diferente entre os indivíduos alérgicos e os normais para qual vale da rinometria acústica?**
  - Primeiro vale.

- **Qual é o distúrbio, sugerido pela rinometria acústica, que mostra diminuição da área transversal, e volume nasal que não melhora com descongestionante tópico?**
  - Desvio do septo.

- **Qual é o efeito que as faixas de um dilatador nasal têm sobre o fluxo de ar medido por espirometria?**
  - Aumentam as taxas de pico de fluxo inspiratório.

- **Qual é o microrganismo mais comum encontrado em pacientes com rinite atrófica?**
  - *Klebsiella ozaenae*.

- **Quais são os critérios diagnósticos para sinusite fúngica alérgica (SFA) descritos por Bent e Kuhn?**
  - Mucina alérgica.
  - Polipose nasal.
  - Achados de TC compatíveis com rinossinusite crônica.
  - Histologia ou cultura fúngica positiva.
  - Hipersensibilidade tipo I diagnosticada por história, teste cutâneo positivo ou sorologia.

- **O que é mucina alérgica?**
  - Agregados de eosinófilos e seus subprodutos (p. ex., cristais de Charcot-Leyden e proteína básica principal).

- **O que são cristais de Charcot-Leyden?**
  - Eosinófilos degradados.

○ **V/F: Calcificações no seio em imagens de TC são comuns tanto na sinusite fúngica invasiva quanto na não-invasiva.**
   – Verdadeiro.

○ **Qual é o microrganismo mais comumente envolvido na sinusite fúngica?**
   – *Aspergillus* spp.

○ **Qual é a incidência de SFA em casos de rinossinusite crônica tratada com cirurgia?**
   – De 6 a 7%.

○ **Que teste deve ser realizado em um paciente, com suspeita de SFA, que não apresenta achados de TC ou culturas positivas de meato médio?**
   – O teste cutâneo para *Aspergillus* e de precipitinas.

○ **Qual é o teste usado para diagnosticar sinusite fúngica?**
   – Biopsia tecidual.

○ **Quais são os achados histológicos de sinusite fúngica invasiva?**
   – As hifas com invasão tecidual e granulomas não caseosos.

○ **Qual é a taxa de cura de sinusite fúngica invasiva tratada com cirurgia e antifúngicos?**
   – É de 30 a 80%.

○ **V/F: As coleções de fluido são raras em todas as formas na doença fúngica.**
   – Verdadeiro.

○ **Qual é a aparência da sinusite fúngica alérgica à TC?**
   – A margem periférica da mucosa edematosa de baixa densidade que circunda o material homogêneo, de alta atenuação geralmente com calcificações dispersas e a expansão ou destruição de parede sinusal.

○ **Qual é a aparência radiográfica da polipose nasal?**
   – Hipodensa na TC, hiperintensa em imagens ponderadas T-1 e T-2 por ressonância magnética (RM).

○ **Em que seio as mucoceles são encontradas com mais freqüência?**
   – Frontal.

○ **Qual é a aparência radiográfica das mucoceles?**
   – Hipodensas na TC e não se intensificam; na RM são variáveis.

○ **Qual é a condição caracterizada por eosinófilos nasais, rinorréia, níveis normais de IgE e testes cutâneos negativos para alérgenos?**
   – Rinite não-alérgica com síndrome eosinofílica (NARES – *nonallergic rhinitis eosinophilic* – rinite eosinofílica não-alérgica). Obs.: Em português, RENA.

○ **Qual é o método básico de titulação cutânea de ponto final (SET, *skin endpoint titration*)?**
  – Consiste em um teste de antígeno iniciado com uma potência prevista para ser não-reativo e continuado com extratos progressivamente mais fortes até se notar uma pústula positiva. O tratamento começa com uma potência de ponto final e progride para uma potência máxima tolerada que alivia os sintomas.

○ **Qual é o método básico de teste de punção cutânea *(prick test)*?**
  – O teste começa com uma punção e prossegue para um teste intradérmico (com uma única potência de antígeno de 1:500 ou 1:1.000) se o teste de punção for negativo ou duvidoso. O tratamento começa a uma potência de 1:1.000 e progride para 1:20, independentemente da extensão das reações do teste cutâneo.

○ **Qual é a diferença básica entre o SET e o teste de punção?**
  – O SET é um teste de quantificação, enquanto o teste de punção é qualitativo.

○ **Quais são as vantagens do SET sobre outros métodos de teste de alergia?**
  – É seguro como teste co-sazonal, padronizado, e a potência de cada antígeno é ajustada para ser compatível com a sensibilidade do paciente; a dose inicial, em geral, é mais potente que a dose arbitrária escolhida após um teste de diluição única.

○ **Quais são as vantagens do teste cutâneo sobre o RAST?**
  – O teste cutâneo é mais sensível e, ao contrário do RAST, permite a avaliação das reações imediatas, retardadas e de fase tardia.

○ **Quais são as contra-indicações relativas para a imunoterapia?**
  – Gravidez, HIV, doença auto-imune, uso de betabloqueadores.

○ **A resposta de pústula e eritema corresponde a que tipo de reação de Gell e Coombs?**
  – Tipo I.

○ **Como é definida a pústula positiva?**
  – Uma pústula positiva aumentará de tamanho pelo menos 2 mm adicionais além do tamanho da pústula "negativa" (5 mm) dentro de 10 min.

○ **Como é definido o ponto final do teste SET?**
  – O ponto final é a potência do antígeno que produz a primeira pústula positiva e é seguida por uma grande pústula positiva com uma concentração antigênica subseqüente mais alta.

○ **Qual é a resposta variante de pustulação?**
  – Quando o tamanho da pústula positiva é 2 mm maior que a precedente.

○ **O que é resposta em série *(flash)*?**
  – É quando uma série de respostas negativas é seguida subitamente por uma grande pústula positiva.

○ **Qual é o significado de uma resposta em série (*flash*)?**
   – Geralmente significa uma alergia alimentar concomitante.

○ **O que se deve fazer quando é obtida uma resposta em série (*flash*)?**
   – Pedir o retorno do paciente para reteste no dia seguinte.

○ **O que é resposta de platô?**
   – Quando 2 ou mais pústulas positivas (em sucessão) são do mesmo tamanho.

○ **O que é uma resposta em ampulheta?**
   – Quando as pústulas de tamanho decrescente são seguidas por uma zona clara, depois da qual ocorre progressão.

○ **Qual é o significado de uma resposta em ampulheta?**
   – Geralmente ocorre quando o teste começa a um nível muito diluído.

○ **Qual é o significado do ponto final?**
   – Serve para identificar o grau de sensibilidade ao antígeno e indica a potência do antígeno que pode ser utilizada para iniciar a imunoterapia.

○ **Quais são os fatores que afetam a reatividade cutânea?**
   1. Localização (dorso e porção anterior do braço são mais reativos que o antebraço e o punho).
   2. Hora do dia (a pele é 2 vezes mais reativa entre 19 e 22 h).
   3. Imunoterapia anterior.
   4. Estação (mais reativo se realizado durante a estação de pólen agressor).
   5. Dermatografismo (resposta de pústula e eritema ao trauma).
   6. Alergias alimentares concomitantes.
   7. Medicações.

○ **Que medicações precisam ser descontinuadas pelo menos 36 h antes do teste cutâneo?**
   – Anti-histamínicos, antidepressivos tricíclicos.

○ **Antes de administrar imunoterapia, que teste deve ser feito como precaução de segurança?**
   – Injeção intradérmica do frasco de tratamento de 0,01 mL deve produzir uma pústula de 11 mm ou menos.

○ **Como é administrada a imunoterapia após teste de SET?**
   – Começa com 0,05 mL da mistura de antígeno (com potência de cada antígeno designada pelo ponto final) e o avanço de incrementos de 0,05 mL semanalmente ou a cada 2 semanas até os sintomas serem aliviados ou até chegar a 0,50 mL.

○ **Em que situação devem ser avançadas as doses subseqüentes de imunoterapia?**
   – Quando a reação local for inferior a 25 mm (um quarto de volume) e os sintomas ainda estiverem presentes.

○ **Quando devem ser diminuídas as doses subseqüentes de imunoterapia?**
– Se a reação local for 30 mm ou maior (do tamanho de uma moeda de meio dólar), a dose seguinte deve ser reduzida à metade.

○ **Qual é o próximo passo depois de se atingir 0,50 mL do frasco de um tratamento inicial e a tolerância foi satisfatória?**
– Se os sintomas ainda estiverem presentes, proceda a uma mistura antigênica 5 vezes mais forte que a do frasco inicial.

○ **O que deve ser feito se os sintomas piorarem após uma dose?**
– A dose é provavelmente muito alta e deve ser diminuída.

○ **Quanto tempo a maioria dos pacientes precisa de imunoterapia?**
– De 3 a 5 anos.

○ **Que efeito tem a imunoterapia sobre os níveis de IgE antígeno-específica?**
– Inicialmente se elevam, depois gradualmente declinam, com o abrandamento da elevação sazonal.

○ **Que efeitos tem a imunoterapia sobre o anticorpo bloqueador IgG?**
– A elevação é rápida inicialmente, em seguida torna-se mais gradual; a resposta é dose-dependente.

○ **Quais são os efeitos da imunoterapia sobre os leucócitos?**
– Os basófilos se tornam menos reativos, a responsividade linfocitária antígeno-específica diminui e os linfócitos marcadores de superfície se alteram.

○ **Como se alteram os níveis de IgE fungo-específica em resposta à imunoterapia contra antígenos fúngicos?**
– Permanecem estáveis ou aumentam ligeiramente.

○ **Como os níveis de IgG fungo-específica se alteram em resposta à imunoterapia contra antígenos fúngicos?**
– Não foi encontrado um padrão consistente de alteração.

○ **Qual é a prevalência de reações Tipo I a antígenos alimentares?**
– É de 5%.

○ **Como é identificada a suscetibilidade a reações Tipo I induzidas por alimentos?**
– Por mensuração específica *in vitro* da IgE sanguínea.

○ **Qual é a forma mais comum de reação imune que causa hipersensibilidade alimentar?**
– Reações Tipo III.

○ **Por que recém-nascidos e bebês apresentam maior incidência de alergia alimentar?**
  – Porque sua mucosa intestinal é altamente permeável, aumentando a captação de antígenos.

○ **O que é uma alergia alimentar fixa?**
  – A resposta mediada por IgE, Tipo I, que ocorre de segundos a horas após o contato com o alérgeno.

○ **Quais são as manifestações diferentes das alergias alimentares fixas?**
  – Dermatite atópica, asma, rinite alérgica, urticária, angioedema, síndrome alérgica oral, desconforto gastrointestinal ou grave anafilaxia.

○ **Quais são os alérgenos alimentares mais comuns mediados por IgE em bebês com dermatite atópica?**
  – Leite de vaca, peixe e ovos.

○ **Quais são os alérgenos alimentares mais comuns mediados por IgE que causam urticária e angioedema?**
  – Marisco, peixe, leite, nozes, feijões, batatas, aipo, salsinha, condimentos, amendoins e soja.

○ **O que é síndrome alérgica oral?**
  – Uma reação mediada por IgE que causa inchaço imediato dos lábios, formigamento da língua e garganta, formação de vesículas da mucosa oral. Os sintomas em geral estão mais associados à ingestão de várias frutas e vegetais que provocam reação cruzada com seu pólen indutor de rinite alérgica específica.

○ **O que é alergia alimentar cíclica?**
  – Sensibilidade retardada a alérgenos alimentares, não mediada por IgE, primariamente o resultado de doença do imunocomplexo Tipo III.

○ **V/F: A alergia alimentar cíclica não é relacionada à dose ou freqüência da exposição ao alérgeno.**
  – Falso. Ao contrário da alergia alimentar, a alergia alimentar cíclica é dependente da dose e da freqüência.

○ **V/F: Pacientes com alergia alimentar cíclica muitas vezes têm desejo de certos alimentos, sentindo-se melhor quando o ingerem.**
  – Verdadeiro. Isso é conhecido como "sensibilização mascarada".

○ **Como são diagnosticadas as alergias alimentares fixas?**
  – Por teste IgE específica *in vitro* e mensuração da liberação de histamina basofílica.

○ **Quais são os resultados de testes IgE considerados significativos?**
  – Em adultos, os de classe III ou acima; em crianças pequenas, os de classe II ou acima.

○ **Qual é a principal vantagem de medir a liberação de histamina basofílica sobre o teste de IgE?**
  – Também pode detectar as reações alimentares não-mediadas por IgE. Também pode ser aplicada a mais antígenos dos que estão disponíveis com o teste de IgE.

○ **Que tipo de reações são detectadas pelo teste de *patch* (emplastro)?**
  – Reações de Tipos I e IV.

○ **Quais são as principais desvantagens do teste de *patch*?**
  – São menos reprodutíveis que outros testes cutâneos, podendo ser difícil diferenciar as reações irritativas das respostas alérgicas verdadeiras.

○ **O que é teste de desafio oral?**
  – É o teste padrão-ouro para detecção das alergias alimentares cíclicas (não recomendado para reações fixas) em que um alimento específico é eliminado por 4 a 5 dias. Uma resposta positiva ocorre quando uma forte resposta é provocada pela ingestão de grandes quantidades do alimento específico após o período de eliminação.

○ **Qual é outro método de testes para alergia alimentar cíclica?**
  – O teste alimentar de diluição progressiva intradérmica (TADPI); o teste possui um índice de 20% de falso-negativos com provocação de sintomas e um índice de 20% de falso-positivos com resposta pustular.

○ **Quais são as principais causas de anafilaxia?**
  – Alimento (33%), desconhecida (20%), picada de inseto (14%), drogas (13%) e exercício (7%).

○ **Qual é a incidência das principais reações sistêmicas após injeções imunoterapêuticas?**
  – É de 0,005%.

○ **Quais são os antígenos com maior potencial conhecido para causar reações graves?**
  – Semente de algodão, linhaça, mamona, amendoim e qualquer alérgeno que o paciente suspeite que cause reações sérias.

○ **Quais são os pacientes em maior risco de reações graves?**
  – Crianças pequenas, pacientes com história anterior de anafilaxia, pacientes com asma ativa ou não controlada e pacientes que tomam bloqueadores β-adrenérgicos.

○ **Quais são as precauções que devem ser consideradas no tratamento desses pacientes com imunoterapia?**
  – Múltiplas sessões breves de testes cutâneos diagnósticos, redução do tempo de estabelecimento do tratamento, ficar à espera no consultório por mais tempo que os tradicionais 20 a 30 min após as injeções alergênicas, obter o bracelete de identificação de Alerta Médico, evitar imunoterapia domiciliar, uso de pré-medicação anti-histamínica antes das injeções de tratamento.

○ **Em casos confusos ou fatais, quais são os testes sanguíneos a serem feitos para confirmar que ocorreu anafilaxia?**
  – Triptase sérica, IgE total e valores de IgE específicos entre 45 min e 6 h após os sintomas iniciais.

○ **Quais são os 3 tipos de reações relacionadas com a alergia?**
  – Eventos vasovagais, reações alérgicas retardadas e reações alérgicas imediatas.

○ **Quais são as apresentações características de reações vasovagais?**
  – Palidez da pele, sudorese fria, pulso lento e pressão sanguínea normal na posição deitada. Raramente o paciente apresenta prurido, ou desconforto respiratório.

○ **Quais são as apresentações características das reações anafiláticas?**
  – Pele seca, quente, com rubor, pulso rápido e pressão sanguínea baixa na posição deitada. Em geral, apresenta urticária, angioedema ou prurido, sendo comum o desconforto respiratório. A diaforese é incomum.

○ **Qual é a incidência das reações anafilactóides decorrentes de agentes de contraste? E durante anestesia geral?**
  – É de 1 em 5.000; 1 em 6.000-20.000.

○ **Quais são os tipos de antígenos mais comuns causadores de reações mediadas por células T ou imunocomplexos?**
  – Mofo ou antígenos alimentares.

○ **Qual é a apresentação típica de uma reação alérgica retardada?**
  – As reações cutâneas imediatas desaparecem, reaparecendo então em 6 ou mais horas, em geral atingindo um pico em 1 a 2 dias. Reações sistêmicas retardadas também podem ocorrer, em geral na forma de piora dos sintomas alérgicos.

○ **Quais são os 4 tipos de reações alérgicas imediatas?**
  – Os tipos: local, local extenso/grave, geral/sistêmico e de anafilaxia.

○ **V/F: Uma história anterior de reações locais extensas ou gerais está estatisticamente ligada a aumento de anafilaxia.**
  – Falso.

○ **Qual é a diferença entre uma reação local e uma reação local extensa?**
  – As reações locais são comuns, têm 3 cm ou menos, e não requerem outro tratamento a não ser anti-histamínico oral pré-punção. As reações locais extensas têm, no mínimo, 4 cm e são indicativas de uma superdosagem de antígenos ou de exposição concomitante a um forte alérgeno ambiental ou alimentar. A dose de antígeno deve ser reduzida se ocorrer uma reação local extensa, devendo ser retestada, se a diminuição da dose não for efetiva.

○ **Quais são as apresentações típicas de uma reação geral?**
  – Exacerbação de sintomas alérgicos preexistentes, broncoespasmo, urticária e angioedema. Os sintomas são autolimitados e não progridem para a anafilaxia.

○ **Quais são os sinais e sintomas iniciais da anafilaxia?**
  – Acentuada exacerbação de sintomas alérgicos com prurido nasal, de garganta e ocular, rubor facial e contração da garganta, taquicardia, broncoespasmo e tosse, urticária ou prurido, angioedema, sensação de morte iminente menos freqüente, diarréia, cãibras, vômito e urgência urinária.

○ **V/F: Quanto maior o intervalo entre a exposição e o início da anafilaxia, menos grave será a reação.**
  – Verdadeiro. São exceções as alergias alimentares, em que os sintomas podem não ocorrer até várias horas depois da ingestão.

○ **Por que os pacientes devem ser hospitalizados após o tratamento inicial de anafilaxia?**
  – Porque até 20% podem ter uma recaída subseqüente horas depois das reações extensas de fase tardia (reação bifásica).

○ **V/F: É mais provável a ocorrência de reações bifásicas quando a exposição ao antígeno ocorreu por via oral e muitas vezes requerem doses maiores de epinefrina na fase inicial do tratamento.**
  – Verdadeiro.

○ **Qual é a razão mais comum de morte por anafilaxia?**
  – Hipoxia (75%) em decorrência de edema da via aérea superior ou asma intratável.

○ **De que maneira os β-bloqueadores complicam o tratamento da anafilaxia?**
  – Os β-bloqueadores são pró-alergênicos, bloqueiam o relaxamento dos músculos lisos e aumentam a produção de mediadores anafiláticos. Também podem causar crise hipertensiva devida aos efeitos α-adrenérgicos não contrabalançados de epinefrina administrada para tratar a anafilaxia.

○ **De que maneira os antidepressivos tricíclicos (TCA, *tricyclic antidepressants*) e os inibidores da monoaminoxidase (MAO) complicam o tratamento da anafilaxia?**
  – Os TCA bloqueiam a recaptação das catecolaminas, causando tanto hipertensão como tornando os pacientes sensíveis a arritmias, além de terem efeitos bloqueadores α-adrenérgicos. Os inibidores da MAO impedem a degradação das catecolaminas, permitindo assim o seu acúmulo em níveis que causem sintomas variáveis entre cefaléia intensa e a crise hipertensiva.

○ **De que maneira as medicações com atividade bloqueadora α-adrenérgica (alguns anti-hipertensivos, fenotiazinas, TCA) complicam o tratamento da anafilaxia?**
  – O α-bloqueio pode causar hipotensão refratária que não melhora com epinefrina (um α-agonista puro, como a fenilefrina, deve ser usado em seu lugar).

○ **Qual é a dose inicial recomendada de epinefrina para anafilaxia?**
  – De 0,3 a 1 mg IM para adultos; 0,01 mg/kg IM para crianças; 0,2 mg para idosos ou para pacientes que tomam β-bloqueadores.

○ **Qual é a dose inicial recomendada de epinefrina para pacientes que tomam inibidores da MAO?**
  – É de 0,05 mg ou menos.

○ **Com que freqüência deve ser administrada a epinefrina na reação anafilática?**
  – A cada 3 a 5 min até a estabilização no adulto; a cada 40 min até a estabilização na criança.

○ **Quais são os outros métodos de administração da epinefrina?**
  – Inalação, IV, vias subcutânea, sublingual e intratecal.

○ **Qual é a droga de escolha para o tratamento de crise hipertensiva por excesso de catecolaminas?**
  – Fentolamina em incrementos de 5 a 10 mg IV a cada 5 a 15 min.

○ **Qual é a droga de escolha para ectopia ventricular?**
  – Lidocaína, em *bolus* de 1 a 1,5 mg/kg; repetir a cada 3 a 5 min até um máximo de 3 mg/kg; em seguida começar gotejamento IV em 2 a 4 mg/min.

○ **Qual é a droga de escolha para o tratamento de bradiarritmias e bloqueio cardíaco?**
  – Atropina, 0,5 a 1 mg IV a cada 5 min até um máximo de 2 a 3 mg.

○ **Qual é o tratamento para pacientes em uso de β-bloqueadores que não estão reagindo ao tratamento inicial com epinefrina?**
  – Inalação ou infusão IV de um β-agonista puro, isoproterenol ou dopamina IV em baixa dose.

○ **Em que pacientes o isoproterenol é contra-indicado?**
  – Naqueles com doença arterial coronariana.

○ **Que drogas adjuvantes podem ser usadas para anafilaxia refratária à epinefrina?**
  – Ipratrópio, heparina, anti-histamínicos H1 e H2, corticosteróides e glucagon.

○ **Qual é o papel dos anti-histamínicos H1 e H2 no tratamento da anafilaxia?**
  – Reversão da falência da bomba miocárdica; o bloqueio combinado H1 e H2 mostrou-se superior a cada um deles isoladamente.

○ **Qual é o papel dos corticosteróides no tratamento da anafilaxia?**
  – Principalmente o de prevenção das reações de início tardio.

○ **Por que a heparina é uma droga útil no tratamento da anafilaxia?**
  – A heparina inativa a histamina, melhora a coagulopatia induzida por anafilaxia e possui efeitos antiinflamatórios.

○ **Qual é a dose usual de heparina para pacientes com anafilaxia?**
  – É de 10.000 U IV para adultos; 50 a 75 U/kg para crianças, seguida por gotejamento de heparina a 1.000 U/h (crianças 25 U/kg/h).

○ **Quais são as medicações que devem ser administradas para broncoespasmo durante a anafilaxia?**
  – Inicialmente, β-agonistas e drogas anticolinérgicas inalatórios combinados; depois de estabelecido o acesso IV, glucagon IV, magnésio e vitamina C.

○ **Qual é a diferença entre sinusites aguda, crônica e recorrente?**
  – Aguda < 4 semanas; crônica > de 12 semanas; recorrente aguda > de 4 episódios/ano com resolução entre os episódios.

○ **O que distingue a rinossinusite bacteriana da viral?**
  – São característicos da rinossinusite bacteriana os sintomas que pioram após 5 dias, persistem mais de 10 dias, ou são desproporcionais àqueles típicos da infecção viral.

○ **Qual é a porcentagem de pacientes com rinossinusite que desenvolvem rinossinusite bacteriana?**
  – De 0,5 a 2%.

○ **Quais são os sintomas mais comuns da rinossinusite crônica?**
  – Congestão nasal e obstrução.

○ **Quais são os fatores de risco de hospedeiro para a rinossinusite crônica?**
  – Hipogamaglobulinemia, deficiência de IgA seletiva, AIDS, fibrose cística, distúrbios granulomatosos (especialmente sarcoidose), discinesia ciliar primária, estresse crônico, asma.

○ **Pacientes com rinite alérgica perene apresentam uma taxa significativamente maior de conteúdo nasal de qual microrganismo?**
  – *Staphylococcus aureus*.

○ **Qual é o percentual médio de portadores nasais de *S. aureus* na população geral?**
  – É de 37,2% (variação de 19 a 55,1%).

○ **V/F: A gravidade dos sintomas de via aérea e a extensão da rinossinusite estão associadas à colonização nasal por *S. aureus* em pacientes com rinossinusite crônica.**
  – Falso.

○ **Quais são os fatores locais que predispõem à sinusite?**
   – Bloqueio do complexo osteomeatal, osteomielite, pólipos, óstios do seio maxilar acessório, assoar o nariz com freqüência, doença dental.

○ **Qual é o sintoma mais comum da doença esfenoidal isolada?**
   – Cefaléias.

○ **O que é síndrome de Sluder?**
   – Cefaléias sinonasais secundárias à irritação do gânglio esfenopalatino.

○ **Que procedimento parece aliviar as cefaléias de ponto de contato?**
   – O deslocamento lateral dos turbinados.

○ **Qual é a porcentagem de pacientes com cefaléias rinogênicas secundárias ao alívio da experiência de impacto septal após cirurgia?**
   – É de 50%.

○ **Que doença deve ser considerada em um paciente adulto que se submete à cirurgia sinusal antes dos 18 anos de idade?**
   – Fibrose cística.

○ **Qual é o adjuvante da cirurgia sinusal endoscópica que demonstrou diminuir a necessidade de cirurgia subseqüente em pacientes com fibrose cística?**
   – Lavagem com antibióticos em série.

○ **O que é tríade de Sampter?**
   – Sensibilidade à aspirina, polipose nasal, asma.

○ **Qual é a porcentagem de pacientes submetidos à cirurgia para rinossinusite crônica que têm tríade de Sampter?**
   – É de 10%

○ **Qual é a porcentagem de pacientes submetidos à cirurgia para rinossinusite crônica que têm rinite alérgica?**
   – De 41 a 84% com predominância de hipersensibilidade perene.

○ **V/F: A concordância entre a alergia e a rinossinusite crônica é maior na população pediátrica.**
   – Verdadeiro.

○ **Qual é o impacto da rinite alérgica sobre os resultados cirúrgicos da cirurgia sinusal endoscópica?**
   – A taxa de sucesso a longo prazo diminui de 90-93% (rinossinusite não complicada em outros pacientes) para 78-85%.

○ **O que é montelucaste?**
  – Um antileucotrieno que, supostamente, estabiliza a rinossinusite em pacientes com tríade de Sampter.

○ **Uma TC limitada a cortes coronais dos seios é menos sensível na detecção da doença em qual seio?**
  – Seio frontal.

○ **Qual é a porcentagem de pacientes assintomáticos em relação a seus seios, e submetidos à TC da cabeça para outras indicações, que apresentam espessamento mucoso dos seios?**
  – De 24 a 39%.

○ **Em que medida os achados de TC correlacionam-se bem com os sintomas e achados endoscópicos em pacientes com rinossinusite crônica?**
  – Os achados endoscópicos positivos correlacionam-se com imagens de TC positivas, mas apenas 71% dos pacientes com achados endoscópicos negativos terão imagens negativas de TC. Os achados de TC não se correlacionam bem com os sintomas do paciente.

○ **Onde ocorre com mais freqüência o espessamento mucoso em imagens de TC dos seios?**
  – No complexo osteomeatal.

○ **Qual é a incidência de óstios do seio maxilar acessório em pacientes com sinusite crônica?**
  – De 10 a 30%.

○ **Qual é o problema criado por um óstio de seio maxilar acessório?**
  – Permitir a recirculação do muco de volta ao seio.

○ **Quais são os microrganismos mais comuns causadores de rinossinusite bacteriana aguda?**
  – *Streptococcus pneumoniae, Haemophilus influenzae, Moraxella catarrhalis, Staphylococcus aureus*, anaeróbios (< 10%), outras espécies estreptocócicas (7%).

○ **Quais são os microrganismos geralmente isolados em culturas de pacientes com sinusite crônica, mas raramente observados em pacientes com sinusite aguda?**
  – Bactérias Gram-negativas.

○ **Quais são os microrganismos geralmente mais usados em culturas de pacientes saudáveis?**
  – Estafilococos coagulase-negativos (35%), espécies de *Corynebacterium* (23%) e *S. aureus* (8%) em adultos. *H. influenzae* (40%), *M. catarrhalis* (34%) e *S. pneumoniae* (50%) em crianças.

○ **Quais são os critérios diagnósticos para sarcoidose sinusal?**
  – A evidência radiográfica de sinusite, confirmação histopatológica de granulomas não-caseosos no tecido sinusal, teste sorológico negativo para sífilis e c-ANCA (anticorpo citoplasmático antineutrófilos), colorações negativas para fungos e cultura de bacilo ácido-resistente (BAR).

○ **Que microrganismo foi encontrado com a utilização de reação em cadeia da polimerase (PCR) em tecido sinusal da maioria dos pacientes com sarcoidose?**
   – *Propionibacterium granulosum*.

○ **Que efeito tem a oximetazolina sobre os cílios nasais?**
   – Paralisante.

○ **Qual é a manobra de Pretz?**
   – Irrigação sinusal em que jatos de solução salina são inseridos em uma e aspirados da outra narina, enquanto o paciente fica em posição supina com a nasofaringe paralela ao solo.

○ **Quais são as terapias adjuvantes que se comprovaram acelerar a recuperação de sinusite aguda?**
   – Nenhuma terapia adjuvante (p. ex., anti-histamínicos, esteróides) comprovou acelerar a recuperação de sinusite aguda.

○ **Quais são as complicações intracranianas mais comuns da rinossinusite?**
   – Empiema subdural (38%), abscesso intracerebral, abscesso extradural, meningite trombose de seios cavernoso e sagital superior (listados em ordem decrescente de freqüência).

○ **Por que os bebês são mais propensos à meningite como complicação da rinossinusite?**
   – A aracnóide normalmente atua como uma barreira à infecção, mas em bebês, ela é imatura.

○ **Qual é a porcentagem de pacientes que desenvolvem complicação intracraniana da rinossinusite e têm história anterior de rinossinusite crônica?**
   – É de 10%.

○ **Qual é o microrganismo mais comum em cultura de abscesso intracerebral resultante de rinossinusite?**
   – *Streptococcus milleri* (comensal encontrado na boca, vagina e fezes).

○ **Quais são os 4 processos de resistência bacteriana a antibióticos?**
   – Incapacidade de os antibióticos penetrarem na célula bacteriana, produção de β-lactamase, alteração da afinidade da proteína de ligação de penicilina e padrão de resistência à meticilina.

○ **Qual é a porcentagem de *Haemophilus influenzae* e *Moraxella catarrhalis* que são β-lactamase-positivas?**
   – É de 63% e 80%, respectivamente.

○ **Qual é o método responsável para a resistência de *Pneumococcus* à penicilina?**
   – Diminuição da afinidade da proteína de ligação à penicilina.

- **O que pode ser feito para superar esse método de resistência?**
    - Aumentar a concentração da droga.

- **Por que os anaeróbios particularmente dificultam o tratamento com antibióticos?**
    - Porque a presença de anaeróbios indica diminuição de suprimento sanguíneo e, portanto, diminuição de liberação do antibiótico ao organismo.

- **V/F: A incidência de enterocolite pseudomembranosa com clindamicina é comparável à de outros antibióticos, incluindo amoxicilina.**
    - Verdadeiro.

- **V/F: A profilaxia com antibióticos para a sinusite recorrente é amparada por estudos randomizados e controlados.**
    - Falso.

- **Em pacientes que não conseguem responder à terapia clínica, qual é o resultado após cirurgia sinusal endoscópica funcional (FESS – *functional endoscopy sinus surgery*)?**
    - Em 1,5 ano de pós-operatório, mais de 95% dos pacientes se sentem melhor.

- **Quais são as indicações para intervenção cirúrgica em pacientes com sinusite?**
    - História bem documentada, fracasso de tratamento médico, questões significativas de qualidade de vida; história confirmada por TC e endoscopia nasal.

- **Quais são as duas abordagens clássicas da FESS?**
    - Abordagens de Messerklinger e Wigand.

- **Qual é o princípio básico da abordagem de Messerklinger?**
    - Identificar primeiro a base craniana, e em seguida seguir em direção posterior para anterior.

- **Para quais pacientes são necessárias antrostomias inferiores dependentes de gravidade?**
    - Para pacientes com cílios disfuncionais (cílios imóveis, fibrose cística).

- **Qual é a diferença de visibilização da anatomia orbital através de endoscópio entre os lados direito e esquerdo do cirurgião?**
    - A anatomia meatal nasal direita, em termos de visualização, situa-se diretamente posterior, enquanto à esquerda, os etmóides parecem ser mais mediais, em especial em sentidos anterior e superior.

- **Qual é o significado dessa diferença?**
    - Se o cirurgião que opera à esquerda adotar a mesma abordagem diretamente posterior da direita, entrará em contato com a lâmina papirácea e penetrará na órbita.

- **Quais são os 3 pontos de referência cirúrgicos mais importantes durante etmoidectomia endoscópica?**
    - Lâmina papirácea, fóvea etmoidal, artéria etmoidal anterior.

○ **Qual é a estrutura externa que serve com ponto de referência para a fóvea etmoidal?**
  – Canto medial.

○ **Em que lugar dos etmóides posteriores se entra por via endoscópica?**
  – Na junção das porções oblíqua e horizontal da lamela basal.

○ **Ao realizar etmoidectomia externa, onde é encontrada a artéria etmoidal anterior?**
  – É a 2,5 cm posterior à crista lacrimal na linha de sutura frontoetmoidal.

○ **Onde se situa a artéria etmoidal posterior em relação ao nervo óptico?**
  – A 5 mm anterior.

○ **Qual é a sinusite mais séria – a frontal isolada ou a frontal associada à pansinusite?**
  – Sinusite frontal isolada.

○ **Quais são as indicações para o tratamento cirúrgico de sinusite frontal aguda?**
  – Sinusite frontal isolada sem melhora após 48 a 72 h de antibióticos IV.

○ **Quais são as 2 causas mais comuns de obstrução do recesso frontal no paciente não operado?**
  – Processo uncinado medialmente deslocado e aumento de tamanho das células do *agger nasi*.

○ **Qual é a estrutura que forma a borda anterior do recesso frontal?**
  – A inserção superior do processo uncinado na lâmina papirácea, na base craniana ou na parede posterior-medial de uma célula do *agger nasi*.

○ **Quais são as outras bordas do recesso frontal?**
  – A lâmina papirácea forma a borda lateral, o corneto médio forma a borda medial, enquanto a face superior da bolha etmoidal e a artéria etmoidal anterior formam a borda posterior. As células supra-orbitais também podem contribuir para a borda posterior, e as células frontais intersinusais podem contribuir para a borda medial.

○ **Durante revisão endoscópica de cirurgia do seio frontal qual é a causa mais comumente identificada de obstrução do recesso frontal?**
  – Bolha etmoidal residual ou remanescentes das células do *agger nasi*.

○ **O que são as células do recesso frontal?**
  – Células etmoidais, situadas acima do *agger nasi*, que se pneumatizam dentro do seio frontal.

○ **O que é uma célula frontal Tipo 1?**
  – É uma célula etmoidal anterior única, acima das células do *agger nasi*, cuja parede posterior é uma divisão livre no recesso frontal (não a base craniana).

○ **Qual é o tipo de células de recesso frontal que simula a forma de um balão em um cordel?**
   – Tipo 4.

○ **V/F: Todas as células do recesso frontal ocorrem acima de uma célula do *agger nasi*.**
   – Verdadeiro.

○ **Que tipo de célula de seio frontal é a célula etmoidal anterior grande e única, acima das células do *agger nasi*, que se estende até o seio frontal verdadeiro e cuja parede se insere na face interna da tábua do seio frontal anterior?**
   – Tipo 3.

○ **Que tipo de célula de recesso frontal é muito difícil de reconhecer sem imagens sagitais e coronais de TC?**
   – Tipo 4.

○ **Qual é a diferença principal entre uma célula suprabular e uma célula bular frontal?**
   – A célula bular frontal estende-se para dentro do seio frontal, enquanto a célula suprabular não.

○ **Que tipo de padrão de pneumatização do recesso frontal se caracteriza pela inserção do processo uncinado superior à parede orbital medial, abaixo do óstio frontal interno?**
   – Recesso terminal.

○ **Em que lugar o seio frontal drena quando está presente?**
   – Diretamente no meato médio.

○ **Quais são as células do recesso frontal encontradas anteriormente?**
   – As células do *agger nasi* e as células frontais (Tipos 1 a 4).

○ **Quais são as células do recesso frontal encontradas posteriormente?**
   – Células bulares frontais, células suprabulares e células etmoidais supra-orbitais.

○ **Que células do recesso frontal são encontradas medialmente?**
   – Células septais interfrontais e óstio do seio frontal.

○ **Por que toda a mucosa deve ser removida durante a obliteração do seio frontal?**
   – Para evitar formação de mucocele.

○ **Quais são as indicações para trepanação endoscópica do seio frontal?**
   – Em pacientes com mucoceles ou sinusite frontal grave nos quais a cirurgia anterior falhou.

○ **Em que lugar a maioria dos retalhos osteoplásticos para obliteração do seio frontal falha?**
   – No recesso frontal e nas células etmoidais anteriores.

○ **Qual é o significado da purulência decorrente da abertura do ducto nasolacrimal?**
   – Ela pode indicar inflamação de um *agger nasi* pneumatizado.

○ **Qual é o significado do pus acima do orifício da tuba auditiva?**
   – Doença etmoidal posterior ou esfenoidal.

○ **Qual é a complicação intra-operatória mais comum de cirurgia sinusal endoscópica funcional (FESS)?**
   – Sangramento.

○ **Qual é a complicação pós-operatória mais comum de cirurgia sinusal endoscópica funcional (FESS)?**
   – Sinéquias.

○ **Em que lugar isso ocorre com mais freqüência?**
   – Entre o turbinado médio e a parede nasal lateral.

○ **O que é bulgarização?**
   – Uma técnica para estimular a formação de sinéquias entre o turbinado médio e o septo para evitar o colapso do turbinado médio e a obstrução do complexo osteomeatal (COM) no pós-operatório.

○ **Qual é a porcentagem de pacientes que desenvolvem estenose de recesso frontal depois de submeter-se à cirurgia nessa área?**
   – É de 12%.

○ **Quais são os fatores que aumentam a probabilidade de se requerer uma cirurgia sinusal de revisão?**
   – Fumo, doença grave difusa no pré-operatório.

○ **Quais são as complicações potenciais de uma antrostomia inferior?**
   – Lesão de artéria palatina maior, sinéquias, osteomielite, dormência do dente, dor, ou lesão, particularmente em crianças.

○ **Quais são as complicações mais comuns da antrostomia meatal?**
   – Epífora secundária à lesão do ducto nasolacrimal, sinéquias.

○ **Quais são as complicações mais comuns da cirurgia de seio frontal osteoplástica?**
   – Hipoestesia na região do nervo supra-orbital, infecção da ferida.

○ **Quais são algumas outras complicações?**
   – Dor pós-operatória persistente, cicatrização cosmética ou anormalidades da testa, exposição dural.

○ **Quais são os fatores predisponentes a complicações decorrentes de etmoidectomia?**
   – Anestesia geral, múltiplas cirurgias prévias, doença avançada, doença crônica ou fúngica a longo prazo, hemorragia, cirurgia de lado direito e mão direita, cirurgia endoscópica de lado esquerdo e mão direita, inexperiência do cirurgião.

○ **Um hematoma orbital é uma lesão pré ou pós-septal?**
   – Pós-septal.

○ **Hemorragia orbital ocorre com mais freqüência em decorrência de trauma de quais vasos?**
   – Das veias orbitais que revestem a lâmina papirácea e da artéria etmoidal anterior.

○ **Como se pode diferenciar o sangramento pré e pós-septais?**
   – O hematoma pré-septal é mais escuro, mais difuso e com mais edema palpebral; enquanto proptose, quemose e midríase são características dos hematomas pós-septais.

○ **Por quanto tempo a retina tolera altas pressões intra-oculares?**
   – Por 60 a 90 minutos; 15 a 30 minutos em presença de um sangramento arterial.

○ **Se a gordura orbital for exposta durante operação, por que o nariz não deve ser totalmente tamponado?**
   – Porque o tampão pode pressionar a periórbita e câmara posterior, aumentando a pressão e causando proptose.

○ **Se ocorrerem alterações oculares durante a cirurgia, o que deve ser feito?**
   – Desperte o paciente, massageie o olho e administre manitol IV +/– esteróides; se a pressão não se reduzir, realize cantotomia lateral e cantólise. Em seguida, realize descompressão orbital medial por meio de etmoidectomia externa de Lynch. Finalmente, podem ser efetuadas incisões periorbitais.

○ **Quais são os 2 músculos mais propensos a dano durante cirurgia sinusal endoscópica funcional (FESS)?**
   – Músculos oblíquo superior e reto medial.

○ **Qual é o tratamento para enfisema subcutâneo após FESS?**
   – Observação e tranqüilização; geralmente se resolve em 7 a 10 dias.

○ **Como se pode detectar uma fístula de fluido cerebroespinal (FCE) no pré-operatório?**
   – Com fluoresceína diluída injetada por via intratecal, pois pode ser detectada intranasalmente após 20 a 30 min.

○ **Qual é o tratamento da fístula FCE detectada no pós-operatório?**
   – Tratamento conservador inicialmente... fechamento cirúrgico, se a fístula ainda estiver presente após 2 a 3 semanas.

○ **Qual é uma das artérias mais comuns responsáveis por sangramento intra-operatório profuso durante cirurgia sinusal endoscópica funcional (FESS)?**
  – A artéria septal posterior que corre abaixo do esfenóide e alimenta o corneto médio posterior.

○ **O que deve ser feito para hemorragia arterial intra-operatória que não pode ser controlada com tampões?**
  – Comprimir artéria carótida, induzir hipotensão sob anestesia geral, reservar sangue para transfusão imediata, chamar a neurocirurgia, realizar arteriograma com teste de oclusão com balão; se a oclusão com balão for normal, fazer a ligação da artéria carótida. Se ocorrerem alterações, inserir cateter de Swan-Ganz, administrar Hespan e repetir o teste de oclusão. Se ainda estiver anormal, fazer o desvio (*bypass*) da carótida, ou então indica-se o coma com barbitúricos.

○ **Qual é a taxa média de sucesso para dacriocistorrinostomia (DCR)?**
  – É de 80%.

○ **Quais são as 3 abordagens transpalatais para o seio esfenoidal?**
  – Incisão palatal de linha média, incisão em forma de U, incisão em forma de S.

○ **Qual é a lesão expansível mais comum do seio esfenoidal?**
  – Mucocele.

○ **Após ressecção, qual é o fator mais importante na prevenção de recorrência?**
  – Evitar drenagem ampla.

○ **Quais são as causas de perfuração septal?**
  – Trauma, cirurgia, epistaxe, cocaína intranasal, *sprays* de esteróides nasais, lúpus eritematoso sistêmico (LES), granulomatose de Wegener.

○ **Quais são as contra-indicações relativas à abordagem transfenoidal da glândula pituitária (ATGP)?**
  – Infecção sinusal ativa, desenvolvimento limitado de célula aérea, perfuração septal, tumor hipofisário gigante ou tumor vascular que precisariam de ampla exposição.

○ **Por que uma extensão supra-selar de tumor não é contra-indicação para a abordagem transfenoidal da glândula pituitária?**
  – Porque ressecção é facilitada pela autodescompressão do tumor para a cavidade esfenoidal.

○ **Qual é o material de enxerto ideal para selar a cavidade esfenoidal?**
  – Gordura abdominal.

○ **Por que esse material é preferível ao músculo?**
  – Por apresentar melhor taxa de pega, menos atrofia, maior resistência à infecção, melhor selamento, menos morbidade de local doador.

○ **Se não houver evidência de extravasamento de FCE no intra-operatório, o enxerto de gordura ainda é utilizado?**
   - Sim, se for deixada uma sela diafragmática fina e abaulada, a gordura ajudará a prevenir a síndrome da sela vazia secundária e o potencial para um extravasamento retardado de FCE.

○ **Quais são as complicações da ATGP?**
   - Dormência dos dentes e gengivas, perfuração septal nasal, formação de crostas/ressecamento a curto prazo da mucosa nasal, extravasamento de FCE.

○ **Comparando-se crianças com sinusite crônica, quais são aquelas com mais probabilidade de ter sinusite recorrente?**
   - As mais velhas.

○ **Qual é a incidência de espessamento incidental da mucosa etmoidal na imagem de TC em crianças?**
   - É de 30%.

○ **Qual é o patógeno mais comum isolado dos seios maxilares opacificados em crianças?**
   - *Streptococcus pneumoniae*.

○ **Qual é o microrganismo mais comum de cultura de sangue de pacientes com celulite orbital pré-septal?**
   - *Streptococcus pneumoniae* (*Haemophilus influenzae* tipo b, se não vacinados).

○ **Qual é o significado de idade na etiologia e patogênese de celulite orbital pós-septal?**
   - Em crianças com menos de 9 anos, um microrganismo, em geral um estreptococo, é o responsável. Em crianças mais velhas, é mais provável a infecção por múltiplos microrganismos. A probabilidade de resolução com um curso prolongado de antibióticos intravenosos diminui com a idade (10% no grupo etário de 9 a 15 anos a 0% em pacientes com mais de 15 anos). Aos 12 anos de idade, o seio maxilar entra em contato com as raízes dos dentes molares; a infecção dos molares pode levar à celulite orbital.

○ **Em que situação uma punção lombar é indicada em pacientes com celulite pré-septal?**
   - Em pacientes com menos de 2 meses de idade, sinais neurológicos focais ou meníngeos e toxicidade clínica.

○ **Quais são os 2 tipos de celulite pós-septal?**
   - Extraconal e intraconal.

○ **Qual é a forma mais comum de infecção extraconal?**
   - Fleimão subperiosteal medial ou abscesso causado pela extensão de bactérias provenientes de sinusite etmoidal.

○ **Quais são os indicadores para cirurgia emergente?**
- Evidência em TC de um abscesso intraconal; proptose maciça com isquemia de nervo retiniano ou óptico e perda da visão; acuidade visual de 20/60 ou menos em um paciente imunocomprometido com abscesso subperiosteal.

○ **V/F: O risco de complicações intracranianas decorrentes de celulite orbital é maior em adolescentes que em bebês.**
- Verdadeiro.

○ **Qual é o volume médio da órbita?**
- É de 30 mL.

○ **Qual é o diagnóstico diferencial de proptose?**
- Oftalmopatia distireóidea (oftalmopatia de Graves), pseudotumor cerebral, linfoma, outras lesões expansíveis, superficialidade congênita das órbitas.

○ **Qual é a fisiopatologia por trás da oftalmopatia distireóidea.**
- Infiltração de fluido e células dentro dos músculos extra-oculares e estruturas retrobulbares secundárias à deposição de complexos de anticorpo-receptor anormais e glicosaminoglicanos.

○ **Qual é o sistema de classificação da American Thyroid Association (ATA) para envolvimento ocular na doença de Graves?**
- Classe I: defasagem palpebral e aparência de olhar fixo.
- Classe II: quemose conjuntival, epífora, edema periorbital, fotofobia.
- Classe III: proptose.
- Classe IV: diminuição da mobilidade ocular e diplopia.
- Classe V: ulceração corneana.
- Classe VI: envolvimento do nervo óptico.

○ **Qual é o achado no exame físico que é patognomônico de doença ocular tireóidea?**
- Hiperemia sobre o músculo reto lateral.

○ **V/F: O tratamento de doença de Graves impede o desenvolvimento posterior de exoftalmia e melhora os sintomas oculares já presentes.**
- Falso.

○ **Qual é a porcentagem de pacientes que sofrem de distúrbios visuais graves o suficiente para justificar intervenção?**
- É de 5%.

○ **Que manifestação de oftalmopatia distireóidea é mais provável de regredir sem tratamento?**
- Retração palpebral.

○ **Qual é a causa mais comum de proptose unilateral em adultos?**
– Doença de Graves.

○ **Qual é o teste de escolha para o diagnóstico de oftalmopatia distireóidea?**
– Imagem axial de TC.

○ **Quais são os músculos geralmente mais afetados na oftalmopatia distireóidea?**
– Músculos retos medial e inferior.

○ **Quais são as indicações para descompressão orbital?**
– Neuropatia óptica, proptose grave (excesso de 24 mm), ceratopatia de exposição, deterioração aguda no estado orbital não responsivo a corticosteróides a curto prazo.

○ **Qual é a área do assoalho orbital que deve ser preservada durante descompressão orbital endoscópica?**
– A porção lateral ao canal do nervo infra-orbital para prevenir a subluxação vertical.

○ **Qual é a vantagem primária da técnica de descompressão orbital inferior?**
– O grande volume para descompressão.

○ **Qual é a redução da proptose após descompressão orbital medial endoscópica?**
– É de 3,5 mm.

○ **Qual é a redução da proptose após descompressão medial endoscópica e descompressão lateral externa?**
– É de 5,4 mm.

○ **Qual é o ponto de referência anatômico para a extensão da ressecção óssea durante descompressão orbital medial?**
– A artéria etmoidal posterior.

○ **Quais são as complicações da descompressão orbital excessiva?**
– Estrabismo intratável e hipoglobo.

○ **Qual é a complicação mais ameaçadora à visão após descompressão orbital?**
– Oclusão da artéria retiniana.

Apnéia Obstrutiva do Sono

○ **Onde, no cérebro, se situa o "relógio do sono"?**
   – Nos núcleos supraquiasmáticos.

○ **O que é "alerta dependente do relógio"?**
   – É um sinal interno do relógio biológico que se opõe à tendência a adormecer.

○ **Quando o alerta dependente do relógio está mais ativo?**
   – À tarde.

○ **Qual é a prevalência da síndrome da apnéia do sono (SAOS)?**
   – É de 24% dos homens adultos e 9% das mulheres adultas; cerca de 30 milhões de pessoas nos EUA.

○ **Qual é a definição de apnéia do sono?**
   – Cessação do fluxo aéreo graças à obstrução ou cessação do esforço respiratório durante o sono.

○ **Quais são os sintomas mais comuns associados à SAOS?**
   – Sono agitado, ronco alto, excessivo sono diurno, diminuição da capacidade intelectual e perda da memória, alterações da personalidade ou depressão, diminuição da libido, cefaléias matinais (em ordem decrescente de freqüência).

○ **Quais são os sinais físicos mais comuns associados à SAOS?**
   – Obesidade, hipertensão sistêmica e pulmonar, eritrocitose, insuficiência cardíaca congestiva, arritmias relacionadas ao sono, distúrbios cognitivos/psiquiátricos inexplicados.

○ **Em que consiste a síndrome da resistência da via aérea superior (RVAS)?**
   – Em ronco com sono diurno patológico, má eficácia do sono e sono fragmentado; índices de distúrbios respiratórios (IDR) quase normais e saturação de oxigênio normal, mas pressões esofágicas negativas anormais.

○ **O que se considera como pressão esofágica negativa (Pes-)?**
   – A pressão mais negativa que -12 mmHg.

○ **Quais são os 4 tipos básicos de polissonografias?**
   – Nível I: padrão.
   – Nível II: portátil abrangente.
   – Nível III: portátil modificada.
   – Nível IV: com bioparâmetro contínuo único ou duplo.

○ **O que registra uma polissonografia (PSG)-padrão?**

– Eletroencefalografia – EEG, eletrooculograma – EOG, eletromiografia – EMG (submental e mental, tibial anterior), eletrocardiograma – ECG, saturação de oxigênio, fluxo aéreo nasal e esforço respiratório da caixa torácica e abdominal.

○ **Quais são as desvantagens primárias de um estudo de paciente ambulatorial?**

– Não há EEG para avaliar o tempo de sono total, nem EMG para estudar os movimentos periódicos do membro.

○ **O que é estudo de *split-night*?**

– O paciente é estudado durante a primeira metade da noite e, em seguida, é posto em máquina de pressão positiva contínua em via aérea (CPAP, *continuous positive airway pressure*) durante a segunda metade.

○ **Qual é a desvantagem primária de um estudo *split-night*?**

– O sono de movimento rápido dos olhos (REM, *rapid eye movement*) é mais concentrado no terço final da noite; a síndrome da apnéia obstrutiva do sono – SAOS é pior durante o sono REM.

○ **Por que a SAOS piora durante o sono REM?**

– Porque o relaxamento muscular é máximo durante o sono REM.

○ **Qual é a definição de um episódio apnéico?**

– Cessação do fluxo aéreo por 10 segundos geralmente associada à excitação e/ou dessaturação.

○ **Qual é a definição de um episódio hipopnéico?**

– Diminuição de 50%, ou maior, do fluxo com queda na saturação de oxigênio de 4% ou mais.

○ **Quais são as categorias dos episódios apnéicos ou hipopnéicos?**

– Central, obstrutiva ou mista.

○ **O que é IAH?**

– Índice apnéia-hipopnéia ou número de eventos apnéicos e hipopnéicos por hora.

○ **Como é definida a excitação durante a PSG?**

– Como a alteração abrupta na freqüência da EEG que consiste em onda alfa, onda teta ou onda com freqüência > 16 Hz, excluindo ondas espiculiformes; deve ser precedida por pelo menos 10 segundos de sono, e durar pelo menos 3 segundos, sendo acompanhada de aumento em EMG fixada no queixo.

○ **O que é RERA (*respiratory effort related arousal*, excitação relacionada a esforço respiratório)?**
   – É uma excitação relacionada a evento respiratório obstrutivo que não seja apnéia ou hipopnéia (isto é, pressão esofágica crescente, ronco, EMG diafragmático aumentado ou diminuição da resistência nasal).

○ **O que é um índice de excitação respiratória?**
   – É o número de apnéias + hipopnéias + RERA por hora.

○ **A disfunção neurocognitiva está mais relacionada a quais medidas de PSG?**
   – Ao índice de excitação e hipoxemia.

○ **Qual é o nível de dessaturação de oxigênio associado à incidência significativamente maior de extra-sístoles ventriculares (ESV)?**
   – É de < 60%.

○ **Qual é a proporção de pacientes com SAOS que são obesos?**
   – É de 2/3.

○ **O que é o princípio de Bernoulli?**
   – O de que uma coluna de fluxo de ar, através de um conduto, produz um vácuo parcial ou pressão negativa nas margens da coluna que aumenta, à medida que o fluxo aumenta.

○ **O que é o efeito de Venturi?**
   – A aceleração de fluxo como uma corrente de ar ou líquido que entra em uma passagem estreita.

○ **Foi demonstrada maior atividade elétrica de quais músculos em pacientes com SAOS quando acordados?**
   – Dos músculos genioglosso e tensor do palato mole.

○ **Qual é a porcentagem de pacientes com SAOS que têm hipertensão sistêmica?**
   – É de 50%.

○ **O que é o IDR em pacientes com SAOS grave?**
   – É > 30 eventos por hora.

○ **Qual é a doença caracterizada pela diminuição do tempo de latência do sono com rápido início de sono REM no polissonograma?**
   – Narcolepsia.

○ **Qual é o tratamento preferido para crianças com SAOS?**
   – Tonsilectomia e adenoidectomia.

○ **Qual é a prevalência de problemas comportamentais e emocionais em crianças submetidas à tonsilectomia e adenoidectomia para tratamento de distúrbio respiratório?**
   – É de 25%

○ **Qual é a classificação de Fujita da obstrução de via aérea com a SAOS?**
   – Tipo I: somente o palato (base normal da língua).
   – Tipo II/IIA: palato e base da língua.
   – Tipo III/IIB: base da língua somente (palato normal).

○ **Quais são os fatores associados a maior risco de obstrução da base da língua?**
   – Índice de massa corporal (IMC) > 31, deficiência esquelética mandibular e IDR > 40.

○ **Qual é a espessura normal do palato mole em adultos?**
   – Cerca de 12 mm; e se torna mais fina lateralmente.

○ **Qual é a porcentagem de sucesso uvulopalatofaringoplastia (UPFP) no tratamento de SAOS em adultos?**
   – Ao todo, 50% dos pacientes experimentam redução de 50% em índice apnéia-hipopnéia (IAH) ou na quantidade de dessaturação de oxiemoglobina.

○ **Qual é o sintoma pré-operatório que melhor se relaciona à melhora do IAH após UPPP?**
   – Excessiva sonolência diurna.

○ **Qual é o fator pré-operatório associado à resposta positiva a longo prazo à UPPP?**
   – IAH < 40.

○ **Em que local é mais provável a ocorrência de deiscência após UPPP?**
   – Nos pólos tonsilares inferiores.

○ **Qual é a incidência de deiscência após UPPP?**
   – É de 8%.

○ **Quais são as vantagens do retalho uvulopalatal?**
   – Reversível; menos dor e menor incidência de deiscência que a UPPP.

○ **Por que a adenoidectomia deve ser evitada ao se realizar a UPPP?**
   – Por aumentar o risco de estenose nasofaríngea.

○ **Qual é a única característica do paciente que mostra maior probabilidade de SAOS?**
   – Alto índice de massa corpórea.

○ **Qual é o risco relativo de distúrbio respiratório do sono em paciente com rinite alérgica?**
   – É de 1,8.

○ **Quais são alguns procedimentos adjuvantes para pacientes que não melhoram após UPPP?**
   – Redução da base da língua (BL), avanço mandibular com osteotomia LeFort e avanço maxilar, avanço do genioglosso, traqueostomia.

○ **A que distância o genioglosso é normalmente movido com o avanço do genioglosso (AG)?**
   – É de 10 a 14 mm.

○ **Qual é a taxa de cura de SAOS em pacientes com IDR < 40 que se submetem à UPPP e AG com ou sem suspensão hióide?**
   – É de 77% (Riley e Powell).

○ **Qual é a altura mandibular mínima necessária para realizar AG?**
   – É de 25 mm.

○ **Quais são as dimensões normais da osteotomia em AG?**
   – As dimensões são 10 × 20 mm.

○ **Até que distância da borda inferior da mandíbula deve ser feita uma osteotomia?**
   – De 8 a 10 mm.

○ **Quais são as possíveis complicações da AG?**
   – Fratura mandibular, lesão dental, falha em avançar, infecção, anestesia do lábio inferior, gengivas e queixo, sangramento/hematoma.

○ **Qual é a porcentagem de casos de anestesia de lábio/queixo após AG que se resolverá em 6 meses?**
   – É de 95%.

○ **Quando a PSG deve ser realizada após cirurgia para SAOS?**
   – É de 6 meses após a cirurgia.

○ **Quais são as indicações gerais para realização de traqueostomia em pacientes com SAOS?**
   – Saturação de oxigênio < 50%, arritmias graves, obesidade mórbida e incapacidade de tolerar a pressão positiva contínua de via aérea (CPAP, *continuous positive airway pressure*).

○ **Qual é a incidência de hipertensão pós-operatória em pacientes com SAOS sem história de hipertensão?**
   – É de 63%.

○ **Qual é a pressão arterial média (PAM) ideal após cirurgia para SAOS?**
   – Abaixo de 100 mmHg.

○ **Qual é a porcentagem de pacientes com SAOS cuja intubação será considerada difícil?**
  – É de 19%.

○ **Quais são as características físicas preditivas de difícil intubação em pacientes com SAOS?**
  – Hióide baixo (distância da protuberância mental ao hióide > 30 cm), deficiência mandibular e circunferência cervical grande (> 45,6 cm).

Audiologia

○ **Qual é a definição do limiar auditivo?**
  – O nível mais baixo em que o paciente pode detectar um som em 50% do tempo.

○ **Para onde é transmitido o som conduzido pelo osso?**
  – Diretamente para a cóclea.

○ **Qual é a parte do sistema auditivo avaliada por testes de condução de ar?**
  – Todo o sistema auditivo.

○ **Qual é a parte da cóclea que representa os sons de alta freqüência?**
  – O giro basal.

○ **Qual é a faixa de freqüências que a orelha humana pode detectar?**
  – De 20 a 20.000 Hz (a maior sensibilidade é de 500 a 3.000 Hz).

○ **Qual é o nível de ruído que começa a causar dor?**
  – A partir de 140 decibéis (dB).

○ **Quantas vezes 60 dB é mais alto que 0 dB?**
  – Um milhão de vezes.

○ **Qual é o significado de um teste de Rinne negativo em 256 Hz? 512 Hz? 1.024 Hz?**
  – Pelo menos uma perda auditiva condutiva (PAC) de 15 dB, PAC de 25 a 30 dB e PAC de 35 dB, respectivamente.

○ **Qual é a porcentagem de vezes em que o teste de Rinne omite um *gap* aéreo-ósseo < 30 dB?**
  – É de 50%.

○ **Um paciente tem um teste de Rinne negativo a 256 Hz OE. A 512 Hz e 1.024 Hz é um teste positivo, assim como nas 3 freqüências OD. O teste de Weber lateraliza para a esquerda nas 3 freqüências. O paciente ouve um leve sussurro OD e um sussurro OE de leve a médio. Qual é a sua perda auditiva?**
  – Perda auditiva condutiva de 15 dB OE.

○ **O que é teste de glicerol?**
  – Um audiograma é feito exatamente antes e 3 horas depois da ingestão de 1,5 mL/Kg de glicerol. Uma melhora de 15 dB pelo menos para uma freqüência, 12% de pontuação de discriminação da fala (SDS), ou 10 dB de limiar de recepção da fala (SRT) é significativo para a doença de Ménière (o glicerol age como diurético).

○ **Em quais freqüências são obtidos os limiares de condução aérea?**
  – De 250 a 8.000 Hz em intervalos de oitavas.

○ **Quando são testadas as freqüências interoitavas (750, 1.500 e 6.000 Hz)?**
  – Quando os limiares sucessivos de oitavas diferem em mais de 20 dB.

○ **Como são medidos os limiares de conduções óssea e aérea?**
  – Primeiramente obtendo-se uma resposta positiva, em seguida reduzindo-se a intensidade em incrementos de 10 dB até não ser obtida qualquer resposta.

○ **Quais são os estímulos utilizados para obter um limiar de recepção da fala (LRF)?**
  – Os espondéus (pés de verso).

○ **O que é um espondéu?**
  – Uma palavra dissílaba pronunciada com tônica igual em ambas as sílabas.

○ **Qual é o efeito da familiarização pré-teste com as palavras do espondéu sobre o SRT?**
  – Melhora o limiar de recepção da fala em 4 a 5 dB.

○ **Como se mede o SRT?**
  – Iniciando-se com intensidade mínima e ascendendo em incrementos de 10 dB até que a resposta correta seja identificada.

○ **O que é limiar de recepção de espondéu/fala?**
  – O nível de audição mais baixo em que metade das palavras são ouvidas e repetidas corretamente, seguidas de pelo menos 2 etapas ascendentes corretas.

○ **O SRT deve estar dentre.... dB da média tritonal.**
  – Entre 10 dB.

○ **O que é limiar de detecção da fala (SDT)?**
  – É o nível de audição em que 50% das palavras do espondéu são detectadas, geralmente 6 a 7 dB mais baixo que o LRF.

○ **Como é realizado o teste de discriminação da fala?**
  – Com listas de palavras monossilábicas com equilíbrio fonético (50) que são pronunciadas em 30 a 50 dB acima do limiar e identificando-se a porcentagem correta.

○ **Qual é a pontuação normal de reconhecimento da palavra?**
  – É de 90 a 100%.

○ **Qual é o significado das pontuações de discriminação da fala?**
  – Os pacientes com patologias coclear e retrococlear terão, respectivamente, uma pontuação de má até muito má; enquanto os pacientes com perda auditiva condutiva terão pontuação normal quando o nível de intensidade for alto o suficiente.

○ **O que é *rollover*?**
– É a diminuição na pontuação da discriminação da fala, quando esta é apresentada a maiores intensidades; é sugestivo de lesão retrococlear.

○ **Que tipo de PA apresenta um paciente com SRT e perda auditiva (PA) de 55 dB e uma pontuação de discriminação da fala de 64% em perda auditiva de 75 dB?**
– Sensorineural.

○ **O que é limiar de percepção da fala (LPF)?**
– O nível mais baixo em que o paciente é capaz de detectar a presença da fala.

○ **O que é atenuação interaural?**
– É a redução do som quando este atravessa de uma orelha a outra.

○ **Qual é a atenuação normal de tons de condução aérea?**
– É de 40 a 80 dB, dependendo do uso de *plugs* ou *headphones* e também da freqüência testada.

○ **Qual é o valor de atenuação interaural normal para condução óssea?**
– O valor é 0 dB.

○ **V/F: Os valores de atenuação interaural tendem a ser menores nas freqüências mais baixas do que nas freqüências mais altas.**
– Verdadeiro.

○ **Quando deve ser utilizado o mascaramento?**
– Quando o limiar de condução aérea da orelha testada exceder o limiar de condução óssea da orelha não-testada a um valor maior que o de atenuação interaural.

○ **O que é efeito-sombra *(crossover)*?**
– Quando as respostas obtidas representam o desempenho da orelha não-testada em vez da orelha testada em razão de uma grande diferença de sensibilidade entre ambas.

○ **Em que situação ocorre dilema de mascaramento?**
– Em *gaps* aéreo-ósseos bilaterais ≥ 50 dB.

○ **O que é método de platô no mascaramento clínico?**
– É quando a orelha não-testada é mascarada por quantidades progressivamente maiores de som até que o limiar da orelha testada deixe de aumentar.

○ **O que é fadiga?**
– *Tone decay*, ou adaptação, quando a estimulação acústica contínua altera o limiar auditivo... é sugestivo de uma lesão do VIII nervo ou tronco cerebral.

○ **Qual é a causa mais comum de perda auditiva condutiva em pessoas de 15 a 50 anos de idade?**
  – Otosclerose.

○ **Onde é encontrada com mais freqüência a primeira lesão de otosclerose?**
  – Na borda anterior da janela oval *(fissula ante fenestrum)*.

○ **Qual é a causa mais comum do *gap* aéreo-ósseo superior a 50 dB?**
  – A descontinuidade ossicular.

○ **Onde ocorre o ponto de pico de pressão em um timpanograma normal no adulto?**
  – Entre – 100 e + 40 daPa (decaPascal).

○ **Como se apresenta o timpanograma em uma orelha com cadeia ossicular interrompida?**
  – Amplitude muito abrupta e alto pico (tipo Ad).

○ **Quais são os volumes de canal auditivo em crianças e adultos?**
  – De 0,5 a 1 mL em crianças, e de 0,6 a 2 mL em adultos.

○ **O que é limiar de reflexo acústico?**
  – É o nível de estímulo mais baixo que desencadeia o reflexo estapédico.

○ **Na orelha normal, as contrações dos músculos da orelha média ocorrem em que tons puros?**
  – Ocorrem a 65 a 95 dB NA.

○ **Quais são os trajetos neurais do reflexo acústico?**
  – Do VIII para o núcleo coclear ventral ipsolateral, para o corpo trapezóide, para o núcleo motor do VII, até o VII estapédio ipsolateral.
  – Do VIII para o núcleo coclear ventral ipsolateral, para o corpo trapezóide, para a oliva superior medial ipsolateral, para o núcleo motor do VII, até o VII do estapédio ipsolateral.
  – Do VIII para o núcleo ventral ipsolateral, para a oliva superior medial, para o núcleo motor contralateral do VII, para o VII contralateral, até o estapédio contralateral.

○ **O que é a adaptação?**
  – A estimulação contínua leva à diminuição da intensidade da contração estapédica.

○ **V/F: O limiar de reflexo acústico está ausente em pacientes com doença da orelha média.**
  – Verdadeiro.

○ **O que sugerem o achado de reflexo acústico elevado em presença de audição normal, ou leve perda auditiva sensorineural, e um timpanograma normal?**
  – Patologia retrococlear.

○ **V/F: Lesões do tronco cerebral podem eliminar o reflexo acústico sem afetar os limiares de tons puros?**
– Verdadeiro.

○ **O que mensura o *decay* do reflexo acústico?**
– A capacidade do músculo estapédio em manter contração contínua.

○ **Como isso é mensurado?**
– Um sinal de 10 dB acima do limiar do reflexo acústico é apresentado por 10 segundos; se a resposta diminuir até a metade, ou menos, da amplitude original, em 5 segundos, a resposta será considerada anormal e sugestiva de patologia retrococlear.

○ **O que se mensura com a eletrococleografia?**
– O potencial de ação microfônica coclear, o potencial de ação do VIII e os potenciais de ação e somação.

○ **Onde são colocados os eletrodos de registro?**
– O mais próximo possível do nervo auditivo e da cóclea (promontório, membrana timpânica, canal auditivo externo).

○ **Ao comparar o potencial de somação com o potencial de ação, qual valor é considerado anormal?**
– Uma relação maior ou igual a 0,45.

○ **O que sugere uma relação anormal?**
– Doença de Ménière.

○ **Que técnica pode ser usada para diferenciar o potencial de somação (SP, *summating potential*) do potencial do VIII nervo (AP, *action potential*)?**
– AP é uma resposta neural que responderá a índices mais altos de estimulação. SP é uma resposta pré-neural que não é afetada por índices mais altos de estimulação. Portanto, o aumento do índice de cliques do estímulo afetará a AP, mas não a SP.

○ **Quais são as 3 técnicas audiométricas utilizadas para se obter níveis de respostas comportamentais de uma criança?**
– Audiometria de observação comportamental (BOA, *behavioral observation audiometry*), audiometria de reforço visual (VRA, *visual reinforcement audiometry*) e audiometria condicionada (CPA, *conditioned play audiometry*).

○ **O que é audiometria de observação comportamental (BOA)?**
– Um método para avaliar os níveis de audição em crianças com menos de 2 anos de idade pela observação reflexo/respostas do comportamento aos estímulos sonoros em diferentes freqüências.

○ **O que é audiometria de reforço visual (VRA)?**
 – Um método para avaliar os níveis de audição em crianças com 6 a 24 meses de idade, empregando-se brinquedos transparentes e leves para respostas reforçadas (virar a cabeça) aos estímulos auditivos.

○ **O que é audiometria condicionada (CPA)?**
 – Um método para avaliar os níveis de audição em crianças com 2 a 5 anos, em que a criança é treinada para responder a estímulos auditivos com uma resposta motora (p. ex., apontar figuras).

○ **Qual é o estímulo utilizado para evocar resposta auditiva do tronco cerebral?**
 – Um clique acústico simples entre 2.000 e 4.000 Hz.

○ **O que representam os picos de resposta auditiva de tronco cerebral (ABR, *auditory brainstem response*)?**
 – A descarga neural sincrônica em vários locais ao longo do trajeto auditivo.

○ **O que representa cada onda?**
 – I: oitavo nervo – porção distal do VIII par.
 – II: núcleo coclear – porção proximal do VIII par.
 – III: complexo olivar superior – núcleos cocleares.
 – IV: lemnisco lateral – complexo olivar superior.
 – V: colículo inferior – lemnisco lateral.

Nota: *e*ighth nerve, *c*ochlear nucleus, superior *o*livary complex, *l*ateral lemniscus, *i*nferior colliculus – *e. coli*.

○ **Qual é a onda maior e mais consistente?**
 – V.

○ **V/F: A ABR não é afetada pelo estado de sono ou por medicações.**
 – Verdadeiro.

○ **Qual é o uso mais comum da ABR?**
 – Em testes para recém-nascidos, quando audiometria em crianças for de difícil realização e pessoas que simulam doenças.

○ **Como é realizada a estimativa de limiar auditivo com o uso de ABR?**
 – A onda V é rastreada com intensidade sonora decrescente até não ser mais observada.

○ **O que reflete a latência interpico?**
 – O tempo necessário para a informação neural deslocar-se entre os locais de trajetos auditivos; qualquer patologia que interfira na transmissão prolongará a latência.

○ **Em que situação é importante a diferença de latência interaural da onda V?**
 – Quando a onda i está ausente, é utilizada para documentar patologia retrococlear.

○ **Quando a onda I está ausente?**
  – Quando a perda auditiva exceder 40 a 45 dB em altas freqüências.

○ **Ao se determinar latências entre picos, que ondas são comparadas?**
  – I-III, I-V.

○ **Qual é a diferença entre essas latências interpicos?**
  – Os intervalos maiores que I-III quase sempre são indicativos de patologia retrococlear, enquanto os intervalos maiores que I-V mais provavelmente estão associados à perda auditiva sensorineural induzida por ruído.

○ **Como uma lesão retrococlear afeta a ABR?**
  – O prolongamento da latência absoluta da onda V, latência I-V e latência interaural da onda V.

○ **Quais são as células produtoras de emissões otoacústicas (EOA)?**
  – As células ciliares externas.

○ **Qual é a porcentagem de orelhas normais que emitem EOA espontâneas?**
  – De 35 a 60%.

○ **V/F: As mulheres têm uma probabilidade 2 vezes maior que os homens de demonstrar EOA espontâneas.**
  – Verdadeiro.

○ **Qual é a porcentagem de orelhas normais que demonstram EOA evocadas?**
  – De 96 a 100%.

○ **Quais são os 3 tipos de emissões otoacústicas (EOA) evocadas?**
  – EOA FE (freqüência de estímulo).
  – EOA TE (transiente evocada).
  – EOA PD (produto de distorção).

○ **Qual desses tipos não tem aplicação clínica útil?**
  – EOA FE.

○ **Qual desses tipos é evocado por 2 tons puros?**
  – EOA PD.

○ **Quais são os achados auditivos típicos em pacientes com neuropatia auditiva?**
  – Diminuição ou ausência de ABR, EOA normais, reflexos auditivos ausentes, discriminação precária da fala, perda auditiva de tom puro de leve a profunda.

○ **Por que as EOA são úteis como instrumentos de triagem de bebês?**
  – Quase 100% das pessoas demonstram EOA evocadas; é um teste não-invasivo e barato; o tempo de teste é curto; uma perda auditiva coclear que excede 30 dB pode ser detectada.

○ **O que é o teste de Stenger?**
  – É um teste para verificar se o paciente está simulando; é apropriado para uso se há diferença > 20 dB entre orelhas em limiares voluntários.

○ **Se as emissões otoacústicas estiverem presentes, a patologia retrococlear pode ser descartada?**
  – Não.

○ **V/F: A ausência de ABR evocada por cliques em níveis máximos (100 dB) exclui a presença de audição tratável.**
  – Falso.

○ **Que teste pode ser utilizado para excluir ausência de audição tratável quando a ABR está ausente em níveis máximos?**
  – ASSEP (*auditory steady-state evoked potentials*, potenciais evocados auditivos de estado estacionário).

○ **V/F: ASSEP tem pouco valor preditivo para os níveis auditivos em crianças com neuropatia auditiva.**
  – Verdadeiro.

○ **V/F: ASSEP não pode distinguir entre perda auditiva coclear e retrococlear.**
  – Verdadeiro.

○ **Quais são os 3 tipos gerais de próteses auditivas?**
  – Dispositivos análogos, sistemas digitais programáveis e processadores de sinais digitais.

○ **Qual é o *ganho* de uma prótese auditiva?**
  – A diferença na saída do instrumento em relação à sua entrada.

○ **O que é *resposta de freqüência* de uma prótese auditiva?**
  – É o ganho do auxílio auditivo através de uma faixa de freqüências.

○ **O que é sistema de amplificação linear?**
  – Aquele em que a amplitude de saída é diretamente proporcional à entrada de sinal até ser atingida a saturação.

○ **De que forma os sistemas de amplificação linear limitam a saída?**
  – Reduzindo o pico.

○ **O que é sistema de amplificação não linear?**
  – A proporção entre entrada e saída é < 1 (compressão).

○ **Quais são os pacientes que se beneficiam mais dos sistemas de amplificação não linear?**
  – Pacientes com pequena faixa entre seu limiar de audição e seu nível de desconforto (LDL, *loudness discomfort level*).

○ **Quais são as 3 categorias de compressão?**
  – Compressão limitada, compressão com ampla faixa dinâmica e controle de volume automático.

○ **Qual dessas categorias é a mais apropriada para pacientes com faixas dinâmicas substancialmente reduzidas?**
  – É a compressão de faixa dinâmica ampla.

○ **O que é "regra do meio-ganho"?**
  – Ao se programar uma prótese auditiva, o ganho para cada freqüência é determinado pela multiplicação do limiar auditivo do paciente, em cada freqüência, por 0,5.

○ **Qual é a função básica dos aparelhos auditivos?**
  – Melhorar a proporção sinal-ruído em nível da orelha em 15 a 20 dB em caso de ruído e reverberação moderados.

○ **Quais são os tipos diferentes de aparelhos de auxílio auditivo?**
  – Sistemas de FM, sistemas de campo sonoro, sistemas de infravermelho.

○ **Quais são os componentes de um implante coclear?**
  – Estimulador implantável, transmissor e processador da fala.

○ **Quais são os passos básicos do processamento de som realizados pelos implantes cocleares?**
  – Amplificação, compressão, filtragem e codificação.

○ **Quais são os critérios para o implante coclear em adultos?**
  – Perda auditiva sensorineural (PASN) bilateral profunda, pós-lingual, em excesso de 95 dB PTA (*pure-tone audiometry*, audiometria de tom puro), nenhum benefício de próteses auditivas (discriminação da palavra < 30% e limiar de detecção da fala de 70 dB), adequação psicológica e motivacional, e sem contra-indicações médicas para cirurgia.

○ **Quais são os critérios para um implante coclear pediátrico?**
  – Uma perda auditiva sensorineural de 90 dB NA ou pior, na orelha que está melhor, nas freqüências de fala e que não é melhor do que um desempenho casual em teste de reconhecimento de palavras e sentenças (30%); não obter benefícios apreciáveis decorrentes de próteses auditivas e não ter contra-indicação médica para cirurgia.

○ **Qual é o fator mais preditivo para o aumento da capacidade para entender a fala com um implante de cóclea?**
  – É a idade em que teve início a surdez.

○ **Qual é o período crítico para estimular o sistema auditivo?**
  – De 0 a 3 anos de idade.

○ **Qual é a comparação das habilidades de reconhecimento de palavras e sentenças entre crianças que ensurdeceram em fase pré-linguagem e com implantes de cóclea e aquelas com auxílios táteis multicanais?**
  – As portadoras de implantes de cóclea se saem melhor.

○ **V/F: A percepção da fala de crianças que ensurdeceram em fase pré-linguagem, e que receberam implantes de cóclea durante 5 anos, provavelmente é equivalente ou melhor à de pacientes que ensurdeceram em fase pós-linguagem.**
  – Verdadeiro.

○ **Quais são as duas malformações de orelha interna que são contra-indicações ao implante de cóclea?**
  – Deformidade de Michel e a síndrome do canal auditivo interno estreito (< 3 mm).

○ **Quais são os problemas psicológicos que são contra-indicações para o implante de cóclea?**
  – Disfunção cerebral orgânica, retardo mental, psicose, expectativas irrealistas.

○ **Se não existir diferença acústica entre as orelhas, em qual delas o implante é colocado?**
  – Na melhor orelha cirúrgica, determinada por TC (o lado com menor quantidade de ossificação ou fibrose dentro da rampa timpânica).

○ **Em que orelha é colocada o implante se o paciente tiver tempos diferentes de deficiência auditiva em cada orelha?**
  – Na orelha que tiver menor tempo de surdez.

○ **Qual é a porcentagem de pacientes que terão crescimento ósseo cobrindo o nicho da janela redonda e a membrana durante o implante de cóclea?**
  – É de 50%.

○ **Qual é a condição que aumenta a probabilidade desse acontecimento?**
  – História de meningite.

○ **Qual é a incidência de ossificação após meningite pneumocócica?**
  – De 20 a 30%.

○ **V/F: O eletrodo do implante de cóclea é colocado normalmente dentro da rampa timpânica.**
  – Verdadeiro.

○ **V/F: Os resultados do implante de cóclea em crianças com malformação congênita da orelha interna são comparáveis aos daquelas sem malformações.**
  – Verdadeiro.

○ **Em que situação o eletrocautério monopolar é contra-indicado em pacientes de implante de cóclea?**
   – No paciente com implante de cóclea é contra-indicado durante uma revisão e outra cirurgia de cabeça e pescoço; e, no caso de um paciente com outro aparelho médico eletrônico, é contra-indicado durante implante primário de cóclea.

○ **Quais são as complicações mais comuns do implante de cóclea?**
   – Complicações de retalho, deslocamento ou má inserção de eletrodo, lesão de nervo facial, estimulação do nervo facial no pós-operatório.

○ **Quais são as atividades contra-indicadas para pacientes com implante de cóclea?**
   – Mergulho e *skydiving*.

○ **Um paciente que recebeu recentemente um implante de cóclea queixa-se de dor de garganta sempre que conversa com alguém. O que aconteceu?**
   – Um dos eletrodos do implante coclear está estimulando o nervo de Jacobson sobre o promontório.

○ **Como isso pode ser tratado?**
   – Com a remoção do(s) eletrodo(s) que estimula(m) o nervo (provavelmente 17 ou 18).

○ **Quais são os fatores que influenciam o resultado após o implante de cóclea?**
   – A extensão da deficiência auditiva, pré-surdez *versus* pós-início da surdez, a etiologia da surdez, extensão de inserção do eletrodo, motivação do paciente, apoio familiar, idade na época do implante.

Orelha Interna

○ **Qual é a incidência da perda auditiva congênita?**
  – De 1:1.000.

○ **Qual é a porcentagem dessa incidência que é hereditária?**
  – É de > 60%.

○ **Qual é a porcentagem de casos hereditários sindrômicos?**
  – De 30%.

○ **Qual é o padrão de herança típico da perda auditiva sindrômica?**
  – Autossômica dominante (AD).

○ **Quais são os padrões de herança típicos da perda auditiva não-sindrômica?**
  – De 10 a 20% AD, 75% autossômica recessiva (AR), 2 a 3% ligados ao X, < 1% mitocondriais.

○ **Que mutação genética é considerada responsável por 50 a 80% de toda perda auditiva AR?**
  – Mutação do gene DFNB1 no cromossoma 13q para conexina 26.

○ **Qual é a porcentagem de casos esporádicos de PA congênita causada por essa mutação?**
  – É de 27%.

○ **V/F: 1 em 31 pessoas é portadora de mutação de conexina 26.**
  – Verdadeiro.

○ **Qual é a função da conexina 26?**
  – Formação de junções comunicantes (*gap junctions*) na estria vascular, membrana basal, limbo e proeminência espiral da cóclea.

○ **Qual é a gravidade típica e o padrão de perda auditiva AD?**
  – Perda auditiva menos severa, de início retardado e de alta freqüência.

○ **Qual é a gravidade típica e padrão de perda auditiva ligada ao X?**
  – É a perda auditiva pré-lingual e mais diversificada em termos clínicos.

○ **Qual é o termo para agenesia completa da porção petrosa do osso temporal?**
  – Aplasia de Michel.

○ **Qual é o termo para uma cóclea com deformação de desenvolvimento em que somente o giro basal pode ser identificado?**
   – Aplasia de Mondini.

○ **Qual é a forma mais comum de aplasia da orelha interna?**
   – Aplasia de Scheibe (displasia cocleossacular ou displasia da parte inferior).

○ **Que aplasia da orelha interna se caracteriza por perda auditiva de alta freqüência com audição de baixa freqüência normal?**
   – Aplasia de Alexander.

○ **Qual é a aplasia de orelha interna que não permitirá implante coclear ou auxílios de amplificação?**
   – Aplasia de Michel.

○ **A mutação de que gene está associada a aqueduto vestibular alargado?**
   – Pendrina no cromossoma 7q31.

○ **Que malformação da orelha interna está associada a PASN de início precoce, geralmente bilateral e progressiva, e vertigem?**
   – Aqueduto vestibular alargado.

○ **Que canal semicircular se forma primeiro? E o último?**
   – O canal superior se forma primeiro, e o canal lateral se forma por último.

○ **Qual é a malformação mais comumente identificada da orelha interna em estudos por imagem do osso temporal?**
   – Defeitos do canal semicircular lateral isolado.

○ **V/F: As deformidades de canal semicircular (CSC) superior estão sempre associadas a deformidades de CSC lateral.**
   – Verdadeiro.

○ **Qual é a síndrome responsável pela forma mais comum de surdez congênita hereditária?**
   – Síndrome de Waardenburg.

○ **Qual é a incidência da síndrome de Waardenburg?**
   – É de 1 em 4.000 nascimentos.

○ **Quais são os quatro subtipos clínicos da síndrome de Waardenburg?**
   1. PASN (20%), heterocromia da íris, anomalias de pigmento, distopia do canto.
   2. Idem ao item anterior, sem distopia do canto (PASN em > 50%).
   3. Síndrome de Klein-Waardenburg: microcefalia, retardo mental, anormalidades de membro e esqueléticas além dos sinais do nº 1.
   4. Síndrome de Shah-Waardenburg: nº 2 + doença de Hirschsprung.

○ **Que mutação genética é responsável pela maioria dos casos de síndrome de Waardenburg de tipos 1 e 3?**
   – Mutação do gene PAX3 no cromossoma 2q37.

○ **O que é distopia de canto?**
   – Encurtamento e fusão medial das pálpebras que resultam em esclera medial pequena, deslocamento lateral do ponto inferior e hipertelorismo.

○ **Que síndrome se caracteriza por palato fendido, micrognatia, miopia grave, descolamentos da retina, cataratas, hábito marfanóide e perda auditiva?**
   – A de Stickler.

○ **Que mutações genéticas são responsáveis pela maioria dos casos de síndrome de Stickler?**
   – Mutações no gene COL2A1 no cromossoma 12 ou gene COLIIA no cromossoma 6.

○ **Que síndrome se caracteriza por PASN e retinite pigmentar?**
   – Síndrome de Usher.

○ **Quais são os 3 subtipos clínicos da síndrome de Usher?**
   – I: perda auditiva (PA) grave-profunda, função vestibular ausente, retinite pigmentar pré-puberdade.
   – II: PA moderada-grave, função vestibular normal, retinite pigmentar pós-puberal.
   – III: perda auditiva progressiva.

○ **Qual desses subtipos é primariamente encontrado em noruegueses?**
   – O tipo III.

○ **Que teste ajuda no diagnóstico da síndrome de Pendred?**
   – Teste de desafio com perclorato... o perclorato deslocará mais iodo que o normal da glândula tireóide nesses pacientes.

○ **Que malformações de orelha interna são mais comuns em pacientes com síndrome de Pendred?**
   – Aplasia de Mondini e aqueduto vestibular alargado.

○ **Qual é o gene associado tanto à síndrome de Pendred como ao aqueduto vestibular alargado?**
   – O gene PDS, que codifica para a proteína pendrina no cromossoma 7q31.

○ **Quais são as características clínicas da síndrome de Alport?**
   – Perda auditiva sensorineural (PASN) e insuficiência renal (que se apresenta como hematúria).

○ **Qual é a característica observada na eletromicroscopia que é patognomônica de síndrome de Alport?**
   – A configuração de trançado de cesta da membrana basal glomerular.

- **Qual é o defeito básico que causa síndrome de Alport?**
  - Mutação do gene COL4A5 que produz cadeia alfa de colágeno tipo IV nas membranas basais.

- **Qual é o outro teste que pode ser útil no diagnóstico da síndrome de Alport?**
  - Biopsia de pele.

- **Qual é a síndrome que se caracteriza por perda auditiva, defeitos renais e fístula cervical?**
  - Síndrome branquiootorrenal.

- **Qual é o padrão de herança da síndrome branquiootorrenal?**
  - Autossômico dominante.

- **Qual é a porcentagem desses pacientes que apresentam perda auditiva?**
  - É de 80% (50% mista, 30% condutiva, 20% sensorineural).

- **Qual é o gene responsável por essa síndrome?**
  - EYA1 no cromossoma 8q13.3.

- **Quais são as características clínicas da síndrome de Jervell e Lange-Nielsen?**
  - Intervalo QT prolongado, morte súbita e perda auditiva.

- **Qual é o defeito básico que causa essa síndrome?**
  - Canais de potássio anormais.

- **Qual é a porcentagem de pacientes com neurofibromatose tipo 1 que têm neuromas acústicos?**
  - É de 5% e geralmente unilaterais.

- **Qual é a porcentagem de pacientes com neurofibromatose tipo 2 que têm neuromas acústicos?**
  - É de 95% e geralmente bilaterais.

- **Qual é o tipo de neurofibromatose que se caracteriza por neurofibromas cutâneos?**
  - Tipo 1.

- **Qual é a mutação genética responsável por neurofibromatose tipo 1?**
  - A mutação do gene NF1 (gene de fator de crescimento do nervo) no cromossoma 17q11.2.

- **Qual é a mutação genética responsável por neurofibromatose tipo 2?**
  - A mutação do gene NF2 (gene supressor de tumor) no cromossoma 22q12.2.

○ **Qual é o nome do subtipo de osteogênese imperfeita em que a perda auditiva progressiva começa no início da infância?**
   – Síndrome de van der Hoeve.

○ **Quais são as mutações genéticas consideradas responsáveis pela osteogênese imperfeita?**
   – As mutações do gene COLIA1 no cromossoma 17q e gene COLIA2 no cromossoma 7q.

○ **Qual é a doença que se caracteriza por sinostose craniana, exoftalmia, nariz em bico de papagaio e mandíbula hipoplásica?**
   – Doença de Crouzon.

○ **Qual é o defeito básico dessa doença?**
   – Receptores anormais do fator de crescimento de fibroblastos (FCF).

○ **O que é síndrome de Norrie?**
   – Doença ligada ao X caracterizada por cegueira, retardo mental progressivo e perda auditiva.

○ **Qual é a síndrome que se caracteriza por hipertelorismo, baixa estatura, dedos das mãos e dos pés largos, palato fendido e perda auditiva condutiva?**
   – Síndrome otopalatodigital.

○ **Qual é a síndrome ligada ao X associada à síndrome de Klippel-Feil, PASN e paralisia do VI nervo craniano?**
   – Síndrome de Wildervanck.

○ **Qual é a doença caracterizada por colobomas da pálpebra inferior, fissuras palpebrais inclinadas descendentes, mandíbula hipoplásica, malformações da orelha externa, palato fendido e perda auditiva?**
   – Doença de Treacher Collins.

○ **Qual é o padrão de herança dessa doença?**
   – Autossômica dominante.

○ **Qual é a mutação genética responsável pela síndrome de Treacher Collins?**
   – A mutação do gene TCOF1 no cromossoma 5q.

○ **Que proteína esse gene produz?**
   – Triaga.

○ **O que as síndromes de Kearns-Sayre, MELAS (encefalopatia mitocondrial, acidose láctica, episódios do tipo acidente vascular cerebral), MERRF (mioclônus com epilepsia e fibras vermelhas rotas) têm em comum com a neuropatia óptica hereditária?**
   – Todos são distúrbios mitocondriais com graus variáveis de perda auditiva.

○ **Descobriu-se que as mutações mitocondriais produzem maior sensibilidade aos efeitos ototóxicos de quais medicações?**
  – Aminoglicosídeos.

○ **Quais são as indicações para a realização de triagem auditiva em recém-nascidos se não estiver disponível a triagem universal?**
  – História familiar de PASN hereditária na infância.
  – Infecção perinatal congênita (TORCH, toxoplasmose, outros agentes, rubéola, citomegalovírus, herpes simples).
  – Malformação de cabeça ou pescoço.
  – Peso de nascimento < 1.500 g.
  – Hiperbilirrubinemia que requer transfusão (> 20).
  – Meningite bacteriana.
  – Apgar 0 a 4 em 1 min ou 0 a 6 em 5 min.
  – Ventilação prolongada (> 5 dias).
  – Medicações ototóxicas.

○ **Quais são as indicações para a realização de triagem auditiva em bebês de 29 dias a 2 anos?**
  – Preocupação dos pais.
  – Dificuldade em se desenvolver.
  – Meningite bacteriana.
  – Trauma cefálico associado à perda de consciência ou fratura craniana.
  – Medicações ototóxicas.
  – Otite média recorrente ou persistente com derrame por pelo menos 3 meses.

○ **Quais são as indicações para avaliação auditiva a cada 6 meses até os 3 anos de idade?**
  – História familiar de perda auditiva hereditária na infância.
  – Infecção *in utero* (TORCH).
  – Distúrbios neurodegenerativos.

○ **Qual é o microrganismo em geral mais associado à surdez congênita induzida por vírus?**
  – Citomegalovírus (CMV).

○ **Qual é a porcentagem de crianças com CMV congênito que têm perda auditiva?**
  – Dez por cento nascem sem perda auditiva, 10 a 15% algumas vezes desenvolvem perda auditiva.

○ **Como é diagnosticado o CMV congênito no recém-nascido?**
  – Identificação de IgM sérica anti-CMV, corpúsculos em "olho de coruja" no sedimento urinário e calcificações intracerebrais nas radiografias.

○ **Qual é o microrganismo mais comum causador de meningite bacteriana não fatal em crianças de > 2,5 anos?**
  – *Haemophilus influenzae, Neisseria meningitides, Streptococcus pneumoniae.*

○ **Qual é a incidência de perda auditiva pós-meningite?**
  – É de 10 a 20%.

○ **Que microrganismo mais comumente causa perda auditiva pós-meningite?**
   – *Streptococcus pneumoniae*.

○ **Qual é o tipo de perda auditiva típico após meningite?**
   – Bilateral, grave a profunda e permanente.

○ **Com que idade as crianças devem ser capazes de dizer sentenças com múltiplas palavras?**
   – Aos 36 meses.

○ **Com que idade as crianças devem ser capazes de responder a seus nomes e a entender palavras simples?**
   – Com 6 a 10 meses.

○ **Quais são os únicos testes antígeno-específicos para sífilis?**
   – FTA-ABS (antígenos treponêmicos) e MHA-TP (micro-hemaglutinação e *Treponema pallidum*).

○ **Qual é a manifestação da sífilis congênita está associada geralmente à PASN?**
   – Ceratite intersticial.

○ **Quais são os 3 achados clássicos da síndrome de rubéola congênita?**
   – PASN, cataratas, malformações cardíacas.

○ **O que aparece tipicamente em um audiograma de uma criança com PASN secundária a rubéola?**
   – Padrão em *cookie-bite* (biscoito mordido).

○ **Qual é a malformação óssea temporal clássica da rubéola?**
   – Malformação de Scheibe.

○ **Qual é a incidência de perda auditiva após infecção de caxumba?**
   – É de 0,5%.

○ **Como se apresenta geralmente a perda auditiva causada por caxumba?**
   – A perda auditiva se desenvolve quando a parotidite se resolve.

○ **De todos os vírus associados à perda auditiva, qual é o mais provavelmente associado à perda auditiva unilateral?**
   – Caxumba.

○ **V/F: A PASN associada à caxumba geralmente causa disfunção vestibular.**
   – Falso.

○ **Quais são os achados de exame físico clássicos do sarampo?**
– Erupção cutânea, conjuntivite e manchas de Koplik.

○ **Qual é o diagnóstico provável para o paciente que se apresenta com vesículas no pavilhão auricular, canal auditivo externo (CAE), paresia do nervo facial e PASN?**
– Síndrome de Ramsey-Hunt.

○ **Quantas palavras uma criança de 24 a 36 meses deve ser capaz de dizer?**
– Ela é capaz de dizer 50.

○ **Se o pai e um irmão são surdos, qual é o risco de perda auditiva em descendentes subseqüentes?**
– Risco de 40%.

○ **Qual é a porcentagem de bebês com perda auditiva congênita significativa que não terão fatores de risco?**
– É de 50%.

○ **Qual é a porcentagem de vezes em que o exame físico diligente de perda auditiva com técnicas de "estado de arte" é inconclusivo?**
– De 30 a 40%.

○ **Em um exame físico para perda auditiva congênita, que teste tem maior predição diagnóstica?**
– Imagem de TC.

○ **Qual é a porcentagem de pacientes com zumbido unilateral que têm patologia retrococlear?**
– É de 11%.

○ **Qual é a porcentagem de pacientes com PASN que têm neuroma acústico?**
– De 1 a 2%.

○ **Qual é a menor lesão que a imagem por ressonância magnética (RM) pode detectar com gadolínio?**
– É de 2 mm.

○ **Qual é a menor lesão que uma RM-eco *fast-spin* pode detectar?**
– De 4 a 5 mm.

○ **O que é mais barato – RM com gadolínio ou RM-eco *fast-spin*?**
– RM-eco *fast-spin*.

○ **Qual é a desvantagem primária de RM-eco *fast-spin*?**
– É improvável de detectar outras etiologias retrococleares da PASN.

○ **Qual é a sensibilidade do teste de potenciais evocados auditivos de tronco encefálico (PEATE-BERA) *stacked-derived band* na detecção de schwannoma do VIII par?**
– É de 100%.

○ **Qual é o tipo de perda auditiva mais comum decorrente de neuroma acústico?**
– PASN unilateral de alta freqüência.

○ **Qual é a pontuação típica de discriminação de palavras em um paciente com neuroma acústico?**
– De 0 a 30% em > 50% de pacientes com neuroma acústico.

○ **Qual é a definição de PASN súbita?**
– Perda auditiva de > 20 dB durante pelo menos 3 freqüências contíguas que ocorrem em 3 dias.

○ **Em que porcentagem desses casos pode-se determinar uma causa definida?**
– É de 10%.

○ **Em que % de casos detectar-se-á um schwannoma vestibular?**
– Até 4%.

○ **Quais são as 2 teorias comuns sobre a etiologia da perda auditiva sensorineural súbita idiopática (PASNSI)?**
– Distúrbio circulatório e reação inflamatória (geralmente viral).

○ **Quais são os achados de apoio à teoria circulatória?**
– Fisch *et al.* (1976) demonstraram que a tensão de oxigênio perilinfática era 30% menor em pacientes com PASNSI *versus* indivíduos normais. Ciuffetti *et al.* (1991) encontraram distúrbios no fluxo sanguíneo microcirculatório em 16 pacientes com PASNSI.

○ **Qual é a evidência que refuta a teoria circulatória?**
– Schuknecht *et al.* (1973) não relatam qualquer evidência histológica de comprometimento vascular do órgão de Corti nesses pacientes.

○ **Quais são os achados de apoio à teoria inflamatória?**
– Até 1/3 dos pacientes relata sintomas de infecção respiratória superior (IVA) que precedem PASN (Mattox, 1977; Jaffe, 1973); os pacientes demonstraram soroconversão para vários vírus (Wilson *et al.*, 1983); evidência histológica compatível com infecção viral (Schuknecht *et al.*, 1973).

○ **Qual é o padrão atual de cuidados para exame físico e tratamento de PASNSI?**
– Exame otológico, audiograma e patologia retrococlear descartada... tratamento com esteróides, +/– antivirais, +/– diuréticos.

○ **Quais são os estudos laboratoriais úteis no exame físico?**
- Perfil de coagulação (hemograma completo, tempo de protrombina [TP], tempo de tromboplastina parcial [TPP]), estudos virais, velocidade de hemossedimentação [VHS]).

○ **Qual é o prognóstico de PASNSI?**
- Recuperação total para níveis funcionais de audição em 65 a 69%; sem evidência conclusiva de que o resultado melhorará com tratamento médico.

○ **Qual é a recuperação espontânea mais provável da audição?**
- Se o paciente não tiver sintomas vestibulares e sofrer perda auditiva parcial apenas, particularmente de baixa freqüência (melhor prognóstico se o ápice da cóclea estiver afetado).

○ **Quais são os tratamentos utilizados para tentar otimizar o fluxo sanguíneo coclear?**
- Vasodilatadores (histamina, papaverina, verapamil, dióxido de carbono) e afinadores do sangue (terapia de desfibrinogenação, dextrana, papaverina).

○ **Qual desses vasodilatadores pode se sobrepor ao mecanismo auto-regulador intracraniano do fluxo sanguíneo?**
- Dióxido de carbono.

○ **Qual é a evidência de amparo ao uso do dióxido de carbono para PASNSI?**
- Fisch *et al.* (1983) compararam a terapia de inalação de carbogênio (95% de oxigênio e 5% de dióxido de carbono) durante 5 dias com a papaverina e dextrana de baixo peso molecular durante 5 dias e verificaram uma melhora estatisticamente significativa nos níveis auditivos com a terapia com carbogênio. Esses achados não foram replicados.

○ **Qual é a evidência de amparo ao uso de corticosteróides para PASNSI?**
- A terapia com esteróides está entre os poucos métodos de tratamentos de PASNSI que possuem estudos prospectivos de uma única modalidade, randomizados, demonstrando sua eficácia (Wilson *et al.*, 1980; Moschowitz *et al.*, 1984).

○ **Qual é a evidência de apoio ao uso de antivirais para PASNSI?**
- Não há estudos randomizados, prospectivos, demonstrando que essa terapia é efetiva.

○ **Quais são os fatores que conduzem a um melhor índice de recuperação após PASNSI?**
- Pacientes tratados com esteróides e vasodilatadores, com pior audiometria de tom puro (PTA) inicial e pontuação de discriminação da fala (PDF), idade mais jovem e maior número de tratamentos têm mais probabilidade de melhorar (Fetterman *et al.*, 1996).

○ **Quando é indicada a exploração da orelha média?**
- Se ocorrer perda em uma única orelha apenas, para descartar fístula.

○ **Em que área da orelha interna as estruturas estão imunologicamente ativas em geral são encontradas?**
– No saco endolinfático.

○ **Qual é a imunoglobulina predominante no saco endolinfático?**
– IgA.

○ **Qual é a concentração de imunoglobulinas na perilinfa em comparação com o soro?**
– 1/1.000.

○ **Qual é a imunoglobulina predominante na perilinfa?**
– IgG.

○ **Como os linfócitos que respondem à estimulação antigênica na orelha interna entram a partir da circulação sistêmica?**
– Via veia modiolar espiral.

○ **Alergia inalante e anafilaxia são que tipo de reações imunes?**
– Tipo I, mediada por IgE.

○ **Qual é o mecanismo das reações imunes de tipo II?**
– Os anticorpos direcionados contra um antígeno específico dentro dos tecidos ativam complemento.

○ **Qual é o mecanismo das reações imunes de tipo III?**
– Deposição de imunocomplexos na microcirculação.

○ **Qual é o mecanismo das reações imunes de tipo IV?**
– Hipersensibilidade retardada mediada por células T.

○ **Qual é a apresentação usual da doença auto-imune de orelha interna (DAIOI)?**
– A PASN progressiva durante semanas a meses em mulheres de meia-idade, algumas vezes com derrame seroso de orelha interna.

○ **Qual é a porcentagem de pacientes com DAIOI que apresentam perda auditiva bilateral?**
– É de 79%.

○ **Qual é a proporção de pacientes com DAIOI que não tem sintomas vestibulares?**
– É de 1/3.

○ **Qual é a porcentagem de pacientes com DAIOI que também terão doença auto-imune sistêmica.**
– É de 29%.

○ **Qual é o teste mais definitivo para DAIOI?**
  – Imunoensaio *Western blot* para antígeno 68 kDa.

○ **Acredita-se que o antígeno 68 kDa representa qual proteína?**
  – Proteína de choque térmico 70 (HSP 70, *heat shock protein* 70).

○ **Qual é a porcentagem de pacientes com doença de Ménière que terão um teste de *Western blot* anti-68 kDa positivo?**
  – De 30 a 50%.

○ **Qual é o tratamento recomendado para DAIOI?**
  – O tratamento de primeira linha consiste em prednisona em alta dose, depois metotrexato, em seguida ciclofosfamida.

○ **Quais são os efeitos colaterais em potencial da ciclofosfamida?**
  – Cistite hemorrágica, leucopenia, esterilidade e malignidades do trato urinário.

○ **Qual é o mecanismo de ação do metotrexato?**
  – Inibe a diidrofolato redutase, interferindo na síntese, reparo e replicação de DNA.

○ **Qual é a toxicidade mais comum do metotrexato?**
  – Função hepática anormal.

○ **Qual é o sinal inicial de recaída após tratamento?**
  – Zumbido intenso.

○ **Qual é a doença que consiste em vasculite necrosante de artérias de tamanhos pequeno e médio, em geral envolve mais os vasos renais e viscerais, sendo uma causa potencial de perda auditiva?**
  – Poliarterite nodosa.

○ **Que síndrome se caracteriza por sintomas vestibuloauditivos em associação à ceratite intersticial não-sifilítica, principalmente em adultos?**
  – Síndrome de Cogan.

○ **Qual é o tipo de perda auditiva mais comum em pacientes com a síndrome de Cogan?**
  – Progressiva para a surdez total.

○ **Quais são os sintomas típicos de ceratite intersticial?**
  – Fotofobia, lacrimação, dor.

○ **Qual é a síndrome que se caracteriza por sintomas vestibuloauditivos em associação com uveíte, despigmentação dos pêlos e pele periorbital, perda de cílios e meningite asséptica?**
  – Síndrome de Vogt-Koyanagi-Harada.

○ **Qual é a doença que se caracteriza por granulomas necrosantes com vasculite em um ou mais órgãos e glomerulonefrite necrosante focal?**
– Granulomatose de Wegener.

○ **Qual é a manifestação otológica mais comum da granulomatose de Wegener?**
– Otite média serosa.

○ **Qual é o teste que possui especificidade superior a 90% para o diagnóstico de granulomatose de Wegener?**
– c-ANCA.

○ **Qual é a doença que se caracteriza por úlceras aftosas recorrentes, inflamação ocular, vasculite cutânea e PASN?**
– Doença de Behçet.

○ **Qual é o tratamento para policondrite recorrente?**
– Drogas antiinflamatórias não-esteróides (DAINE), esteróides, dapsona.

○ **Qual é o anticorpo presente em 75% dos pacientes com artrite reumatóide?**
– Fator reumatóide.

○ **Qual é a porcentagem de pacientes com artrite reumatóide que têm PASN?**
– É de 44%.

○ **Por que a infecção por *aspergillus* é um fator de risco para tumores da orelha e temporais?**
– Por produzir aflatoxina B, um carcinógeno conhecido.

○ **Quais são os outros fatores de risco para o desenvolvimento de tumores da orelha e ósseos?**
– História de radiação na cabeça e pescoço, queimaduras crônicas por cromato secundárias ao uso de palitos de fósforo para limpar o canal auditivo.

○ **Qual é o local mais comum de tumores da orelha e osso temporal?**
– O canal auditivo externo (CAE).

○ **Qual é a via mais comum de disseminação de tumores da porção cartilaginosa do CAE?**
– Através das fissuras de Santorini.

○ **Qual é o tipo histológico mais comum de tumor que envolve o CAE ou a orelha média?**
– Carcinoma de célula escamosa (CACE).

○ **Onde surge a maior parte dos carcinomas de células basais do CAE?**
– Na concha.

○ **Qual é o tumor mais comum de origem glandular que envolve o CAE ou a orelha média?**
 – Carcinoma cístico adenóide.

○ **Qual é o padrão histológico de carcinoma cístico adenóide que tem melhor prognóstico?**
 – Padrão tubular.

○ **Que padrão tem o pior prognóstico?**
 – O padrão sólido.

○ **Quais são os tipos mais comuns de sarcoma do osso temporal?**
 – Rabdomiossarcoma, condrossarcoma e osteossarcoma.

○ **Quais são os locais de origem mais comuns de tumores metastáticos do osso temporal?**
 – Mama, pulmão e rim.

○ **Tumores que se metastatizam para o osso temporal por via hematógena com mais freqüência envolvem qual área do osso temporal?**
 – O ápice petroso.

○ **Tumores que se metastatizam para o osso temporal via meninges com mais freqüência atravessam que estrutura?**
 – O canal auditivo interno.

○ **Quais são as perguntas mais importantes a responder na avaliação pré-operatória de um tumor do osso temporal?**
 – A artéria carótida ou o cérebro são envolvidos?

○ **Qual é a apresentação mais comum dos tumores do CAE?**
 – Dor incessante e otorréia sorossanguinolenta.

○ **Qual é a porcentagem de pacientes com um tumor no CAE que apresentará metástases cervicais?**
 – É de 10%.

○ **Qual é a porcentagem de pacientes com tumor na orelha média que apresentarão paralisia do nervo facial?**
 – De 20 a 40%.

○ **Que achado histológico distingue colesteatoma de granuloma do colesterol?**
 – Epitélio escamoso está presente apenas em colesteatomas.

○ **Qual é a abordagem cirúrgica usada para tumores pequenos e localizados do canal auditivo cartilaginoso que não invadiram as estruturas profundas?**
 – A ressecção em luva.

○ **Qual é a abordagem cirúrgica usada para tumores que envolvem tanto o canal auditivo cartilaginoso quanto o ósseo sem extensão para a orelha média?**
  – A ressecção óssea temporal local.

○ **Quais são os procedimentos geralmente realizados em conjunto com ressecção lateral do osso temporal?**
  – Dissecção do pescoço, paratidectomia e, ocasionalmente, mandibulectomia parcial.

○ **O nervo facial é sacrificado durante ressecção lateral do osso temporal?**
  – Somente se estiver envolvido pelo tumor.

○ **Qual é a abordagem cirúrgica usada para tumores que envolvem a orelha média e que parecem confinados ao osso temporal?**
  – A ressecção subtotal do osso temporal.

○ **Quais são as estruturas ressecadas na ressecção de osso temporal subtotal?**
  – CAE, orelha média, osso petroso, articulação temporomandibular (ATM), glândula parótida com nervo facial.

○ **Quais são os outros procedimentos realizados rotineiramente com a ressecção subtotal de osso temporal?**
  – Dissecção do pescoço, craniotomia temporal para descartar extensão transdural.

○ **V/F: Após ressecção subtotal do osso temporal, todos os pacientes terão paralisia do nervo facial e uma orelha não-funcional.**
  – Verdadeiro.

○ **Qual é a operação realizada para tumores que envolvem a face medial do osso temporal na região do ápice petroso?**
  – A ressecção total de osso temporal.

○ **Qual é a sobrevida em 5 anos para CACE confinado ao CAE lateral?**
  – É de 65%.

○ **Qual é a sobrevida em 5 anos para CACE que se estende além do CAE lateral?**
  – De 15 a 20%.

○ **Qual é o padrão celular característico dos neuromas acústicos?**
  – De Antoni A (distribuição compacta) e Antoni B (distribuição esparsa).

○ **Em que padrão são encontrados os corpúsculos de Verocay?**
  – Em padrão de Antoni A.

○ **V/F: Tumores com alta porcentagem de células de Antoni A em relação às células de Antoni B têm melhor resultado prognóstico.**
  – Falso; o resultado é independente das proporções das células.

○ **Qual é a porcentagem de tumores do ângulo cerebelopontino (ACP) que são neuromas acústicos?**
  – É de 78%.

○ **Qual é o diagnóstico diferencial de um tumor de ACP?**
  – Schawannoma, meningioma, epidermóide, lipoma, cisto aracnóide, granuloma de colesterol.

○ **Qual é a porcentagem de pacientes com neuroma acústico que são assintomáticos à apresentação?**
  – É de 2,4%.

○ **Um homem de 18 anos com perda auditiva unilateral tem lesão crescente no ACP e um meningioma na região occipital. Ele não tem lesões cutâneas ou nódulos subcutâneos. Qual é provavelmente a sua doença?**
  – Neurofibromatose tipo 2.

○ **Quais são as 3 abordagens cirúrgicas de ressecção de um neuroma acústico?**
  – Translabiríntico, fossa média e retossigmóide.

○ **Qual é a melhor abordagem para pacientes com tumores > 2,5 cm e com boa audição?**
  – Retossigmóide.

○ **Qual é a abordagem melhor para pacientes com tumores < 2,5 cm e com boa audição?**
  – De fossa média.

○ **Qual é a abordagem que oferece a melhor exposição?**
  – Translabiríntica.

○ **Qual é a abordagem que resulta em melhor resultado de nervo facial?**
  – Translabiríntica.

○ **Qual é a desvantagem primária da abordagem translabiríntica?**
  – Destrói permanentemente a audição.

○ **Qual é a melhor abordagem de paciente cirúrgico de alto risco independentemente do tamanho do tumor?**
  – Translabiríntica.

○ **O que torna a cirurgia de base de crânio mais difícil em pacientes idosos?**
  – A dura é mais frágil e propensa a lacerações.

○ **Quais são as complicações mais comuns da ressecção de neuroma acústico?**
  – PASN, paralisia do VII, fístula liquórica (10 a 35%), meningite (1 a 10%), hemorragia intracraniana (0,5 a 2%).

○ **Qual é o fator mais relacionado a resultado auditivo após cirurgia?**
– Tamanho do tumor; é significativamente mais provável que haja preservação de audição se for < 1,5 cm.

○ **Após ressecção de neuroma acústico, que problema os pacientes percebem como o mais incômodo?**
– Perda de audição.

○ **Qual é o nervo envolvido na lacrimação paroxística?**
– O nervo intermediário.

○ **Dos distúrbios de lacrimação, paladar e salivação, qual é o primeiro a retornar após lesão do nervo intermediário?**
– Paladar.

○ **Qual é a porcentagem de fraturas cranianas que envolvem o osso temporal?**
– É de 18%.

○ **Quais são os 3 tipos de fraturas de osso temporal?**
– Longitudinal, transversal e mista.

○ **Qual desses tipos é o mais comum?**
– O longitudinal (80 a 90%).

○ **Qual desses tipos está associado à perda auditiva condutiva (PAC)?**
– O longitudinal.

○ **Qual é o mecanismo mais comum de PAC em fraturas longitudinais?**
– Deslocamento articular incudoestapedial.

○ **Qual dessas fraturas mais provavelmente resultará em paralisia do nervo facial?**
– A transversal.

○ **Qual dessas fraturas é responsável pela maioria das lesões de nervo facial?**
– A longitudinal.

○ **Qual dessas fraturas tem mais probabilidade de ocorrer por golpe occipital?**
– A transversal.

○ **Onde são encontradas laceração e ruptura óssea no CAE após fratura longitudinal de osso temporal?**
– Ao longo da linha de sutura timpanoescamosa (posterior e superior).

○ **Onde ocorre o percurso típico da linha de fratura em relação à cápsula ótica?**
– Anterior à cápsula ótica.

- **Qual é a porcentagem de pacientes com fraturas do osso temporal longitudinal que têm paralisia do nervo facial?**
  – De 20 a 25%.

- **Qual é a parte do nervo facial envolvida com mais freqüência?**
  – A área perigeniculada.

- **Quais são as etiologias mais comuns de disfunção do nervo após fratura longitudinal de osso temporal?**
  – Edema e hemorragia intraneural.

- **Qual é a etiologia mais comum de tontura após fratura longitudinal de osso temporal?**
  – Vertigem posicional paroxística benigna (VPPB).

- **Qual é a porcentagem de pacientes com lesão do nervo facial após fratura transversal do osso temporal?**
  – De 40 a 50%.

- **Qual é o percurso típico da linha de fratura nas fraturas transversais de osso temporal?**
  – Forame magno através do ápice petroso, através do canal auditivo interno (CAI) e cápsula ótica, para o forame espinhoso ou lácero.

- **Quando deve ser realizada a exploração da orelha média e a reconstrução ossicular após fratura de osso temporal?**
  – Pelo menos 3 meses após a lesão.

- **O que é mioesferulose do osso temporal?**
  – Uma reação não habitual de corpo estranho em tecidos expostos a produtos à base de petrolato.

- **Qual é o fator preditivo mais forte de má recuperação de função do nervo facial após trauma do osso temporal?**
  – O início imediato de paralisia facial em paciente com lesão cefálica fechada.

- **Em que situação é indicada a exploração cirúrgica após fratura do osso temporal?**
  – No caso de fraturas deslocadas maciçamente com comprometimento da artéria carótida ou do VII; ou no caso de paralisia do VII nervo com degeneração > 90% documentada em ENoG dentro de 14 dias da lesão.

- **Qual é a abordagem usada com mais freqüência para fraturas longitudinais?**
  – Transmastóidea/fossa média combinada.

- **Quais são as lesões mais comuns encontradas na exploração cirúrgica?**
  – Hematoma e contusão com espículas ósseas que impactam a bainha do nervo.

○ **Qual é o método mais preciso para se determinar se a otorréia é do FCE?**
  – Ensaio de β_2-transferrina.

○ **Qual é o tipo mais comum de fratura do osso temporal em crianças?**
  – Fraturas com orientação oblíqua.

○ **Quando é indicada a exploração cirúrgica em caso de paralisia do nervo facial após lesões por projéteis?**
  – Quando é documentada degeneração > 90% à ENoG em 14 dias após a lesão.

○ **Qual é a melhor abordagem para exploração de nervo facial em paciente com fratura óssea distal ao gânglio geniculado com audição preservada?**
  – Abordagem de fossa/transmastóidea média combinada.

○ **O que está associado a menor risco de lesões intracranianas e vasculares após ferimentos por projéteis no osso temporal?**
  – A trajetória do projétil lateral à cavidade da orelha média.

○ **Quais são as lesões mais comuns associadas aos ferimentos por projétil no osso temporal?**
  – Lesão intracraniana (53%).

○ **Qual é a substância exclusiva do FCE, perilinfa e humor vítreo?**
  – β_2-transferrina.

○ **Quais são os 2 tipos de fístulas liquóricas não-traumáticos?**
  – Pressões alta e normal.

○ **Quais são os casos mais comuns de fístulas liquóricas?**
  – Trauma não cirúrgico.

○ **Qual é a porcentagem de extravasamento de FCE decorrente de causas não-traumáticas?**
  – De 3 a 4%.

○ **Qual é a porcentagem de fraturas cranianas basilares que resultam em fístulas liquóricas?**
  – É de 10 a 30%.

○ **Qual é a porcentagem de pacientes com fístulas liquóricas secundário a trauma não-cirúrgico que desenvolverão meningite?**
  – É de 10 a 25%.

○ **Qual é o local mais comum de fístula liquórica da orelha interna para a orelha média em crianças?**
  – A janela oval (especialmente em pacientes com displasia de Mondini).

- **Quais são as características de FCE em presença de meningite?**
  - Proteína, leucócitos e pressão elevados; diminuição da glicose.

- **Qual é a taxa de mortalidade de pacientes que desenvolvem meningite com fístula liquórica traumática de FCE?**
  - É de 10%.

- **Qual é a porcentagem de fístulas liquóricas cranionasais?**
  - É de 80%.

- **V/F: As fístulas liquóricas cranioaurais têm mais probabilidade de se encerrar espontaneamente do que as cranionasais.**
  - Verdadeiro.

- **Quais são os sinais de exame físico sugestivos de fístula liquórica?**
  - Sinal de halo e sinal de reservatório.

- **O que é sinal de reservatório?**
  - A precipitação de rinorréia clara que ocorre subitamente em posição ereta.

- **Quais são os testes laboratoriais que podem ser usados para diagnosticar fístula liquórica?**
  - Mensuração de glicose (secreções nasais são livres de glicose), β_2-transferrina.

- **Que outros testes podem ser usados para diagnosticar fístula liquórica?**
  - Cisternografia radionuclídica, cisternografia com TC, fluoresceína intratecal.

- **Qual é o tratamento médico da fístula liquórica?**
  - Elevação da parte superior do leito, antitussígenos, laxativos, anti-hipertensivos, analgésicos, repouso no leito, drenagem lombar.

- **Qual é a complicação séria da drenagem lombar?**
  - Pneumocéfalo de tensão.

- **Quais são os 2 tipos de defeitos congênitos que conduzem à otorréia espontânea de FCE?**
  - O trajeto ósseo pré-formado ao redor do labirinto ósseo geralmente associado à meningocele e granulações aracnóideas aberrantes localizadas na área pneumatizada do crânio.

- **Qual desses tipos está associado à meningite?**
  - O trajeto ósseo pré-formado ao redor do labirinto ósseo.

- **Como geralmente se apresenta o defeito causado por granulações da aracnóide?**
  - Apresenta-se após os 50 anos de idade, como uma otite serosa unilateral que, a princípio, é recorrente e em seguida persistente.

○ **Por que a otorréia espontânea de FCE se apresenta tardiamente quando causada por granulações da aracnóide?**
  – A granulação da aracnóide se torna maior com o tempo; a pulsação normal de pressão de FCE pode causar erosão óssea.

○ **Quais são as 2 principais categorias de zumbido?**
  – Não pulsátil e pulsátil.

○ **O que é mais comum?**
  – Não pulsátil.

○ **V/F: O *pitch* do zumbido geralmente corresponde à freqüência da perda auditiva.**
  – Verdadeiro.

○ **Qual é a causa mais comum de perda auditiva e zumbido associado?**
  – Exposição ao ruído.

○ **Quais são as indicações para RM em paciente com zumbido?**
  – Zumbido unilateral inexplicável com ou sem perda auditiva; perda auditiva bilateral simétrica ou assimétrica suspeita de etiologia retrococlear (má discriminação, ausência de reflexos acústicos, *decay* de reflexo acústico, BERA anormal).

○ **Quais são os testes auditivos realizados em análise de zumbido?**
  – *Pitch matching, loudness matching*, nível mínimo de mascaramento (NMM) e inibição residual.

○ **Como se pode determinar se os mascaradores serão efetivos no tratamento do zumbido?**
  – Medindo o NMM e equiparando a altura; se o NMM for mais baixo ou equivalente ao *loudness matching*, os mascaradores provavelmente serão efetivos.

○ **O que é inibição residual?**
  – Diminuição ou ausência de zumbido após exposição a NMM acrescido de 10 dB por 1 min.

○ **Qual é a porcentagem de pacientes com zumbido severo que são tratados com êxito com dispositivos mascaradores?**
  – É de 58 a 64%.

○ **Que tipo de dispositivo de mascaramento é recomendado para pacientes com perda auditiva?**
  – Prótese auditiva retro-auricular.

○ **Por que as próteses auditivas intracanais não são recomendadas para pacientes com zumbido?**
  – Podem produzir efeito excessivo de oclusão e amplificação das freqüências mais baixas, resultando em exacerbação do zumbido.

○ **Quais são os aparelhos usados nas técnicas de habituação para o tratamento do zumbido?**
  – Mascaradores da Viennatone.

○ **Qual é a técnica de habituação para o tratamento do zumbido?**
  – Os geradores de ruído binaurais de faixa larga são usados por pelo menos 6 h todos os dias no mínimo por 12 meses; em um estudo de Mattox *et al.*, o zumbido melhorou significativamente em 84%.

○ **V/F: O implante coclear demonstrou aliviar o zumbido em grande porcentagem de indivíduos profundamente surdos.**
  – Verdadeiro.

○ **Os antidepressivos tricíclicos são mais provavelmente benéficos a pacientes com zumbido com que outro problema?**
  – Insônia.

○ **V/F: A maioria dos pacientes com zumbido pulsátil não têm causa de base tratável.**
  – Falso.

○ **Qual é a causa mais comum do zumbido pulsátil em pacientes com mais de 50 anos?**
  – Doença aterosclerótica da artéria carótida.

○ **Qual é a causa mais comum de zumbido pulsátil venoso?**
  – Síndrome hipertensiva intracraniana idiopática (pseudotumor cerebral, hipertensão intracraniana benigna).

○ **Qual é a causa mais comum do zumbido pulsátil em pacientes jovens do sexo feminino?**
  – Síndrome hipertensiva intracraniana idiopática (HII).

○ **V/F: Ausência de papiledema exclui a síndrome HII.**
  – Falso.

○ **Como é feito o diagnóstico de síndrome HII?**
  – Por exclusão de lesões produtoras de hipertensão intracraniana, punção lombar com pressão FCE de mais de 200 mmH$_2$O e constituintes normais de FCE.

○ **Qual é a proporção desses pacientes com BERA anormal?**
  – Um terço.

○ **Em pacientes com HII qual o *pitch* usual do zumbido?**
  – Baixa freqüência.

○ **Quais são as 5 etiologias venosas do zumbido pulsátil?**
  – Anormalidades de bulbo jugular; hidrocefalia associada à estenose do aqueduto Silviano; aumento da pressão intracraniana associado à síndrome de Arnold-Chiari; veias emissária mastóidea e condilar anormais; zumbido idiopático ou essencial.

○ **Quais são as manobras que, no exame físico, diminuirão ou eliminarão completamente o zumbido pulsátil da origem venosa?**
– Pressão digital leve sobre a veia jugular interna ipsolateral e virar a cabeça na direção ipsolateral.

○ **Qual é o teste de escolha inicial para pacientes com zumbido pulsátil e otoscopia normal?**
– Ultra-sonografia dúplex da carótida e ecocardiograma em pacientes com dissecção arterial da circulação anterior (ACAD, *anterior circulation arterial dissection*); ou então RM/arteriografia/venografia (MRA, *magnetic resonance angiography*)/MRV, *magnetic resonance venography*).

○ **Qual é o teste inicial para pacientes com zumbido pulsátil e massa retrotimpânica?**
– Imagem TC dos ossos temporais.

○ **Qual é o tratamento para HII?**
– Redução de peso e acetazolamida (250 mg 3 vezes ao dia) ou furosemida (20 mg 2 vezes ao dia); desvio lombar-peritoneal para pacientes com deterioração visual, cefaléias persistentes ou tinido incapacitante.

Vertigem e Tontura

○ **Nome da etiologia mais provável da vertigem:**

Vertigem posicional, que dura segundos, associada a nistagmo rotatório:
– Vertigem postural paroxística benigna (VPPB).

Vertigem episódica, não progressiva que dura horas a dias; sem perda auditiva:
– Neurite vestibular.

Vertigem episódica, aguda, que dura no mínimo 20 min, PASN de baixa freqüência:
– Doença de Ménière.

Tontura constante, progressiva, nistagmo de Brun, PASN:
– Tumores do ângulo cerebelopontino (ACP).

Tontura transitória, ortostática com nistagmo vertical:
– Insuficiência vertebrobasilar (IVB).

Tontura constante, PASN de alta freqüência, oscilopsia, nistagmo com agitação da cabeça:
– Ototoxicidade.

○ **Que parte do labirinto vestibular detecta a aceleração angular?**
– Os canais semicirculares.

○ **O que o utrículo e o sáculo detectam?**
– A aceleração linear.

○ **Onde se localiza a cúpula?**
– Nos canais semicirculares.

○ **O equilíbrio é determinado por 3 sistemas. Quais são?**
– Sistemas vestibular, vestibuloocular (visual) e vestibuloespinal (proprioceptivo).

○ **Quais são os distúrbios associados ao nistagmo vertical para baixo?**
– Síndrome de Arnold-Chiari, degeneração cerebelar, esclerose múltipla, infarto do tronco cerebral, intoxicação por lítio, deficiências de magnésio e tiamina.

○ **Quais são os distúrbios associados ao nistagmo vertical para cima?**
– Tumores do tronco cerebral, anormalidades congênitas, esclerose múltipla, hemangiomas, lesões vasculares, encefalite e abscesso do tronco cerebral.

○ **Quais são os distúrbios associados ao nistagmo de fixação bidirecional?**
  – Barbitúricos, fenitoína e intoxicação alcoólica.

○ **Quais são os achados clínicos diagnósticos de distúrbios vestibulares centrais?**
  – Movimentos oculares desconjugados, desvio lateral, paralisia do olhar vertical, fenômeno de Bell invertido, nistagmo "em gangorra", nistagmo bidirecional, nistagmo alternante periódico e nistagmo que é maior com os olhos abertos e fixos em um alvo visual do que na escuridão.

○ **Qual é o achado clínico patognomônico de lesão na junção craniocervical?**
  – O nistagmo vertical para baixo com os olhos abertos, na posição primária que aumenta com o olhar lateral ou extensão da cabeça.

○ **Qual é o tratamento para a otossífilis?**
  – Penicilina benzatina, 2,4 milhões de U IM, por semana, durante pelo menos 3 semanas (até 1 ano) ou penicilina G, 10 milhões de U, IV 4 vezes ao dia, durante 10 dias, seguida de penicilina benzatina, 2,4 milhões de U IM, por semana, durante 2 semanas mais prednisona 40 a 60 mg 4 vezes ao dia, durante 2 a 4 semanas seguidas de diminuição progressiva.

○ **Qual é o problema primário da terapia com penicilina IM para a otossífilis?**
  – Não consegue atingir os níveis treponemicidas no fluido cerebroespinal (FCE).

○ **Que medicações estendem a meia-vida no FCE e facilita a penetração da penicilina?**
  – Probenecida.

○ **O que é a reação de Jarisch-Herxheimer?**
  – Febre e sintomas semelhantes aos da gripe em 4 h do início do tratamento para sífilis secundária.

○ **Qual é a porcentagem de pacientes com vertigem secundária a otossífilis que melhoram com terapia com penicilina e esteróides?**
  – É de 58 a 86%.

○ **Qual é a porcentagem de pacientes com perda auditiva secundária a otossífilis que melhoram com terapia com penicilina e esteróides?**
  – É de 31%.

○ **Quais são as manifestações mais comuns de IVB?**
  – Ataques abruptos, transitórios de vertigem associados a respostas calóricas bilateralmente reduzidas.

○ **Qual é o tratamento para vertigem secundária a IVB?**
  – Aspirina ou Ticlid (ticlopidina).

○ **Por que Ticlid só se justifica em pacientes incapazes de tolerar a aspirina?**
   – Pelo risco de neutropenia potencialmente fatal.

○ **Qual é a porcentagem de pacientes com enxaqueca clássica que experimentam vertigem?**
   – De 30 a 40%.

○ **Quais são os agentes de uso mais amplo para o tratamento de enxaqueca aguda?**
   – Tartarato de ergotamina e sumatriptano.

○ **Quais são os agentes de uso mais amplo para profilaxia de enxaqueca?**
   – Betabloqueadores e antagonistas de cálcio.

○ **Qual é a síndrome que se caracteriza por episódios recorrentes de vertigem e ataxia em vários membros de uma família?**
   – Síndrome da ataxia familiar.

○ **Qual é o tratamento para essa síndrome?**
   – Acetazolamida.

○ **Quais são os pacientes com menos probabilidade de se beneficiar com programas de reabilitação vestibular?**
   – Os pacientes com lesões vestibulares instáveis, como é o caso da doença de Ménière; pacientes em que nenhuma manobra provocativa ou anormalidades de controle postural são encontradas ao exame.

○ **O que mede especificamente a posturografia de plataforma dinâmica computadorizada?**
   – A estabilidade postural e o equilíbrio.

○ **Quais são as características clínicas de vertigem posicional paroxística benigna (VPPB)?**
   – Ataques de 10 a 20 segundos de vertigem rotacional, precipitada por movimentos da cabeça, com resolução espontânea após várias semanas a meses em 80 a 90%.

○ **Quais são os achados de exame físico em pacientes com VPPB?**
   – Com a manobra de Dix-Hallpike o nistagmo rotatório na direção da orelha mais baixa acompanhado de vertigem, tanto com um período latente de 5 a 30 segundos quanto uma duração < 30 segundos.

○ **Quais são as características distintivas de VPPB de vertigem decorrente de doença do sistema nervoso central (SNC)?**
   – Doença do SNC: sem período de latência, a direção do nistagmo varia, o nistagmo e a vertigem são não-fatigáveis.

○ **Quais são as 2 principais teorias da fisiopatologia de VPPB?**
   – Teoria da cupulolitíase: os depósitos gravitam, fixam-se a e estimulam a cúpula.
   – Teoria da canalolitíase: os depósitos flutuam livremente dentro dos canais semicirculares (CSC) sob a influência da gravidade.

○ **Qual é a porcentagem de casos que ocorrem no CSC posterior? E no CSC horizontal?**
  – Posterior 80 a 95%; horizontal 5 a 20%.

○ **Qual é a teoria atualmente mais favorecida?**
  – Canalolitíase.

○ **Como essa teoria considera a latência do início do nistagmo?**
  – O retardo é devido à aderência de depósitos à parede membranosa do labirinto.

○ **Supostamente, em que consistem os depósitos?**
  – Em cristais de carbonato de cálcio, possivelmente resultante de microfraturas do osso temporal próximo da nicho da janela redonda (também próximo da ampola do CSC posterior).

○ **Que manobra terapêutica baseia-se na teoria da cupulolitíase?**
  – A de Semont.

○ **Que manobra terapêutica baseia-se na teoria da canalolitíase?**
  – A de Epley.

○ **Qual é a taxa de sucesso da manobra de Epley após uma manipulação?**
  – De 50 a 77%.

○ **Qual é a taxa de sucesso após 2 manipulações?**
  – De 95 a 97%.

○ **Qual é a taxa de recorrência?**
  – De 30 a 50% eventualmente têm uma recorrência; de 10 a 20% em 1 a 2 semanas da manobra.

○ **Quais são as indicações para o tratamento cirúrgico da VPPB?**
  – Sintomas incapacitantes > 1 ano, confirmação de VPPB com Dix-Hallpike em pelo menos 3 consultas, fracasso do tratamento conservador, RNM normal de crânio.

○ **Quais são as opções cirúrgicas para tratamento de VPPB?**
  – Neurectomia singular, ablação de CSC posterior.

○ **Qual é a taxa de sucesso da neurectomia singular?**
  – De 79 a 94%.

○ **Quais são as desvantagens da neurectomia singular?**
  – Tecnicamente difícil, risco de 10% de PASN e o nervo pode estar inacessível sob o giro basal da cóclea em um pequeno número de pacientes.

○ **Por que a ablação de CSC posterior muitas vezes é o tratamento de escolha?**
  – Relativamente mais fácil, risco menor para a audição, excelentes resultados a longo prazo (aproximam-se de 100%).

○ **Segundo a *American Academy of Otolaryngology – Head and Neck Surgery* (AAO-HNS) quais são os critérios para uma doença de Ménière "definitiva"?**
  1. Dois ou mais episódios de vertigem rotacional espontânea com duração de 20 min ou mais.
  2. Perda auditiva documentada por audiometria em pelo menos uma ocasião.
  3. Tinido ou sensação de pressão aural na orelha afetada.
  4. Exclusão de outras causas.

○ **Quais são os critérios para "certeza" doença de Ménière?**
  – Os critérios anteriores mais a confirmação histopatológica.

○ **Quais são os critérios para uma "provável" doença de Ménière?**
  – Somente um episódio de vertigem mais outros critérios para a doença "definitiva".

○ **Quais são os critérios para uma "possível" doença de Ménière?**
  – As variantes coclear ou vestibular da doença de Ménière para as quais foram excluídas outras causas.

○ **Um paciente com doença de Ménière está apto a trabalhar, dirigir e viajar, mas deve envidar grande esforço para tanto e "mal consegue fazer isso". Qual é o seu nível funcional?**
  – É 4 (dentre 6).

○ **Um paciente com doença de Ménière ficou incapacitado por > 1 ano e está incapacitado. Qual é o seu nível funcional?**
  – O nível é 6.

○ **Qual é a porcentagem de pacientes com doença de Ménière bilateral?**
  – Após 2 anos, 15% dos pacientes; após 10 anos, 25 a 35% e após 20 anos, 40 a 60%.

○ **Qual é o teste objetivo mais consistentemente confiável para hidropisia?**
  – Eletrococleografia transtimpânica (ECochG).

○ **Quais são as 3 variáveis que esse teste mensura?**
  – Potencial de ação (AP), potencial de somação (SP) e microfonismo coclear (MC).

○ **O que acontece com o SP quando a membrana basilar está deslocada em direção do canal coclear?**
  – Diminui ou reverte a polaridade.

○ **O que acontece com o SP quando a pressão aumenta dentro do canal coclear?**
  – Aumenta (a membrana basilar é deslocada em direção à rampa timpânica).

○ **Qual é o primeiro indicador de hidropisia na ECochG?**
  – Relação SP/AP > 30%.

○ **O que acontece com o SP em presença de hidropisia?**
   – Trinta e seis por cento dos pacientes terão um SP normal; 32% terão um SP negativo moderadamente aumentado; 27% terão um SP negativo muito aumentado; 5% não terão um SP ou um potencial de ação.

○ **O que acontece à microfonia coclear (MC) em presença de hidropisia?**
   – Diminui; podendo ocorrer *after-ringing*.

○ **De que maneira a ECochG pode ser útil antes da cirurgia destrutiva para a doença de Ménière?**
   – Em pacientes com doença unilateral, as anormalidades na orelha assintomática (SP/AP > 35%, MC distorcida com *after-ringing*) são preditivas de desenvolvimento de hidropisia naquela orelha.

○ **Qual é o significado prognóstico de um SP/AP normal antes da cirurgia?**
   – Os resultados são significativamente melhores.

○ **Qual é o teste de glicerol para a doença de Ménière?**
   – O glicerol administrado por via oral aumenta a osmolalidade sérica, causando um desvio de água e eletrólitos da perilinfa e FCE para o soro, bem como aumento do fluxo sanguíneo coclear. Na maioria dos pacientes com doença de Ménière, isso resultará em melhora da audição.

○ **Qual é o significado de um teste positivo?**
   – Indica hidropisia, que pode ser causada por doença de Ménière, sífilis tardia, doença de Cogan, otosclerose ou neuroma acústico.

○ **Qual é o fundamento principal do tratamento da doença de Ménière?**
   – Diuréticos e restrição de sal dietético.

○ **Quais são os efeitos metabólicos da terapia diurética tiazídica prolongada?**
   – A alcalose metabólica com hipocalemia e hipocloremia, hiperglicemia.

○ **Qual é a porcentagem de pacientes com doença de Ménière que não reagem adequadamente à restrição de sal e aos diuréticos?**
   – É de 10%.

○ **Em termos de nível funcional, quais pacientes com doença de Ménière são candidatos à labirintectomia química ou cirúrgica?**
   – Os pacientes com níveis funcionais de 4, 5, ou 6.

○ **O que é mais difícil e mais comum no tratamento do problema depois de uma cirurgia vestibular destrutiva?**
   – O desequilíbrio persistente (20%).

○ **Após tratamentos com aminoglicosídeos, quando ocorre o início usual do desequilíbrio?**
   – Quatro dias após o tratamento.

○ **Qual é o fator mais importante no efeito ototóxico dos aminoglicosídeos?**
   – A dose cumulativa total.

○ **De que maneira os aminoglicosídeos exercem seus efeitos ototóxicos sobre as células ciliares da orelha interna?**
   – Ligam-se à membrana plasmática e deslocam cálcio e magnésio; depois de transportados para dentro da célula, ligam-se ao fosfatidilinositol, causando ruptura da membrana plasmática e inibição do inositol trifosfato, resultando em morte celular.

○ **Quais são os aminoglicosídeos primariamente vestibulotóxicos?**
   – Gentamicina e estreptomicina.

○ **Quais são os aminoglicosídeos primariamente ototóxicos?**
   – Amicacina, diidroestreptomicina, canamicina e estreptomicina em altas doses.

○ **Que região da orelha interna é mais suscetível à perda permanente de células ciliares?**
   – O giro basal da cóclea.

○ **Quais são as opções cirúrgicas para o tratamento da doença de Ménière?**
   – Descompressão do saco endolinfático, labirintectomia destrutiva e secção do nervo vestibular.

○ **Qual dessas opções é o único procedimento cirúrgico considerado em uma só orelha com audição?**
   – Descompressão do saco endolinfático.

○ **Qual dessas opções é geralmente mais realizada?**
   – Descompressão do saco endolinfático.

○ **Onde se encontra o saco endolinfático?**
   – Anterior ao triângulo de Trautmann dentro da dura, medial e inferior ao canal semicircular posterior.

○ **Qual é a incidência de PASN total após cirurgia do saco endolinfático?**
   – De 1 a 2%.

○ **Qual é a porcentagem de pacientes que melhoram do zumbido e da audição após cirurgia de saco endolinfático?**
   – Cinqüenta por cento experimentam melhora do zumbido, e 30 a 40% experimentam melhora da audição.

○ **Qual é a porcentagem de pacientes que melhoram de vertigem após cirurgia do saco endolinfático?**
   – Setenta por cento experimentam alívio completo, 20% experimentam diminuição da vertigem.

○ **Quais são as 4 abordagens primárias de secção do nervo vestibular?**
  – Fossa média, retossigmóide, transcoclear e retrolabiríntica.

○ **Qual dessas abordagens está associada a maior risco de dano do VII par?**
  – Fossa média.

○ **Qual dessas opções mais provavelmente resultará em cefaléias pós-operatórias?**
  – Retossigmóide.

○ **O que aumenta a probabilidade de cefaléias após a abordagem retossigmóide?**
  – A perfuração da porção média do canal auditivo interno (CAI).

○ **De que maneira o seio sigmóide é retraído na abordagem retossigmóide da secção do nervo vestibular?**
  – Anteriormente.

○ **De que maneira o seio sigmóide é retraído na abordagem retrolabiríntica da secção do nervo vestibular?**
  – Posteriormente.

○ **Qual dessas abordagens tem maior risco de extravasamento de FCE?**
  – Retrolabiríntica.

○ **Que porção do VIII nervo é seccionada na secção do nervo vestibular?**
  – A porção lateral (nervos vestibulares superior e inferior) no CAI.

○ **Quais são os pontos de referência anatômicos para a identificação do CAI durante abordagem de fossa média da secção do nervo vestibular?**
  – O nervo petroso superficial maior, a cabeça do martelo e o canal semicircular superior.

○ **Qual é a taxa de êxito da secção do nervo vestibular?**
  – Para a abordagem de fossa média, a eliminação completa da vertigem é alcançada em > 90%; para as abordagens posteriores, a eliminação completa da vertigem é alcançada em > 80%.

○ **Quais são as contra-indicações para a secção do nervo vestibular?**
  – Orelha única, sinais de disfunção vestibular central, má saúde clínica.

○ **Quais são as 2 abordagens de labirintectomia?**
  – Transmastóidea e transcanal.

○ **Qual dessas abordagens é superior na completa eliminação da vertigem?**
  – Ambas são igualmente efetivas.

Doenças da Orelha Externa

○ **Qual é a apresentação típica de um pseudocisto endocondral auricular?**
   – Uma evaginação indolor, flutuante da superfície ântero-superior da aurícula, geralmente precedida por trauma crônico de baixo grau.

○ **Quais são os 2 tipos de crescimentos ósseos no canal auditivo externo (CAE)?**
   – Exostoses difusas e osteomas.

○ **Qual é o tipo mais comum?**
   – Exostoses.

○ **Qual é o tipo geralmente fixado à linha de sutura timpanoescamosa?**
   – Osteomas.

○ **Qual é o tipo com predileção pelo sexo masculino?**
   – Ambos.

○ **Qual é o tipo que mais provavelmente será bilateral?**
   – Exostoses.

○ **Qual é o tipo que mais provavelmente será observado em surfistas?**
   – Exostoses.

○ **Quais são as indicações para a remoção de exostoses?**
   – Menos de 1 mm de diâmetro da luz do CAE, otite externa recorrente, captura de água.

○ **Qual é o termo para um tampão de ceratina que oclui o CAE?**
   – Ceratose obliterante.

○ **Como os pacientes com ceratose obliterativa geralmente se apresentam?**
   – Com perda auditiva condutiva, otalgia severa aguda, geralmente bilateral; a otorréia é rara.

○ **Quais são os achados físicos em um paciente com ceratose obliterante?**
   – Membrana timpânica espessada, alargamento medial do CAE, hiperemia da pele do canal com tecido de granulação.

○ **Como se apresentam os pacientes com colesteatoma do CAE?**
   – Com dor difusa crônica, geralmente unilateral, com otorréia e audição normal.

○ **Quais são os achados físicos em um paciente com colesteatoma do CAE?**
  – Erosão localizada e periostite do CAE póstero-inferior associada à otorréia.

○ **Quais são os sintomas da tuba auditiva patente?**
  – Sensação de pressão aural, autofonia, timpanofonia que melhora quando a cabeça é abaixada e posta entre as pernas; o início em geral ocorre com perda de peso ou após irradiação na nasofaringe.

○ **O que é timpanofonia?**
  – Audição dos próprios sons respiratórios.

○ **Quais são os tratamentos para tuba auditiva patente?**
  – Tranqüilização, ganho de peso, SSKI (10 gotas [*glucose tolerance test*] em suco VO 3 vezes ao dia), *spray* de Premarin nasal (25 mg em 30 mL NS, 3 gotas por nariz 3 vezes ao dia), oclusão da tuba auditiva e miringotomia e inserção de tubo de ventilação.

○ **Quais são os sinais e sintomas específicos de otite externa necrosante (OEN)?**
  – Otalgia persistente por mais de 1 mês.
  – Otorréia purulenta e persistente com tecido de granulação por várias semanas.
  – *Diabetes mellitus*, outro estado imunocomprometido, ou idade avançada.
  – Envolvimento de nervos cranianos.

○ **Por que os diabéticos são mais propensos à otite externa necrosante (OEN)?**
  – O pH de seu cerúmen é mais alto e mais propenso ao crescimento bacteriano.

○ **De que maneira a infecção se dissemina do canal externo para a base craniana?**
  – Através das fissuras de Santorini.

○ **Qual é o microrganismo causador de OEN?**
  – *Pseudomonas aeruginosa*.

○ **Quais são os nervos cranianos em geral mais envolvidos em OEN?**
  – VII (75%), X (70%), XI (56%).

○ **Quais são os estudos por imagem utilizados para diagnosticar OEN?**
  – Imagem de TC com contraste, cintilografia óssea com tecnécio-99 m.

○ **Qual é o estudo usado para monitorizar a resposta à terapia?**
  – Imagem com gálio-67.

○ **Como se trata OEN?**
  – Durante 6 semanas com 2 antibióticos diferentes IV direcionados contra o microrganismo em cultura; alternativamente, ciprofloxacina e rifampicina por vários meses; oxigênio hiperbárico é recomendado para OEN avançada.

○ **Por que a ciprofloxacina é contra-indicada em crianças?**
– Foi demonstrado que causa artropatia das articulações que suportam peso em animais imaturos.

○ **Qual é a medicação que reduz a absorção de ciprofloxacina?**
– Antiácidos que contêm cálcio ou sais de magnésio.

○ **Quando a cirurgia é indicada no tratamento de OEN?**
– Quando há progressão da dor apesar da terapia médica agressiva, persistência de granulação e o desenvolvimento de envolvimento do nervo craniano.

○ **Por que é difícil de tratar infecções que envolvem o pericôndrio ou a cartilagem?**
– Porque as demandas metabólicas de cartilagem são baixas, e portanto seu suprimento sanguíneo é reduzido.

○ **Como se pode diferenciar entre policondrite recorrente que envolve a orelha e outras causas de otite externa?**
– A policondrite recorrente poupa o lóbulo.

○ **Qual é a incidência de atresia aural congênita?**
– 1:10.000 a 20.000.

○ **Qual é a porcentagem dessa incidência que é bilateral?**
– É de 33%.

○ **A que predispõe a estenose do canal auditivo externo?**
– A colesteatoma de canal.

○ **Qual é a porção da cadeia ossicular é menos provável de ser malformada em pacientes com atresia aural?**
– Plataforma do estribo.

○ **Qual é a incidência do deslocamento do nervo facial na atresia aural congênita?**
– De 25 a 30%.

○ **Com o uso de um sistema de avaliação desenvolvido por Jahrsdoefer, qual é a pontuação associada a melhor resultado após tratamento cirúrgico de atresia aural?**
– É 8 ou maior (80% de chance de se obter um limiar de recepção da fala – LRF de 15 a 25 dB).

○ **V/F: Um paciente com pontuação 5 ou menos é considerado um candidato operatório muito precário.**
– Verdadeiro.

- **Qual é o fator mais importante para se avaliar a possibilidade de cirurgia em paciente com atresia aural congênita?**
  - A presença do estribo.

- **Por que é particularmente difícil de avaliar a função auditiva em pacientes com atresia bilateral?**
  - Dilema de mascaramento.

- **Qual é o teste que deve ser utilizado para avaliar a função auditiva nesses pacientes?**
  - BERA.

- **Qual é a onda de BERA específica para a orelha?**
  - A onda I. (Obs.: a onda I atualmente é creditada à porção distal do nervo auditivo.)

- **Em paciente com atresia aural e sem evidência de PASN, quando se deve obter uma imagem de TC do osso temporal?**
  - Com 4 ou 5 anos de idade.

- **Na imagem de TC, quais são as estruturas da orelha mais bem visualizadas em cortes axiais?**
  - O corpo do martelo e da bigorna, articulação incudoestapedial e a janela redonda.

- **Na imagem de TC, quais são as estruturas da orelha mais bem visualizadas em cortes coronais?**
  - Estribo, janela oval e vestíbulo.

- **Por que a cirurgia deve ser retardada até a idade de 5 anos?**
  - Para permitir que se complete a pneumatização do osso temporal.

- **V/F: A cirurgia é contra-indicada em crianças com atresia unilateral.**
  - Falso: muitas serão operadas caso haja probabilidade de o paciente chegar a um déficit condutivo residual de 30 dB ou menos.

- **Quais são os fatores considerados contra-indicações para a correção da atresia unilateral?**
  - Má pneumatização mastóidea, deslocamento anterior da orelha média e anomalias do nervo facial.

- **Quais são as 2 abordagens básicas para o reparo de atresia aural?**
  - Abordagens transmastóidea e anterior.

- **Quais são os 2 pontos de referência anatômicos mais importantes da abordagem anterior?**
  - A dura da fossa craniana média superiormente e a articulação temporomandibular (ATM) anteriormente.

○ **Qual é a vantagem de se proceder ao estreitamento da dura da fossa média para a proteção do nervo facial?**
  – Primeiro entra-se no epitímpano da orelha média; o nervo facial se situará sempre medial às cabeças ossiculares no epitímpano.

○ **Quais são as razões para a perda auditiva condutiva persistente após reparo de atresia aural?**
  – A mobilização inadequada da massa ossicular do osso atrésico, a descontinuidade da articulação incudoestapedial ou um estribo fixo.

○ **Quais são as razões para perda auditiva condutiva recorrente após reparo de atresia aural?**
  – A refixação da cadeia ossicular ou a lateralização da membrana timpânica.

○ **Qual é a estrutura mais em risco durante a remoção de um primeiro seio do arco branquial?**
  – O nervo facial.

○ **Qual é o diagnóstico mais provável de uma fístula a 1 cm anterior ao trago, associada a abaulamento cístico no canal auditivo, em um bebê de 8 meses?**
  – Do seio do primeiro arco branquial, tipo 2.

Nervo Facial

○ **Quais são os limites do segmento timpânico do VII?**
  – Gânglio geniculado ao segundo joelho (adjacente ao processo piramidal).

○ **Quais são os limites do segmento mastóide do VII?**
  – Processo piramidal ao forame estilomastóide.

○ **Quais são os pontos de referência cirúrgicos para o segmento timpânico do VII?**
  – Processo cocleariforme, janela oval, processo piramidal, semicanal para o tensor do tímpano, sulco vertical sobre o promontório do nervo timpânico.

○ **Onde se situa o nervo facial em relação ao processo cocleariforme?**
  – Póstero-superior.

○ **Como é identificado o nervo facial utilizando-se o semicanal para o tensor do tímpano?**
  – Quando seguido posteriormente, sua borda é contínua com a margem superior da janela oval e borda inferior do VII.

○ **Como o nervo facial é identificado com o uso do nervo timpânico?**
  – O sulco para o nervo timpânico é seguido superiormente até o processo cocleariforme.

○ **Quais são os pontos de referência anatômicos para o VII em seu segmento mastóide?**
  – Canal semicircular (CSC) lateral, fossa *incudis* e crista digástrica.

○ **Qual é a relação entre o CSC e a fossa *incudis*?**
  – O ramo curto da bigorna é ínfero-lateral ao CSC; a fossa *incudis* está na ponta do ramo curto.

○ **Qual é relação entre o VII para o CSC lateral e a fossa *incudis*?**
  – É medial à fossa *incudis* e inferior ao canal lateral.

○ **Quais são os pontos de referência para o segmento timpânico do VII a partir de uma abordagem mastóide?**
  – O CSC lateral e o *cog*.

○ **O que é o *cog*?**
  – Uma crista óssea que se estende inferiormente do tegmen epitimpânico e separa parcialmente o compartimento epitimpânico anterior do mesoepitímpano.

○ **Qual é a relação entre a porção timpânica do VII e a do *cog*?**
  – O VII situa-se anterior ao *cog* no assoalho do epitímpano anterior.

○ **Onde o nervo facial é geralmente mais lesado durante cirurgia mastóide?**
   – Próximo do segundo *genu* (joelho) quando entra na cavidade mastóidea.

○ **Qual é a relação entre o segundo joelho do nervo facial para o canal semicircular lateral e o processo curto da bigorna?**
   – Inferior ao canal semicircular lateral e medial ao processo curto da bigorna.

○ **Qual é o tratamento intra-operatório da transecção do nervo facial?**
   – O reparo imediato com anastomose primária, se possível.

○ **E se a anastomose primária não for possível?**
   – Use um enxerto término-terminal, tendo por doador o nervo auricular.

○ **E em caso de ressecção somente parcial do nervo?**
   – Se permanecer mais da metade, reaproxime o nervo remanescente e realize descompressão regional. Se permanecer menos da metade, remova o segmento lesado e repare como na transecção completa.

○ **Qual é a informação prognóstica que a eletroneuronografia proporciona?**
   – Os pacientes com degeneração de 95% ou maior têm chance (50%) de recuperação desfavorável; se restar pelo menos 10% de função nos primeiros 21 dias de paralisia, a recuperação de 80 a 100% é altamente provável.

○ **Qual é o segundo teste mais preciso quando a eletroneuronografia não está disponível?**
   – O teste de estímulo máximo.

○ **Quanto tempo leva para que ocorra degeneração walleriana de 100% após a completa transecção do nervo?**
   – De 3 a 5 dias.

○ **Quanto tempo leva para que ocorra 100% de degeneração walleriana após bloqueio compressivo de condução?**
   – De 14 a 21 dias.

○ **Qual é o período de tempo em dias após a lesão em que o grau de axonotmese e neurotmese não é evidente?**
   – De 6 a 14 dias.

○ **Que teste deve ser realizado quando 100% de degeneração neural é registrada com ENoG?**
   – O registro de eletromiografia (EMG) voluntário; as fibras regeneradoras do nervo que conduzem a diferentes proporções podem resultar em superestimativa de degeneração neural à ENoG.

○ **O que deve ser feito se potenciais de unidade motora forem detectados à EMG?**
   – Nenhuma terapia adicional é indicada.

○ **Quando a avaliação por ENoG é significativa?**
- Entre o terceiro e o 21º dia após a perda completa da função voluntária.

○ **Qual é o teste eletrofisiológico mais útil 3 semanas após o início da completa paralisia facial?**
- EMG.

○ **Que tipo de padrão de EMG está associado à regeneração do nervo?**
- Potenciais de ação polifásica.

○ **Qual é o tipo de padrão de EMG que está associado à degeneração do nervo?**
- Os potenciais de fibrilação.

○ **Qual é área mais comum de lesão do nervo facial após trauma?**
- Área perigenicular.

○ **Quais são as indicações para exploração cirúrgica do nervo facial após trauma do osso temporal?**
- Diferenças de limiar entre um lado e outro na NET (*nerve excitability test*, teste de excitabilidade do nervo ou teste de Hilga) > 3,5 mA ou degeneração em ENoG > 90%.

○ **Qual é a abordagem melhor para pacientes com audição normal?**
- Abordagem supralabiríntica.

○ **Quais são os 3 tipos de lesão do nervo?**
- Neuropraxia, axonotmese e neurotmese.

○ **Qual desses tipos resulta em degeneração walleriana?**
- Axonotmese e neurotmese.

○ **Qual desses tipos possui uma velocidade maior de degeneração walleriana?**
- Neurotmese.

○ **Qual é a classificação de Sutherland para a lesão de nervo?**
- Primeiro grau: bloqueio de condução reversível.
- Segundo grau: a degeneração walleriana ocorre, mas o endoneuro permanece intacto, e a recuperação geralmente é completa.
- Terceiro grau: o endoneuro é destruído, mas o perineuro permanece intacto, e a recuperação é completa.
- Quarto grau: tudo é destruído com exceção do epineuro, e a recuperação é precária.
- Quinto grau: transecção completa do nervo; espera-se uma recuperação intratável.

○ **Qual é o preditor mais preciso de má recuperação da função do nervo facial após lesão?**
- Paralisia total de início imediato.

○ **Qual é a teoria mais comumente proposta da etiologia da paralisia de Bell?**
   – Ativação de um vírus latente dentro do gânglio geniculado que leva a pinçamento, isquemia e degeneração do segmento labiríntico do VII.

○ **Quais são os vírus mais comumente implicados na etiologia da paralisia de Bell?**
   – Vírus do herpes simples e herpes zoster.

○ **V/F: O realce do nervo facial é geralmente observado à imagem por ressonância magnética (RNM) de pacientes com paralisia de Bell sendo provável que se resolva em 2 a 4 meses.**
   – Verdadeiro.

○ **Qual é o resultado da paralisia de Bell se esta ficar sem tratamento?**
   – Recuperação completa em 71% dos pacientes; diminuição permanente da função em 16%; mau prognóstico se > 60 anos de idade e se o início da recuperação for > 3 meses após início da paralisia.

○ **Qual é a porção intratemporal mais estreita do canal falopiano?**
   – Entrada do canal falopiano na face lateral do canal auditivo interno (CAI) (fundo).

○ **V/F: Adição de aciclovir à prednisona para o tratamento da paralisia de Bell não demonstrou resultar em significativa melhora da função do nervo facial.**
   – Falso.

○ **Qual é o prognóstico de pacientes com paralisia de Bell que tiveram degeneração de 90% ou mais à ENoG dentro de 1 a 14 dias do início e se submetem à descompressão?**
   – Entre tais pacientes, 91% têm bom resultado (House I ou II) 7 meses após paralisia.

○ **Qual é o resultado desses pacientes tratados apenas com esteróides?**
   – Entre tais pacientes, 42% apresentam bom resultado.

○ **Qual é o resultado desses pacientes que se submetem à descompressão cirúrgica > 14 dias após a lesão?**
   – É semelhante ao resultado em pacientes tratados com esteróides.

○ **Qual é a incidência de paralisia facial recorrente?**
   – De 5 a 7%.

○ **Qual é o intervalo médio da primeira recorrência?**
   – É de 9,8 anos.

○ **Quais são os fatores que aumentam o risco de paralisia de Bell recorrente?**
   – *Diabetes mellitus* e história familiar.

○ **Qual é a incidência de *diabetes mellitus* em pacientes com paralisia de Bell recorrente?**
   – É de 31%.

○ **A tríade de paralisia facial recorrente, edema orofacial e língua fissurada é clássica de qual doença?**
   – Síndrome de Melkersson-Rosenthal (granulomatose orofacial).

○ **O que é língua fissurada?**
   – Língua escrotal.

○ **O que diferencia o herpes zoster ótico da síndrome de Ramsay Hunt?**
   – A síndrome de Ramsay Hunt consiste em herpes zoster ótico + paralisia do nervo facial.

○ **Qual é a porcentagem de pacientes com síndrome de Ramsay Hunt que apresentam envolvimento do VIII nervo?**
   – É de 20%.

○ **Qual é a etiologia da paralisia do nervo facial tem pior prognóstico: paralisia de Bell ou síndrome de Ramsay Hunt?**
   – Síndrome de Ramsay Hunt.

○ **Quais são os fatores prognósticos negativos para a síndrome de Ramsay Hunt?**
   – Idade avançada e início simultâneo de paralisia com erupção vesicular.

○ **V/F: A evidência de etiologia viral de síndrome de Ramsay Hunt é bem documentada.**
   – Verdadeiro.

○ **V/F: A evidência de etiologia viral da paralisia de Bell é bem documentada.**
   – Falso.

○ **Por que a dose de aciclovir deve ser maior para pacientes com o vírus da varicela-zoster (VZV)?**
   – A timidina quinase de VZV é muito menos sensível ao aciclovir que o vírus do herpes simples.

○ **Qual é o tratamento recomendado para a síndrome de Ramsay Hunter?**
   – Aciclovir 800 mg 5 vezes ao dia × 10 dias e prednisona diminuindo gradualmente × 14 dias.

○ **Qual é o tratamento para a paralisia facial otogênica em associação com otite média supurativa aguda?**
   – Miringotomia ampla, culturas e antibióticos IV.

○ **Quais são os microrganismos com mais freqüência associados à paralisia facial em virtude da otite média?**
   – Microrganismos Gram-negativos e *Staphylococcus aureus*.

○ **Qual é a incidência de paralisia facial como sintoma de apresentação de mastoidite tuberculosa?**
– É de 39%.

○ **Qual é a porcentagem de pacientes com doença de Lyme que têm paralisia do nervo facial como única manifestação?**
– É de 20%.

○ **Qual é a causa mais provável da paralisia facial bilateral em um jovem adulto?**
– Sarcoidose.

○ **Quais são as lesões intracranianas que causam paralisia facial bilateral localizada?**
– Lesões da ponte.

○ **O que é síndrome de Heerfordt?**
– Paralisia do nervo facial com uveíte anterior, aumento da glândula parótida e febre.

○ **O que é doença de Tangier?**
– Um distúrbio autossômico recessivo do metabolismo lipídico caracterizado por baixos níveis de apolipoproteína A-1 e a lipoproteína de alta densidade (HDL). As características clínicas incluem: diplegia facial, neuropatia e doença da artéria coronária.

○ **Que teste deve ser realizado em migrantes afro-caribenhos com paralisia do nervo facial?**
– Triagem para anticorpo contra vírus T linfotrópicos humanos 1 (HTLV-1).

○ **O que causa espasmo hemifacial?**
– Alça vascular, mais comumente da artéria anterior ou posterior que impacta a raiz do VII.

○ **Qual é o tratamento inicial do espasmo hemifacial?**
– Baclofeno.

○ **Qual é o procedimento de escolha para pacientes com espasmo hemifacial?**
– Descompressão microvascular.

○ **Qual é a causa mais comum de paralisia facial unilateral em um recém-nascido?**
– Parto a fórceps.

○ **Quando o nervo facial é sacrificado, o que deve ser feito antes da reconstrução?**
– Confirmação por criossecção das margens negativas do nervo.

○ **Os ramos do nervo facial anteriores à _____ não requerem reconstrução para retornar à função.**
– Linha vertical do canto lateral.

○ **Quais são os métodos de reconstrução do nervo facial com potencial para resposta emocional espontânea?**
  – Anastomose direta e enxerto término-terminal.

○ **Após anastomose primária qual é retorno típico da função do nervo facial?**
  – Graus II ou III de House.

○ **V/F: Há uma representação topográfica consistente das fibras de uma seção específica de um nervo que inerva certas partes da face.**
  – Falso.

○ **V/F: A anastomose primária depois de refazer um trajeto geralmente conduz a melhor resultado funcional que o enxerto término-terminal.**
  – Verdadeiro.

○ **Não é possível refazer o trajeto de defeitos maiores que _____ requerendo-se o enxerto término-terminal.**
  – 15 a 17 mm.

○ **Quais são os nervos passíveis de serem usados para o enxerto término-terminal?**
  – Os nervos sural, auricular maior, cutâneo radial dorsal, supraclavicular.

○ **Qual desses nervos é usado com mais freqüência?**
  – O nervo auricular maior.

○ **Qual desses nervos pode proporcionar maior comprimento?**
  – O nervo sural (35 cm).

○ **Qual é a vantagem do nervo cutâneo radial dorsal?**
  – Ele se ramifica à medida que se aproxima do punho, facilitando a separação distal em feixes para a anastomose dos ramos do nervo facial.

○ **Qual é o resultado mais funcional do enxerto término-terminal?**
  – Graus III ou IV de House.

○ **Qual é a técnica de anastomose preferida pela maioria dos cirurgiões?**
  – A anastomose epineural que utiliza 3 a 8 suturas de monofilamento sintético 8-0 ou 10-0.

○ **V/F: Nenhuma melhora no resultado funcional se demonstrou com o uso de sondas ou condutos na anastomose ou enxerto do nervo facial.**
  – Verdadeiro.

○ **V/F: Radiação pós-operatória não afeta significativamente o resultado depois do enxerto do nervo facial.**
  – Verdadeiro.

○ **Qual é o tempo mínimo para o retorno funcional do nervo facial após anastomose ou enxerto?**
  – De 4 a 6 meses.

○ **Quais são as opções reconstrutivas para restaurar mais rapidamente a função do nervo facial?**
  – Fundas estáticas, pesos de ouro, tarsorrafias.

○ **Se um coto livre de tumor do nervo proximal não estiver disponível para o enxerto do nervo, que método deve ser usado para um resultado funcional ideal?**
  – Se a reconstrução for realizada em 2 anos da divisão, o enxerto da porção proximal de outro nervo craniano ao coto distal do nervo facial é a próxima melhor escolha.

○ **Qual é o nervo craniano enxertado com mais freqüência no nervo facial distal?**
  – Hipoglosso ipsolateral.

○ **Qual é a principal contra-indicação a esse procedimento?**
  – Paralisia do IX ou X.

○ **Qual é a desvantagem primária do enxerto do nervo hipoglosso-facial?**
  – Paralisia da língua ipsolateral.

○ **O que pode ser feito para melhorar esse problema?**
  – Utilizar uma Z-plastia na parte média da língua; usar somente parte do nervo hipoglosso (enxerto em salto); reinervação do nervo hipoglosso com a alça cervical.

○ **O que é enxerto em salto?**
  – O nervo auricular maior é suturado em ponta lateral no XII nervo e ponta lateral com o nervo facial distal.

○ **Como é possível obter-se a reabilitação em um paciente com uma história de 10 anos de paralisia de nervo facial após parotidectomia radical?**
  – Enxerto de nervo com cruzamento facial mais transferência de músculo microneurovascular.

○ **Quais são as outras indicações para a cirurgia de transposição muscular para a reanimação facial?**
  – Síndrome de Möbius ou destruição de músculos secundária a trauma.

○ **Qual é a vantagem da transferência de músculo microneurovascular sobre a funda de músculo temporal no tratamento da paralisia facial?**
  – Tem potencial para restaurar expressões espontâneas do músculo.

○ **Após transferência de músculo microneurovascular, qual é a potência máxima obtida em comparação com a normal?**
  – É de 55%.

○ **Quais são algumas outras opções para a melhora de função após paralisia facial?**
  – Fundas faciais estáticas, fundas musculares dinâmicas, transferências musculares livres, implantes das pálpebras superiores de peso de ouro, procedimentos de contração palpebral e levantamento de sobrancelha.

○ **O paciente com peso de ouro pode se submeter à RNM?**
  – Sim.

○ **Qual é o significado do fenômeno de Bell antes do implante de peso de ouro?**
  – Se o paciente tiver um bom reflexo de Bell, então o cirurgião poderá ser mais conservador, escolhendo um implante melhor para evitar ptose.

○ **Em que plano é colocado um peso de ouro?**
  – Suborbicular.

○ **O que acontece se o implante for colocado muito profundo?**
  – Pode danificar o músculo elevador, provocando ptose.

○ **Onde é colocado o implante na pálpebra?**
  – A 2 mm acima da linha de movimento.

○ **Quais são as complicações do implante de peso de ouro?**
  – Astigmatismo induzido, ptose, migração, extrusão, inflamação persistente.

Orelha Média

○ **Quais são os 2 tipos de perfurações de membrana timpânica?**
   – Central e marginal.

○ **Qual desses tipos está associado a colesteatoma?**
   – Marginal.

○ **Quais são as indicações para a realização de timpanoplastia lateral?**
   – Perfurações anterior ou grandes, timpanoplastia de revisão, ou se a parede do canal anterior estiver no caminho.

○ **Quais são as vantagens da timpanoplastia lateral?**
   – Exposição excelente, alto índice de pega de enxerto (95%), abordagem mais versátil.

○ **Quais são as desvantagens da timpanoplastia lateral?**
   – Maior tempo de cicatrização, potencial para cicatrização fechada ou lateral, tecnicamente mais difícil.

○ **Quais são as complicações da timpanoplastia lateral?**
   – Fechamento anterior, lateralização, pérolas epiteliais, estenose do canal.

○ **V/F: A melhora pós-operatória da audição e as taxas de reperfuração são semelhantes nas timpanoplastias medial e lateral.**
   – Verdadeiro.

○ **O que são teorias dos 3 princípios referentes à etiologia do colesteatoma?**
   – Teoria congênita (Von Remak, 1854 e Virchow, 1855); teoria da metaplasia (Trolscht, 1873); teoria da migração (Habermann, 1888).

○ **Quais são as 2 partes de um colesteatoma?**
   – O centro amorfo circundado por epitélio escamoso queratinizado.

○ **Quais são os 2 tipos de colesteatoma?**
   – Congênito e adquirido.

○ **Quais são os 2 tipos de colesteatoma adquirido?**
   – Primário e secundário.

○ **Qual é a diferença entre um colesteatoma primário e um secundário?**
   – O primário geralmente ocorre no ático, na membrana de Shrapnell e começa como uma bolsa retraída; o secundário está associado à infecção crônica da orelha média e a perfurações da membrana timpânica.

○ **Qual é o ossículo em geral mais afetado em pacientes com colesteatoma?**
   – A bigorna.

○ **Qual é a porcentagem de pacientes que têm erosão do *scutum* com colesteatoma?**
   – É de 42%.

○ **Quais são os locais comuns de origem do colesteatoma primário adquirido?**
   – Epitímpano posterior, mesotímpano posterior e epitímpano anterior (em ordem descendente de freqüência).

○ **Qual é o trajeto típico de disseminação de colesteatoma que se origina do epitímpano posterior?**
   – Começa no espaço de Prussak, penetra posteriormente no espaço superior da bigorna lateral ao corpo desta última e progride para o ádito e antro.

○ **Qual é o trajeto típico de disseminação de colesteatomas que se originam no mesotímpano anterior?**
   – Desce para a bolsa de Von Troeltch podendo afetar o estribo, seio timpânico ou recesso facial.

○ **Qual é a porcentagem de colesteatomas complicados por fístula labiríntica?**
   – De 5 a 10%.

○ **Onde isso ocorre com mais freqüência?**
   – Canal semicircular lateral (75%).

○ **Em um paciente com colesteatoma, quais são os fatores que tornam altamente improvável a presença de uma fístula?**
   – A doença < 20 anos, condução óssea normal, teste de fístula negativo, ausência de história de tontura e função normal do nervo facial.

○ **Quais são as indicações para a mastoidectomia?**
   – Mastoidite coalescente aguda com complicações ou mastoidite aguda que não se resolve após antibioticoterapia apropriada e miringotomia.

○ **O que é mastoidectomia radical modificada?**
   – Conversão do mastóide, epitímpano e canal auditivo externo em uma cavidade comum pela remoção das paredes posterior e superior do conduto auditivo externo ósseo.

○ **V/F: A mastoidectomia radical modificada não envolve timpanoplastia.**
   – Verdadeiro.

○ **O que é mastoidectomia radical?**
   – Conversão do mastóide, antro e orelha média em cavidade comum, com remoção da membrana timpânica, martelo, bigorna, corda do tímpano e mucoperiósteo.

○ **Um colesteatoma sobre uma fístula deve ser removido?**
  – É controverso, pois deixar um pedaço de matriz para selar a fístula aumenta o risco de colesteatoma recorrente, ao passo que a remoção completa da matriz e exposição da fístula aumenta o risco de perda auditiva e vertigem.

○ **Qual é o significado da dor em um paciente com colesteatoma ou otite média crônica?**
  – Massa expansiva ou empiema no antro.

○ **Qual é a incidência de paralisia do nervo facial em pacientes com otite média crônica e colesteatoma?**
  – É de 1%.

○ **Como isso é tratado?**
  – Com a eliminação apropriada da infecção.

○ **Em pacientes com otite crônica, mas não colesteatoma, que nível de perda auditiva está associado à ruptura ou à fixação de cadeia ossicular?**
  – É de 30 dB ou mais.

○ **O que é colesteatoma congênito?**
  – Inclusão embrionária de epitélio escamoso não diferenciado na orelha média por trás de uma membrana timpânica intacta geralmente sem história de otite média.

○ **Além da orelha média, onde mais pode surgir colesteatoma congênito?**
  – No ápice petroso, ângulo cerebelopontino, mastóide, canal auditivo externo.

○ **Qual é a porcentagem de colesteatomas bilaterais?**
  – É de 3%.

○ **Qual é a idade média de apresentação do colesteatoma congênito?**
  – É de 4,5 anos.

○ **Qual é o significado da perda auditiva na ausência de derrame de orelha média em pacientes com colesteatoma congênito?**
  – Em sua maioria, as lesões começam ântero-superiormente e se estendem posteriormente com o crescimento. A perda auditiva indica extensão posterior com envolvimento da superestrutura do estribo e/ou do processo lenticular da bigorna.

○ **V/F: Os ossos mastóides dos pacientes com colesteatomas congênitos são geralmente bem aerados.**
  – Verdadeiro.

○ **Quais são as indicações para uma cirurgia de reavaliação *(second look)* após remoção de colesteatoma congênito?**
  – Doença recorrente óbvia, deterioração inexplicada na audição, preocupação com a adequação da cirurgia inicial ou doença que se verificou ter se estendido para o antro ou mastóide.

○ **Qual é a diferença entre os achados cirúrgicos durante a remoção de colesteatoma congênito dos achados durante remoção de colesteatoma associado à otite média supurativa crônica?**
– Pela ausência de alterações inflamatórias/adesões e remoção mais fácil com potencial para a preservação completa da mucosa da orelha média.

○ **Quais são os limites do recesso facial?**
– A corda do tímpano lateralmente, segmento superior mastóideo do VII medialmente, osso da fossa *incudis* superiormente.

○ **Que tipo de colesteatoma é encontrado com mais freqüência no recesso facial?**
– Aquele associado à perfuração abaixo da prega posterior.

○ **Quais são as áreas da orelha média de visualização mais difícil durante a mastoidectomia?**
– Recessos infrapiramidais e timpânico.

○ **Segundo Sheehy, em que situações a abordagem de abaixamento do canal é mais apropriada?**
– De muito contraído, mastóide com fístula labiríntica, ou presença de erosão da parede de canal em virtude da doença.

○ **Quais são as desvantagens do procedimento de *wall down* no tratamento de colesteatoma?**
– A cicatrização é lenta, a limpeza periódica indefinida e precauções de secagem de orelha são necessárias, e as próteses auditivas são mais difíceis de se adaptar no meato.

○ **Quais são os 2 princípios mais importantes dos procedimentos de *wall down*?**
– Abaixamento da parede do canal posterior para criar uma cavidade arredondada e criar um grande meato.

○ **Por que é importante dar a forma de pires (saucerizar) às margens do canal?**
– Os tecidos moles e a aurícula assumirão uma posição mais medial durante a cicatrização resultando em cavidade menor.

○ **Qual é o benefício de amputar a ponta do mastóide?**
– Reduz o tamanho da cavidade e elimina uma área de cavidade dependente que não está visível.

○ **Quais são as porções da cadeia ossicular que sempre são removidas nos procedimentos de *wall down*?**
– Bigorna e cabeça do martelo.

○ **Se utilizado um procedimento de *wall down* para tratar um colesteatoma de retração póstero-superior, qual seria o local mais provável de um colesteatoma residual?**
 – O seio timpânico.

○ **Quais são as desvantagens da abordagem conservadora *wall down*?**
 – Exposição limitada do epitímpano, seio timpânico e recesso facial.

○ **Se o procedimento de *wall up* for escolhido, quais são as indicações para um procedimento de reavaliação?**
 – Quando ocorre omissão da mucosa da orelha média ou colesteatoma extenso.

○ **Qual é o único e mais importante fator que afeta os resultados após cirurgia timpanomastóidea de *wall down*?**
 – Manutenção de um espaço pneumatizado justaposto à janela redonda.

○ **Quais são as técnicas que podem ser usadas para realizar isso?**
 – Colocação do enxerto da fáscia de tal forma que não oblitere o espaço entre o orifício da tuba auditiva e a janela redonda; colocação de um crescente de Silastic no hipotímpano.

○ **Que outras técnicas podem ajudar a melhorar os resultados para a audição?**
 – Proteger a janela redonda para aumentar a diferença na pressão sonora entre as janelas oval e redonda; colocar o enxerto diretamente no alto da cabeça do estribo; usar TORP (*total ossicular replacement prosthesis*, prótese para substituição ossicular total) ou colocar o enxerto diretamente sobre a plataforma do estribo quando a supra-estrutura não está presente (timpanoplastia tipo IV).

○ **Quais são os problemas potenciais com a timpanoplastia Tipo IV?**
 – Estreitamento do espaço da orelha média e lateralização do enxerto.

○ **Quais são as indicações para uso de TORP (*total ossicular replacement prosthesis*, prótese para substituição ossicular total) quando a supra-estrutura do estribo está presente?**
 – Quando o estribo inclinou-se em direção ao promontório, necrose parcial do arco e um nicho de janela oval incomumente profundo onde um PORP (*partial ossicular replacement prosthesis*, prótese de substituição ossicular parcial). Poderia contatar o canal falopiano e/ou promontório.

○ **Quais são os níveis residuais de audição esperados após as colocações das PORP e TORP?**
 – São de 15 dB de perda auditiva condutiva com PORP; e de 25 dB de perda auditiva condutiva com TORP.

○ **Quais são as vantagens do uso de próteses de polietileno poroso sobre os ossículos de enxerto autólogo adaptado?**
 – A audição é mais estável, diminuição da incidência de colesteatoma residual e recorrente.

○ **Qual é a causa mais comum de fracasso com o uso de ossículo adaptado para reconstrução da orelha média?**
– A separação do ossículo do estribo.

○ **Qual é a taxa de extrusão de próteses da orelha média?**
– É de 4 a 7%.

○ **Qual é o fator que contribui para a extrusão?**
– Disfunção da tuba auditiva (70%), fracasso do enxerto, reabsorção da cartilagem.

○ **Qual é o sucesso total (responsável pela extrusão, perda auditiva e pega de enxerto) em 4 meses com o uso de TORP ou PORP?**
– É de 58% TORP; e de 64% PORP.

○ **Como deve ser tratada uma prótese deslocada?**
– Permitindo-se a extrusão espontânea; a membrana timpânica pode cicatrizar e fazer uma ligação espontânea.

○ **Quais são as indicações para o uso de forro plástico na cirurgia da orelha média?**
– Ausência de mucosa sobre o promontório, na maior parte da orelha média ou na fenda da orelha média (com exceção da tuba auditiva).

○ **Qual é a finalidade do forro plástico nessas condições?**
– Prevenir a formação de aderências e permitir o crescimento da mucosa sobre as áreas desnudas.

○ **Quais são as indicações para a realização de uma timpanoplastia sem mastoidectomia?**
– Destruição extensa da membrana mucosa, fixação do estribo.

○ **O que pode provocar a secreção persistente na cavidade após procedimentos de *wall down*?**
– Muro do facial elevado, uma cavidade particularmente grande, espaço aberto na orelha média, meatoplastia inadequada, cuidados pós-operatórios precários levam à infecção.

○ **Quais são as opções para o tratamento cirúrgico de uma cavidade mastóidea com drenagem crônica?**
– Enxerto epitelial autólogo cultivado (proveniente da mucosa bucal), meatoplastia grande, mastoidectomia de revisão, reconstrução da parede do canal com uma cavidade aerada, obliteração da cavidade mastóidea e obliteração do mastóide/orelha média.

○ **Em que situação é mais apropriada a obliteração do mastóide e da orelha média?**
– Em caso de orelha morta, sem colesteatoma.

○ **O que é retalho de Palva?**
  – Técnica usada para a obliteração do mastóide onde o tecido mole do fundo da orelha está suspenso dentro do mastóide.

○ **Quais são as complicações intracranianas da otite média (OM)?**
  – Abscesso epidural/tecido de granulação, trombose do seio sigmóide, meningite, abscesso cerebral, abscesso subdural.

○ **Quais são as complicações extracranianas de OM?**
  – Abscesso subperiosteal (de Bezold), petrosite, labirintite, paralisia do nervo facial.

○ **Quais são os fatores que predispõem a complicações de OM?**
  – Infecção crônica, história de cirurgia do mastóide, colesteatoma, diabetes, imunocomprometimento.

○ **Qual é a complicação mais comum da mastoidite aguda?**
  – Abscesso subperiosteal.

○ **Qual é o tratamento para a mastoidite aguda não complicada?**
  – Timpanocentese para cultura e antibióticos IV.

○ **Quando é obtida uma imagem de TC?**
  – Quando surgirem sinais de progressão enquanto o paciente está sob antibióticos IV ou se este apresentar possíveis complicações intracranianas.

○ **Quando é indicada a mastoidectomia?**
  – Se a imagem de TC mostrar mastoidite coalescente e/ou envolvimento intracraniano.

○ **Quais são os primeiros sinais e sintomas de infecção intracraniana?**
  – OM supurativa prolongada, secreção fétida e dor persistente apesar de tratamento adequado, destruição óssea do córtex interno do mastóide à TC.

○ **Quais são os 3 microrganismos mais comuns de OM que resultam em infecções intracranianas?**
  – *Streptococcus faecalis*, *Proteus* e *Bacteroides fragilis*.

○ **Qual é a queixa mais comum de pacientes com abscesso epidural/tecido de granulação?**
  – Dor profunda e constante na área temporal que é muito responsiva a esteróides.

○ **Quais são os sinais mais comuns de trombose do seio sigmóide?**
  – Picos febris, infiltrados em bola de canhão à radiografia torácica, torcicolo, síndrome do forame jugular, otite, hidrocefalia.

○ **Quais são os achados radiográficos da trombose do seio sigmóide?**
  – Sinal do delta à TC com contraste e não intensificação central do seio sigmóide; diminuição do sinal intraluminal à RM com gadolínio.

○ **Quais são os três microrganismos mais comuns que causam meningite secundária à OM?**
  – *Haemophilus influenzae*, tipo B, *Streptococcus pneumoniae*, *Neisseria meningitides*.

○ **Qual é o fator que se correlaciona fortemente com sobrevivência e déficits neurológicos a longo prazo em pacientes com abscesso cerebral?**
  – O nível de consciência do paciente no momento do diagnóstico.

○ **Onde é mais comum a deiscência do canal facial ósseo?**
  – Sobre a janela oval.

○ **Quais os vasos que podem ser lesados na orelha média durante timpanoplastia?**
  – Artéria estapedial persistente, ramo petroso superficial da artéria meníngea média, veia jugular de alto trajeto e artéria carótida anômala.

○ **Qual é a complicação pós-operatória mais comum da inserção de tubo de ventilação?**
  – Otorréia persistente.

○ **Quais são os patógenos mais comuns cultivados da otorréia após tubo de ventilação em crianças com menos de 3 anos?**
  – *Haemophilus influenzae* e *Streptococcus pneumoniae*.

○ **Quais são os patógenos mais comuns cultivados da otorréia subseqüentes a tubos de ventilação em crianças com mais de 3 anos?**
  – *Staphylococcus aureus* e *Pseudomonas aeruginosa*.

○ **Em uma criança com extravasamento de FCE na orelha média, qual é a localização mais comum do extravasamento?**
  – Ao redor da plataforma do estribo.

○ **Qual é a etiologia mais comum do extravasamento espontâneo de FCE na orelha média em adultos?**
  – Por meio de um defeito no tegmento mastóideo secundário a uma meningocefalocele.

○ **Qual é a incidência de perfuração da membrana timpânica 6 meses após extrusão do tubo de ventilação?**
  – É de 0, 5 a 2%.

○ **Quais são as razões mais comuns para a perda auditiva recorrente após timpanoplastia?**
  – Perfuração recorrente, fechamento do ângulo entre a membrana timpânica e o canal auditivo externo, lateralização do enxerto, espessamento e adesões do enxerto, atelectasia grave do enxerto.

○ **Qual é a técnica empregada durante ossiculoplastia para diminuir o risco de extrusão de prótese?**
  – Colocação de cartilagem entre a prótese e a membrana timpânica.

○ **Qual é o tratamento de lesão do seio sigmóide durante mastoidectomia?**
  – Aplique pressão delicada, coloque Surgicel ou Gelfoam e continue a cirurgia.

○ **Qual é o tratamento de lesão da dura com extravasamento de FCE durante mastoidectomia?**
  – Proceda ao reparo com fáscia temporal mantida em posição com suturas ou ataduras e continue a cirurgia; pequenas lacerações podem ser tratadas com Surgicel ou Gelfoam.

○ **Sem o conhecimento do cirurgião, a dura é lacerada durante mastoidectomia e, no pós-operatório, o paciente desenvolve intensa cefaléia, seguida de hemiplegia e coma. O que provavelmente aconteceu?**
  – Pneumoencéfalo; a laceração da dura pode criar um efeito semelhante ao da válvula de bola e capturar ar da orelha média. O influxo de ar pode ocorrer durante Valsalva ou como resultado de pressão intracraniana negativa graças ao rápido escape de FCE através da laceração.

○ **Qual é a causa mais comum de fístula de perilinfa?**
  – Cirurgia otológica (estapedectomia).

○ **Qual é a malformação de orelha congênita mais comumente associada à fístula de perilinfa em crianças?**
  – A deformidade de Mondini.

○ **Qual é a localização mais comum da formação de fístula labiríntica iatrogênica durante a mastoidectomia?**
  – Canal semicircular lateral.

○ **Qual é o tratamento de violação intra-operatória do labirinto?**
  – Aplicação imediata de Gelfoam ou outro selo tecidual (que não seja gordura).

○ **Qual é o prognóstico após tal lesão?**
  – Bom, se for identificada e tratada imediatamente.

○ **Quais são as razões mais comuns para o fracasso da cirurgia mastóidea sem colesteatoma recorrente?**
  – Doença supurativa persistente em células aéreas não exenteradas (mais comumente no ângulo sinodural e ao longo do tegme) e fatores técnicos, como muro do facial elevado ou estenose meatal.

○ **Durante estapedectomia, toda a plataforma do estribo cai dentro do vestíbulo. O que deve ser feito?**
  – Ela deve ser deixada no vestíbulo, pois a tentativa de retirada provavelmente causará mais dano do que deixar a plataforma onde está.

○ **O que é "*gusher* de perilinfa"?**
– A rápida liberação de perilinfa após fenestração da plataforma do estribo devido à pressão e de fluido do compartimento do FCE que passa através da orelha interna.

○ **Quais são os sintomas e sinais de uma fístula de perilinfa pós-estapedectomia?**
– Episódios de vertigem, especialmente ao esforço, perda auditiva sensorineural, perda de discriminação da fala e nistagmo com alterações de pressão do ar na membrana timpânica.

○ **Quais são as 5 causas primárias de perda auditiva condutiva após estapedectomia?**
– O não-reconhecimento da otosclerose obliterativa da janela redonda; deslocamento da prótese após trauma cefálico ou grandes alterações na pressão da orelha média; necrose do processo longo da bigorna; migração da prótese na janela oval e aderências.

○ **Como é feita a avaliação da janela redonda quanto a movimento normal?**
– Como a membrana não é facilmente visível, coloca-se uma gota de solução salina no nicho, e o movimento é visto como uma alteração no reflexo luminoso sobre o menisco quando a prótese é palpada.

○ **A estapedectomia de revisão é realizada. O que deve ser feito com a prótese original?**
– Se possível, deve ser deixada em posição, em uma segunda fenestra, e a prótese deve ser colocada.

○ **Quais são as 3 camadas da cápsula ótica?**
– Camada periosteal externa, camada periosteal interna (endósteo) e camada endocondral média.

○ **Qual dessas camadas a otosclerose acomete?**
– A camada endocondral média.

○ **Quais são os termos usados para descrever o envolvimento da janela redonda e da cóclea?**
– Otosclerose fenestral e otosclerose retrofenestral, respectivamente.

○ **A que se refere a expressão "Mantos Azuis de Manassés"?**
– À aparência basofílica sobre a coloração de hematoxilina e eosina do osso no estágio ativo de otosclerose.

○ **O que é "sinal de *Schwartze*"?**
– O matiz avermelhado sobre o promontório que está associado à otosclerose.

○ **Qual é o lugar geralmente mais afetado por otosclerose no osso temporal?**
– Anterior à janela oval na *fissula ante fenestrum*.

○ **Qual é a porcentagem de casos de otosclerose que são bilaterais?**
– É de 85%.

○ **Em que idade ocorre o pico de incidência da otosclerose?**
  – Na terceira década.

○ **Quais são as condições que aceleram a perda auditiva em pacientes com otosclerose?**
  – Gravidez, reposição de estrógeno.

○ **Qual é a mutação genética implicada como possível causa de otosclerose?**
  – A mutação do gene COLIA1 no cromossoma 17q.

○ **Qual é o vírus considerado como tendo um papel na etiologia da otosclerose?**
  – O vírus do sarampo.

○ **Qual é o padrão de herança da otosclerose?**
  – Autossômico dominante com penetração incompleta (somente 25 a 40% dos portadores expressam o fenótipo).

○ **Em pacientes com otosclerose bilateral, que orelha deve ser operada primeiro?**
  – A orelha com pior audição.

○ **Em pacientes nos quais uma orelha foi anteriormente operada e a perda auditiva é igual bilateralmente, que orelha deve ser operada?**
  – A orelha não operada.

○ **Em pacientes com otosclerose bilateral e perda auditiva equivalente, que orelha deve ser operada?**
  – O cirurgião do lado direito deve operar a orelha esquerda (ou a preferência do paciente).

○ **Quando a estapedectomia é contra-indicada?**
  – Em crianças pequenas até se demonstrar que não são propensas à otite média, na presença de doença auditiva média ou externa ou IRS ativa, perfuração de membrana timpânica, doença de Ménière.

○ **Por que a estapedectomia é perigosa em pacientes com doença de Ménière?**
  – Um sáculo dilatado pode assentar-se imediatamente sob a plataforma e ser lesada à entrada no vestíbulo.

○ **Qual é o tratamento médico para otosclerose?**
  – Fluoreto de sódio, vitamina D.

○ **O que é otosclerose obliterativa?**
  – As margens da plataforma não podem ser vistas ou removidas.

○ **Qual é o significado de uma plataforma flutuante branca *versus* azul?**
  – O sucesso da audição é muito menor em presença de uma plataforma branca (52%) *versus* uma plataforma flutuante azul (97%).

○ **Qual é a vantagem do uso de *laser* na estapedectomia?**
  – Técnica sem toque com menos risco de uma plataforma flutuante.

○ **Qual é o significado de perda auditiva sensorineural após estapedectomia?**
  – Se não for usado enxerto tecidual, 50% das PASN ocorrerão em virtude de fístulas e devem ser revisadas.

○ **O que é fenômeno de Tullio?**
  – Vertigem com ruídos altos.

○ **Qual é o significado do fenômeno de Tullio após estapedectomia?**
  – Sugere que a prótese é muito longa e está impactando o sáculo.

○ **Qual é a incidência da anquilose do martelo durante cirurgia primária para otosclerose?**
  – É de 0,4 a 1,6%.

○ **Qual é a incidência de anquilose do martelo durante cirurgia de revisão de otosclerose?**
  – De 4,5 a 13,5%.

○ **Qual é a causa mais comum de anquilose do martelo?**
  – Congênita.

○ **O que, supostamente, é a causa da anquilose congênita do martelo?**
  – Mau desenvolvimento do espaço epitimpânico deixa a cabeça da bigorna e do martelo em estreito contato com o tegme; uma ponte óssea pode resultar entre o epitímpano e a cabeça do martelo.

○ **V/F: Histologicamente, as estruturas ósseas são normais, sem evidência de otosclerose, em casos de anquilose do martelo.**
  – Verdadeiro.

○ **Em que a deficiência auditiva decorrente de anquilose do martelo difere daquela causada por otosclerose?**
  – Em pacientes com anquilose do martelo, a deficiência auditiva é principalmente unilateral (78%); o *gap* aéreo-ósseo é menor (a maioria é menor que 20 dB); a perda auditiva sensorineural é mais freqüente, particularmente a 4 kHz; o reflexo acústico mais provavelmente estará presente na orelha contralateral e ausente na orelha deficiente.

○ **O reflexo acústico está presente em pacientes com otosclerose?**
  – Geralmente está ausente bilateralmente, mesmo que a doença seja unilateral.

○ **V/F: Em casos de fixação do martelo, a mobilização deste em geral resulta em melhora auditiva permanente.**
  – Falso.

○ **Qual é o tratamento ideal da fixação do martelo?**
  – A remoção da cabeça do martelo e a interposição da bigorna entre o manúbrio e a cabeça do estribo.

○ **Como se define a otosclerose muito avançada?**
  – É a otosclerose com limiar de condução aérea maior que 85 dB e limiar de condução óssea não mensurável.

○ **Quais são os achados histopatológicos em pacientes com otosclerose muito avançada?**
  – Invasão dos focos otoscleróticos dentro do endósteo coclear e plataforma do estribo.

○ **Quais são, na história clínica, as características distintivas entre otosclerose muito avançada e PASN profunda?**
  – A história familiar de otosclerose; perda auditiva progressiva em geral de longa duração; história de uso de auxílios auditivos que não é mais benéfico ou uso presente de auxílio auditivo com benefício além do esperado para a gravidade da perda auditiva; paracusia e prévios audiogramas indicando um intervalo ar-osso.

○ **Quais são as características distintivas no exame físico entre otosclerose muito avançada e PASN profunda?**
  – Os pacientes com otosclerose muito avançada mais provavelmente terão voz suave com melhor qualidade que o esperado para o grau de perda auditiva e a capacidade de ouvir um diapasão de 512 Hz colocado nos dentes, dentaduras ou gengivas.

○ **Qual é a proporção de condução óssea que a condução dental fornece a mais que a condução mastóidea?**
  – É de 11 dB.

○ **Qual é o significado da capacidade de ouvir um diapasão colocado nos dentes?**
  – Indica que a reserva coclear está presente, e a cirurgia pode ser benéfica.

○ **Qual é o tumor mais comum de orelha média?**
  – Glomo timpânico.

Cicatrização de Feridas

○ **A derme contém primariamente que tipo(s) de colágeno?**
  – Tipo I (80%) e Tipo III (15%).

○ **Qual é a proporção entre colágeno de Tipos I e II na pele?**
  – É de 8:1.

○ **Que tipo de colágeno é um componente crucial da membrana basal?**
  – Tipo IV.

○ **Qual é o tipo predominante de colágeno no tecido cicatricial?**
  – Tipo I.

○ **V/F: A maturação da cicatriz ocorre mais rapidamente em crianças que em adultos.**
  – Falso.

○ **Qual é a melhor medida única do estado nutricional?**
  – O nível de albumina sérica.

○ **Que nível de albumina sérica está associado à desnutrição?**
  – Menos de 3 g/dL.

○ **Que proteínas séricas podem ser usadas para avaliar o estado nutricional a curto prazo?**
  – Transferrina (meia-vida de 8 a 9 dias), pré-albumina (meia-vida de 2 dias) e globulina de ligação ao retinal (meia-vida de 12 h).

○ **Quais são os produtos de desgranulação plaquetária?**
  – Fator de crescimento transformador beta (TGF-β) e fator de crescimento derivado de plaquetas (PDGF, *platelet derived growth factor*).

○ **V/F: O TGF-β estimula a proliferação de células endoteliais.**
  – Falso. Ele a inibe.

○ **V/F: Grandes doses de vitamina E intensificam a cicatrização de ferida.**
  – Falso.

○ **Qual é a principal diferença entre um quelóide e uma cicatriz hipertrófica?**
  – Os quelóides se estendem além dos limites da lesão tecidual original; as cicatrizes hipertróficas não.

○ **Qual é o hormônio que normalmente regula a síntese e a quebra de proteínas?**
  – Insulina.

○ **Que aminoácido é um combustível-chave para as células de divisão rápida?**
  – Glutamina.

○ **Quanto tempo leva para que uma ferida cirúrgica cicatrize completamente?**
  – 2 anos.

○ **Sob que condições a migração epitelial e a replicação são mais facilitadas?**
  – As superfícies úmidas das feridas sob curativos permeáveis ao gás.

○ **V/F: A epitelização produz um selo impermeável em 48 h.**
  – Verdadeiro.

○ **V/F: A epitelização é mais rápida sob condições úmidas do que em condições secas.**
  – Verdadeiro.

○ **Qual é a deficiência de leucócitos que mais provavelmente comprometerá a cicatrização de ferida?**
  – Macrófagos.

○ **Qual é força de tensão máxima de uma cicatriz cirúrgica?**
  – A força é de 80% do tecido não lesado normal.

○ **Quando a força de tensão se correlaciona com o conteúdo total de colágeno durante a cicatrização de ferida?**
  – Por volta das 3 primeiras semanas de cicatrização da ferida.

○ **Quais são os 3 estágios de cicatrização de ferida cirúrgica?**
  – Inflamação (1-3 dias), proliferação (3 dias-4 semanas), maturação (4 semanas-2 anos).

○ **Qual é o estágio mais sensível aos efeitos da quimiorradiação?**
  – O estágio inflamatório.

○ **Quais são as primeiras células inflamatórias a entrar no espaço da ferida?**
  – Neutrófilos.

○ **Qual é a força tênsil de uma ferida durante o estágio inflamatório?**
  – Menos de 5% do normal.

○ **Qual é o principal evento durante a fase proliferativa?**
  – A produção acelerada de colágeno.

○ **Quando ocorre o pico de produção de colágeno durante a cicatrização de ferida?**
  – No sétimo dia do fechamento da ferida (continua nesse ritmo por 2 a 3 semanas).

○ **Qual é a força tênsil de uma ferida após 4 semanas?**
  – É de 30% do normal.

○ **Quais são os principais eventos do estágio de maturação?**
  – Redução no número de fibroblastos e macrófagos, aumento do conteúdo de colágeno, aumento gradual da força tênsil da ferida.

○ **Qual é a função do fator de crescimento epidérmico (EGF, *epidermal growth factor*)?**
  – Estimula a síntese de DNA e a divisão celular em uma variedade de células, incluindo fibroblastos, queratinócitos e células endoteliais.

○ **O que é força de ruptura da ferida?**
  – Uma medida direta da força necessária para separar uma cicatriz, uma incisão linear.

○ **Que efeitos a radioterapia (RT) tem sobre a força de ruptura da ferida?**
  – Diminui significativamente essa força... depois de 18 Gy é 52% do normal.

○ **V/F: O uso exógeno de TGF-β parece melhorar a cicatrização em tecidos lesados por RT.**
  – Verdadeiro.

○ **A má cicatrização de uma ferida após RT é primariamente devida à lesão de que células?**
  – Fibroblastos.

○ **Quando a força tênsil da ferida de tecidos irradiados é equivalente àquela dos tecidos não irradiados?**
  – 3 semanas após a RT.

○ **O que o cirurgião pode fazer para prevenir as complicações da ferida após cirurgia de salvamento?**
  – Manipular cuidadosamente os tecidos; deixar a fáscia e o músculo subjacente inseridos no tecido subcutâneo; preencher todo o espaço morto; drenar feridas; fechar a incisão sem tensão; deixar as suturas no local por um tempo prolongado, mas removê-las antes de iniciar a radioterapia.

○ **Quais são as linhas perpendiculares à linha de força do músculo subjacente?**
  – As linhas de tensão da pele relaxada.

○ **Qual é a proporção adequada para os eixos longo e curto das incisões elípticas?**
  – É de 4:1.

○ **Que complicação ocorre se a proporção anterior não for observada?**
  – Uma deformidade em orelha de cão.

○ **Qual é o melhor nível para escavar retalhos de pele?**
  – Na camada subdérmica.

○ **Que material de sutura perde sua força em 7 dias?**
   – Categute simples.

○ **Que materiais de sutura incitam uma resposta inflamatória maior?**
   – Categute simples e categute cromado.

○ **Qual é a taxa de absorção das suturas de categute cromado?**
   – É de 20 dias.

○ **Quando deve ser feita a revisão da cicatriz?**
   – Não deve ser efetuada pelo menos 1 ano após a lesão.

○ **Quais são as 4 maneiras de corrigir cicatrizes hipertróficas ou largas?**
   – Excisão/escavação, Z-plastia, fechamento de linha geométrica interrompida e dermabrasão.

○ **Quando ocorre isquemia irreversível de nervos periféricos?**
   – Em 8 h da isquemia quente.

○ **Quando ocorre o retorno da sensação após enxerto de pele considerado máximo?**
   – Após 2 anos.

○ **Quais são as diferenças entre enxertos de pele de espessura dividida finos e espessos?**
   – Os enxertos finos aderem-se melhor, mas os enxertos espessos proporcionam uma combinação melhor de cor, menos contração e mais resistência ao trauma.

○ **Qual é o fator mais importante de minimização da hiperpigmentação dos enxertos de pele?**
   – A proteção contra a luz ultravioleta (UV) durante um ano de pós-operatório.

○ **Quanto tempo os enxertos de pele podem ser armazenados quando mantidos em banco em esponjas de gaze embebidas em solução salina a 4 graus Celsius?**
   – Até 21 dias.

○ **V/F: Os enxertos de pele de espessura dividida (EPED) se contraem mais que os enxertos de pele de espessura total (EPET)?**
   – Verdadeiro.

○ **Quais são as 3 fases de cicatrização dos enxertos de pele?**
   – Embebição, inosculação e neovascularização.

○ **Qual é o processo que permite a sobrevivência de enxertos de pele nas primeiras 48 h?**
   – Embebição plasmática.

○ **O que significa inosculação em relação aos enxertos de pele?**
   – O processo pelo qual os botões vasculares fazem contato com os capilares dentro do enxerto.

Retalhos Reconstrutivos

○ **Qual é a proporção máxima entre o comprimento e a largura de retalhos locais?**
  – É de 3:1.

○ **V/F: Retalhos axiais são mais confiáveis do que os retalhos aleatórios.**
  – Verdadeiro.

○ **Qual é o suprimento sanguíneo de um retalho aleatório?**
  – Os plexos dérmico e subdérmico.

○ **Qual é o termo para um retalho que é levantado e girado em torno de um eixo dentro de um defeito, deixando um defeito secundário que deve ser reparado?**
  – Retalho de transposição.

○ **Qual é o termo para um retalho que é levantado de uma região próxima e movido para um defeito através da pele intacta?**
  – Retalho de interpolação.

○ **Considerando-se os retalhos de rotação, retalhos miocutâneos e retalhos aleatórios, qual desses possui o suprimento sanguíneo mais forte?**
  – Retalho de rotação.

○ **V/F: O comprimento sobrevivente de um retalho de padrão axial permanece constante independentemente da largura do retalho.**
  – Verdadeiro.

○ **Como o *delaying* (elevação do retalho em 2 estágios com intervalo de 2 a 3 semanas) melhora a sobrevivência do retalho?**
  – Condiciona o tecido à isquemia, fecha os *shunts* A-V e aumenta o suprimento sanguíneo por meio de simpatectomia.

○ **O que é um avanço V-Y?**
  – O fechamento de um defeito retangular por meio de incisão de um triângulo adjacente de tecido e avançando-o para dentro do defeito.

○ **Qual é o principal pedículo vascular para o retalho miocutâneo de platisma?**
  – O ramo submental da artéria facial.

○ **Por que o retalho rombóide não deve ser usado para fechar um defeito no couro cabeludo?**
  – Causa orientação imprópria do cabelo.

○ **Por que os enxertos de osso craniano têm resistência superior para reabsorção quando comparados a outros locais doadores (p. ex., costela ou osso ilíaco)?**
– O osso craniano origina-se do osso membranoso ao passo que outros locais originam-se do osso endocondral; o osso craniano revasculariza-se mais rapidamente.

○ **Que complicações são específicas do local doador da crista ilíaca?**
– Lesão dos conteúdos abdominais ou articulação iliofemoral, descolamento do ligamento inguinal, interferência na função tensora da fáscia *lata* ou dano aos nervos periféricos próximos.

○ **Quais são as complicações específicas do local doador da costela?**
– Pneumotórax, hemotórax e lesão de nervo intercostal.

○ **Quais são as complicações específicas da coleta do osso craniano?**
– Exposição dural, meningite, extravasamento de FCE, lesão do seio sagital e lesão cerebral.

○ **Quais são os diferentes tipos de enxertos de osso craniano?**
– Extensão total da calvária, espessura dividida da calvária, lascas ósseas e pó de osso.

○ **Qual é a idade mínima em que a calvária pode ser dividida?**
– Aos 4 ou 5 anos de idade (camadas do crânio não estão definidas até então).

○ **Qual é a parte mais espessa do crânio?**
– Osso parietal.

○ **Qual é a parte mais fina do crânio?**
– A porção escamosa do osso temporal.

○ **V/F: As incisões no couro cabeludo, orientadas sagitalmente, tendem a causar menos distúrbio sensorial no couro cabeludo que as incisões orientadas em sentido coronal.**
– Verdadeiro.

○ **O que pode ser feito para minimizar a visibilidade da incisão bicoronal?**
– Realize uma incisão em linha ondulante.

○ **Qual é o tamanho máximo de enxerto que pode ser obtido *in situ* com segurança?**
– É de 3 a 4 cm de largura.

○ **Qual é o local preferido para a coleta de osso da calvária?**
– O osso parietal (anterior no caso de enxerto plano; posterior no caso de um enxerto curvo).

○ **Qual é reconhecida a camada diplóica do crânio durante a coleta *in situ*?**
– Alterações de cor de branco-amarelado a vermelho e ocorre maior sangramento.

○ **Qual é a melhor maneira de evitar lesão do seio sagital superior durante coleta de osso da calvária?**
– Manter pelo menos a 2 cm de distância da sutura sagital.

○ **Qual é o fator mais essencial ao sucesso de um enxerto ósseo vascularizado na mandíbula?**
  – Boa imobilização.

○ **Qual é o suprimento sanguíneo primário para o retalho deltopeitoral?**
  – Ramos perfurantes da artéria mamária interna (quatro ramos, em que o segundo e terceiro ramos representem o suprimento sanguíneo dominante).

○ **Qual é o suprimento sanguíneo primário no retalho do músculo grande peitoral?**
  – Artérias perfurantes da artéria toracoacromial.

○ **Onde deve ser colocada a incisão medial ao levantar o retalho do músculo grande peitoral?**
  – Lateral aos ramos perfurantes da artéria mamária interna para preservar o suprimento sanguíneo de um retalho deltopeitoral deve ser necessário no futuro.

○ **Qual é o suprimento sanguíneo primário para o retalho do trapézio?**
  – Artéria cervical transversa.

○ **Que retalho musculocutâneo possui a maior área de pele disponível para transferir para a cabeça e pescoço?**
  – O do músculo grande dorsal.

○ **Qual é o suprimento sanguíneo para esse retalho?**
  – Artéria toracodorsal.

○ **Quanto tempo leva para a completa regeneração do endotélio através de uma anastomose microvascular?**
  – 2 semanas.

○ **Em instituições que realizam reconstrução microcirúrgica de alto volume qual é a taxa de sucesso?**
  – 98%; 2%.

○ **Quais são os retalhos ideais para reconstrução de defeitos extensos do couro cabeludo?**
  – Do músculo grande dorsal tendo na superfície enxerto de pele de espessura dividida não entrelaçado; se o couro cabeludo estiver envolvido, do músculo grande dorsal com serrátil anterior.

○ **Qual é o melhor material para reconstrução dural?**
  – Fáscia *lata*.

○ **E se o crânio estiver envolvido?**
  – Pode-se usar calvária dividida, costela dividida ou metilmetacrilato mais retalho do músculo grande dorsal.

○ **Como se podem reconstruir defeitos da porção média do rosto envolvendo órbita e/ou maxila?**
   – Com uma prótese ou um retalho do músculo grande dorsal com múltiplas placas de pele.

○ **Qual é o principal limite de reconstrução microrcirúrgica nessa área?**
   – Difícil de restaurar o contorno normal.

○ **E se a base do crânio estiver envolvida?**
   – A reconstrução requer microcirurgia com retalhos dos músculos grande dorsal, reto abdominal ou retalho mental livre.

○ **Qual é o retalho ideal para defeitos de tecido mole da cavidade oral?**
   – Retalho livre do antebraço radial (RLAR).

○ **Quais são os melhores retalhos para defeitos totais de bochecha ou cavidade oral?**
   – RLAR dobrado ou retalho da escápula em dupla placa.

○ **Qual é o retalho ideal para reconstrução de defeitos mandibulares anteriores?**
   – Retalho fibular livre (RFL).

○ **Qual é o suprimento sanguíneo primário para o RFL?**
   – Artéria fibular.

○ **Onde se origina o tronco tibial-fibular comum em relação à cabeça da fíbula?**
   – 2 a 7 cm distal.

○ **Entre quais músculos corre a artéria fibular?**
   – Músculos tibial posterior e sóleo.

○ **Em média, qual é a quantidade de pele perfundida pela artéria fibular no RLAR?**
   – Aproximadamente 10 × 21 cm.

○ **Quais são os 3 tipos diferentes de ramos cutâneos da artéria fibular?**
   – Tipo A: musculocutâneo.
   – Tipo B: musculocutâneo e septocutâneo.
   – Tipo C: septocutâneo.

○ **Qual desses tipos supre mais sangue para a pele?**
   – Septocutâneo.

○ **Qual desses tipos é o mais numeroso?**
   – Musculocutâneo.

- **Através de qual compartimento muscular correm os ramos musculocutâneos?**
  - Através do compartimento posterior profundo que contém os músculos sóleo e flexor longo do hálux.

- **Por que o RFL é ideal para reconstrução de defeitos mandibulares?**
  - Porque providencia comprimento suficiente para reconstruir qualquer tamanho de defeito, pode ser colhido em posição supina e um após o outro com ressecção de tumor, o local doador tem baixa morbidade e proporciona tecido mole para defeitos intra-orais.

- **Qual é o comprimento médio da fíbula?**
  - É de 25 cm.

- **O que deve ser incorporado ao retalho para promover viabilidade à placa de pele?**
  - Uma pequena bainha de músculos sóleo e flexor longo do hálux.

- **Onde se situa o pedículo vascular na nova mandíbula?**
  - O mais próximo possível do novo ângulo mandibular.

- **Em quais vasos a artéria fibular pode ser anastomosada?**
  - Nas artérias facial ou carótida externa.

- **Qual é a finalidade da fixação intermaxilar (FIM) após a colocação de RFL?**
  - Minimizar o movimento próximo do pedículo vascular.

- **Se usada, quando a FIM é removida?**
  - Em 2 semanas de pós-operatório.

- **Quais são os fatores associados à diminuição da sobrevivência de uma placa de pele?**
  - Uma ilhota de pele, um pequeno enxerto ósseo, o uso intra-oral de placa de pele.

- **Qual é o papel da angiografia antes de RFL?**
  - É necessário para confirmar não só a presença da artéria fibular, mas também que ela está livre de doença e não é a fonte dominante de suprimento sanguíneo para a perna distal.

- **Quais são as opções reconstrutivas quando o côndilo mandibular deve ser removido durante ressecção tumoral?**
  - Reconstruir de modo incompleto o ramo para que ele não se estenda mais alto que a fossa glenóide.
  - Aderir o côndilo protético ao retalho.
  - Moldar a ponta do retalho para similar o côndilo.
  - Usar o côndilo ressecado como um enxerto não vascularizado montado sobre a ponta do retalho com uma miniplaca.

- **Qual é o método ideal?**
  - Transplante de côndilo autólogo, pois preserva a oclusão, a função da articulação temporomandibular (ATM) e a altura facial vertical sem aumentar a morbidade.

○ **O que deve ser feito antes do transplante de côndilo autólogo?**
  – Pedaços da cavidade medular na ponta cortada devem ser enviados para criossecção para confirmar que está livre de tumor.

○ **Que problemas podem ocorrer no defeito mandibular lateral, se o defeito não for reconstruído?**
  – Deformidade no contorno do terço lateral inferior da face, deslocamento da mandíbula residual em direção ao lado do defeito, má oclusão.

○ **O que são as THORP** *(titanium hollow screw reconstruction plates)*?
  – Placas de reconstrução com parafusos ocos de titânio.

○ **O que são as AO?**
  – Placas de titânio ou aço mais maleáveis que as THORP.

○ **Qual é a complicação mais comum da reconstrução do defeito de mandibulectomia com placas?**
  – A exposição da placa.

○ **Quais são os fatores que aumentam significativamente o risco de exposição da placa?**
  – Radioterapia e ressecção extensa de tecido mole.

○ **Qual é a vantagem primária do uso de retalho de tecido mole sobre o retalho do músculo grande peitoral juntamente com uma placa mandibular?**
  – O retalho livre resulta em exposição muito menor da placa.

○ **Quais são os tipos de retalhos ósseos livres que permitem implantes dentários e ósseos?**
  – Crista ilíaca, escápula, fíbula e rádio.

○ **Qual desses tipos é o mais confiável? O menos confiável?**
  – Crista ilíaca, rádio, respectivamente.

○ **Qual é o retalho ideal para reconstrução de defeitos faringoesofágicos?**
  – RLAR em túnel ou retalho jejunal livre (o retalho RLAR é melhor para a base da língua ou orofaringe, enquanto o jejunal livre é melhor para faringoesofagectomias totais).

○ **Qual deles possui índice mais alto de potencial para fístula?**
  – O RLAR em túnel.

○ **Quais são as principais limitações da reconstrução microcirúrgica na cabeça e no pescoço?**
  – A dificuldade para restaurar textura/cor da pele facial, contorno de tecidos mole/ósseo da maxila, mobilidade funcional da língua/lábio inferior e sensação da cavidade oral.

○ **Qual é a complicação mais comum da reconstrução microcirúrgica?**
  – Entre os pacientes, 36% sofrem de complicações médicas (problemas pulmonares, suporte ventilatório prolongado, abstinência aguda de etanol).

○ **Quando é maior o risco de trombose após reconstrução microcirúrgica?**
   – É de 15 a 20 min após o fechamento.

○ **Se fracassar um retalho livre, qual é a melhor opção para a reconstrução?**
   – Se as condições médicas permitirem, um segundo retalho livre deve ser realizado em vez de um retalho locorregional.

○ **No caso de reconstrução de defeitos orofaríngeos, quais são as vantagens do uso de um retalho livre sobre o retalho do músculo grande peitoral?**
   – Menor índice de complicação da ferida e hospitalização mais breve.

○ **Qual é a ordem típica de retorno de sensação em retalhos não inervados?**
   – Picadas de agulha, tato e depois temperatura.

○ **V/F: O retorno significativo da sensação de um retalho livre ocorre mesmo na ausência de anastomose neural.**
   – Verdadeiro.

○ **No caso de defeitos de espessura total da pálpebra em que esta não pode se fechar primariamente, qual é a técnica tentada antes do uso do retalho?**
   – Cantólise lateral.

○ **Qual é a complicação primária do retalho de avanço temporal para reconstrução da lamela anterior da pálpebra?**
   – Queda do canto lateral.

○ **Qual é a técnica ideal para a reconstrução dos defeitos lamelares posteriores da pálpebra lateral superior?**
   – Retalho de rotação tarsal.

○ **Qual é a técnica ideal para a reconstrução de grandes defeitos da lamela da pálpebra inferior?**
   – Retalho tarsoconjuntival de Hughes.

○ **Onde começa a dissecção do retalho tarsoconjuntival em relação à margem palpebral?**
   – De 3 a 4 mm superior à margem palpebral.

○ **Qual é a desvantagem primária desse procedimento?**
   – Requer 6 a 8 semanas de oclusão ocular.

○ **V/F: Enxertos de cartilagem auricular podem ser utilizados para reconstruir a lamela da pálpebra inferior, mas não devem ser usados na pálpebra superior.**
   – Verdadeiro: colocação na pálpebra superior pode causar abrasões corneanas.

○ **Quais são os 4 enxertos compostos que podem proporcionar rigidez e uma superfície mucosa para a reconstrução palpebral?**
 – A margem da pálpebra, enxerto tarsoconjuntival, enxerto condromucoso, enxerto mucoperiosteal de palato duro.

○ **Qual é a vantagem primária do enxerto de margem palpebral?**
 – Substituição do cílio.

○ **Que técnica é ideal para o reparo de grandes defeitos de espessura total?**
 – Procedimento de Cutler Beard ou Bridge.

○ **O que deve ser feito se a porção distal do canalículo for ressecado?**
 – A ponta cortada deve ser marsupializada, e um *stent,* colocado por, pelo menos, 3 semanas.

○ **Geralmente, que tamanho de defeitos do lábio inferior podem ser fechados primariamente?**
 – Menos da metade do lábio.

○ **Que retalho rotacional é mais bem adaptado para os defeitos laterais do lábio inferior?**
 – Retalho de Estlander.

○ **Qual é a vantagem primária do retalho rotacional circum-oral de Karapandzic?**
 – O músculo orbicular da boca é preservado.

○ **Quais são as melhores opções reconstrutivas para os defeitos totais do lábio?**
 – Retalho livre do antebraço radial, retalho inguinal ou retalho escapular.

○ **Qual é o melhor retalho para os defeitos da comissura oral?**
 – O retalho de Estlander.

○ **Qual é a complicação primária desse retalho?**
 – Microstomia.

○ **Qual é o melhor método de reconstrução para os defeitos entre metade e 2/3 do lábio inferior, não envolvendo a comissura oral?**
 – Retalho de Abbe-Sabattini.

○ **Que largura deve ter o retalho de Abbe-Sabattini?**
 – Metade da largura do defeito.

○ **Quais são as desvantagens do retalho de Abbe-Sabattini?**
 – Procedimento em 2 estágios, risco de lesão por parte do paciente ao abrir demasiadamente a boca e risco de microstomia.

○ **Qual é o melhor método de reconstrução para defeitos que envolvem 2/3 ou mais do lábio inferior?**
  – Se centrado na linha média, a modificação de Webster do reparo de Bernard-Burow.

○ **Qual é a largura dos desenhos dos triângulos de Burow?**
  – As bases são de largura equivalente à metade do defeito labial.

○ **Qual é o melhor método de reconstrução para os defeitos que envolvem 2/3 ou mais do lábio superior?**
  – Retalho de Abbe-Sabattini +/– de Burow-Dieffenbach.

○ **Qual é o suprimento sanguíneo primário dos retalhos cutâneos do deltopeitoral, temporal, fronte e nuca?**
  – Deltopeitoral: artérias mamárias internas.
  – Temporal: artéria temporal superficial.
  – Fronte: artérias supra-orbitais e supratrocleares.
  – Nuca: aleatório (artérias pós-auricular, vertebral occipital).

○ **Qual é o suprimento sanguíneo primário dos retalhos dos músculos grande peitoral (MGP), trapézio, grande dorsal e miocutâneo esternocleidomastóideo (MSC)?**
  – MGP: artérias toracoacromial e torácica lateral.
  – Trapézio: artérias (occipital, tireóidea superior, cervical transversa).
  – Grande dorsal: artéria toracodorsal.
  – MSC: aleatório (artérias occipital, tireóidea superior, cervical transversa).

○ **Qual é o suprimento sanguíneo primário para o retalho do músculo temporal?**
  – Artéria temporal profunda.

○ **Que vasos servem de base para o retalho livre de crista ilíaca?**
  – Os vasos ilíacos circunflexos profundos.

○ **Que vasos servem de base para o retalho livre do músculo reto abdominal?**
  – Os vasos epigástricos inferiores profundos.

○ **Quais são os tecidos incluídos no retalho fasciocutâneo da coxa posterior?**
  – A fáscia *lata*, tecido subcutâneo e o ramo descendente da artéria glútea inferior.

○ **Que vasos servem de base para o retalho do omento maior?**
  – Na artéria gastroepiplóica direita ou esquerda.

○ **Qual é o achado que à inspeção de um retalho significa trombose venosa?**
  – Desenvolvimento de uma linha distinta de demarcação de cor.

○ **Qual é o mais potente inibidor de trombina natural?**
  – Hirudina.

○ **Onde se encontra essa substância na natureza?**
   – Nas glândulas salivares das sanguessugas.

○ **Que microrganismo vive no intestino das sanguessugas sendo o mais comum associado a infecções da ferida quando as sanguessugas são aplicadas?**
   – *Aeromonas hydrophila.*

○ **A quais antibióticos esse microrganismo é sensível?**
   – Cefalosporinas de terceira geração, ciprofloxacina, aminoglicosídeos, drogas da sulfa e tetraciclina.

○ **Quais são as contra-indicações ao uso de sanguessuga?**
   – Insuficiência arterial, imunocomprometimento grave, reação alérgica à aplicação prévia de sanguessuga.

Anatomia para Cirurgiões Plásticos

○ **De que maneira o processo de envelhecimento altera as proporções faciais?**
  – Desde a área do subnasal até a ponta do queixo ocorre diminuição significativa de tamanho em comparação com as outras áreas da face.

○ **Qual é o ângulo nasofrontal ideal?**
  – É o de 125 a 135 graus.

○ **Qual é o ângulo nasolabial ideal?**
  – É o de 90 a 120 graus.

○ **Qual é o ângulo nasofacial ideal?**
  – É o de 36 a 40 graus.

○ **Segundo o método de Goode de determinação do ângulo nasofacial, a que ângulo corresponde uma proporção de 0,55?**
  – O de 36 graus.

○ **O que é o método de Baum para determinar o ângulo nasofacial?**
  – É a proporção de uma linha desenhada do ângulo nasofrontal ao subnasal até uma linha horizontal perpendicular a uma linha vertical que atravessa a ponta; idealmente essa proporção é de 2:1, o que corresponde a um ângulo de 42 graus.

○ **O que é a modificação de Powell do método de Baum?**
  – A proporção ideal é de 2,8:1 que corresponde a um ângulo de 36 graus.

○ **O que é o método de Simons para determinar o ângulo nasofacial?**
  – A proporção entre o comprimento do lábio superior e o da base do nariz é idealmente de 1:1.

○ **Qual é a proporção ideal alar-lobular?**
  – É de 1:1.

○ **Como o ângulo supra-ponta ideal difere de ♂ para ♀?**
  – Ele é mais pronunciado em mulheres.

○ **No sexo feminino, onde ocorre a elevação máxima da sobrancelha?**
  – Em uma linha tangente e vertical até o limbo lateral do olho.

○ **Qual é o comprimento médio do lábio superior em homens e mulheres?**
   – É de 24 mm em homens, 20 mm em mulheres.

○ **Qual é o comprimento médio do lábio inferior em homens e mulheres?**
   – É de 50 mm em homens e 46 mm em mulheres.

○ **Qual é a proporção ideal de comprimento entre os lábios superior e inferior?**
   – É de 2:1.

○ **Qual é a diferença entre a pele de asiáticos e caucasianos?**
   – Os asiáticos têm pele mais espessa com maior densidade de colágeno e são mais propensos a cicatrização hipertrófica e eritema prolongado.

○ **Qual é a diferença entre o envelhecimento da pele entre asiáticos e caucasianos?**
   – Os asiáticos desenvolvem menos rítides finas, porém mais lesões pigmentadas do que os caucasianos.

○ **V/F: Com o envelhecimento, os asiáticos acumulam maiores volumes de gordura que os caucasianos.**
   – Verdadeiro.

○ **Qual é a diferença do músculo platisma de asiáticos e caucasianos?**
   – Mais grosso em asiáticos, com menor incidência de diástase.

○ **Quais são as características típicas da estrutura facial em asiáticos?**
   – Eminências malares mais proeminentes com uma porção facial média relativamente mais rasa, ângulos mandibulares largos e proeminentes, queixo curto e inclinado posteriormente, dorso nasal largo e chato com projeção da ponta limitada e base nasal larga.

○ **Qual é a diferença de incidência de complicações após ritidectomia entre asiáticos e caucasianos?**
   – A necrose do retalho é menos comum, enquanto a cicatrização hipertrófica é mais comum em asiáticos.

○ **O que a dobra epicantal cobre?**
   – O lago lacrimal.

○ **O que é exclusivo em relação à anatomia da pálpebra dos asiáticos?**
   – O músculo elevador não possui inserção na pele pré-tarsal, resultando em ausência da dobra pré-tarsal.

○ **Qual é a forma mais comum de ptose palpebral adquirida?**
   – Desinserção e deiscência da aponeurose do músculo elevador.

○ **Quais são os sinais físicos de desinserção de aponeurose?**
  – A pele da pálpebra superior e dobra da pálpebra alta dobram-se com a boa função do elevador (> 10 mm).

○ **Defina a ptose leve, moderada e acentuada.**
  – Leve: 1 a 2 mm, moderada 2 a 3 mm, acentuada > 4 mm.

○ **Como é definida a flacidez da pálpebra inferior?**
  – S e > 10 mm ou > 25 mm da pele podem ser reunidos sem distorção da borda.

○ **Qual é o significado de um perfil de "vetor negativo"?**
  – Descreve pacientes com olhos protuberantes e eminência malar hipoplásica. A gordura não deve ser removida desses pacientes durante blefaroplastia.

○ **Qual é a estrutura que divide a glândula lacrimal em 2 lobos?**
  – A aponeurose do músculo elevador.

○ **O que é lei de Hering?**
  – Em ptose unilateral com retração palpebral... caso se cubra o olho ptótico com um tampão por 30 a 60 min, o olho retraído ficará na posição normal e o olho ptótico se revelará.

○ **Quais são as dimensões da fissura palpebral quando os olhos estão abertos?**
  – 30 × 10 mm.

○ **Quais são as estruturas que constituem a lamela média?**
  – O septo orbital, a fáscia capsulopalpebral, superfície posterior do músculo orbicular do olho.

○ **O que proporciona o apoio estático à pálpebra inferior?**
  – Placa tarsal e seus tendões cantais medial e lateral associados.

○ **O que proporciona apoio dinâmico à pálpebra inferior?**
  – Adesão da porção pré-tarsal do orbicular para a placa tarsal.

○ **Qual é a estrutura na pálpebra inferior análoga à aponeurose do elevador da pálpebra inferior?**
  – Fáscia capsulopalpebral.

○ **Quais são os retratores da pálpebra inferior?**
  – Fáscia capsulopalpebral e músculo tarsal inferior.

○ **Qual é o revestimento da superfície posterior da pálpebra?**
  – A conjuntiva palpebral.

○ **O que cria a linha cinzenta da margem palpebral?**
  – O músculo de Riolan.

○ **O que a linha cinzenta divide?**
  – As lamelas anterior e posterior.

○ **Que estruturas constituem a lamela anterior da pálpebra?**
  – Músculo orbicular do olho pré-tarsal e pele palpebral.

○ **Que estruturas constituem a lamela posterior da pálpebra?**
  – Conjuntiva e placa tarsal.

○ **Que estrutura forma o tendão do canto medial?**
  – A cabeça superficial das fibras pré-tarsais do músculo orbicular do olho.

○ **Qual é a função da cabeça profunda do músculo orbicular do olho?**
  – Insere-se na crista lacrimal posterior e proporciona apoio estrutural para a pálpebra.

○ **O que acontece com a ruptura da cabeça profunda?**
  – Deslocamentos lateral e anterior do ângulo do canto medial.

○ **Onde se insere o tendão do canto lateral?**
  – O tubérculo orbital localizado a 5 mm posterior à borda orbital lateral.

○ **Qual é a posição ideal da sobrancelha em uma mulher?**
  – O segmento medial em forma de bastão e inferior ao segmento lateral; o pico do arco acima da borda orbital no limbo lateral; a margem palpebral a uma distância de > 2 cm.

○ **Qual é a posição ideal da sobrancelha em um homem?**
  – No nível da borda supra-orbital com um arco menos pronunciado.

○ **Onde se situa o ramo frontal do VII mais vulnerável durante o levantamento da sobrancelha?**
  – Logo acima da sobrancelha lateral, 1 a 2 cm da borda orbital.

○ **Onde deve começar a escavação subperiosteal durante o levantamento da sobrancelha?**
  – A 2,5 cm acima da borda orbital lateral para evitar lesão para o nervo supra-orbital.

○ **Quais são os músculos que puxam as pálpebras medialmente?**
  – Músculos corrugadores do supercílio.

○ **Qual é o músculo que puxa a margem medial da sobrancelha inferiormente?**
  – Prócero.

○ **Qual é o músculo que cria rítides vertical e oblíqua na região da sobrancelha medial?**
  – Músculo corrugador do supercílio.

- **O que é sistema musculoaponeurótico (SMA)?**
  - O plano tecidual da face composta de tecido fibroso e/ou muscular que é contínuo com o platisma e não possui inserção óssea direta.

- **Qual é a relação do SMA com a glândula parótida?**
  - Densamente aderente à glândula parótida, ainda que distinto da fáscia parotídea.

- **Onde se encontram os ramos do nervo facial em relação ao SMA?**
  - Profundos.

- **Ao dissecar a região temporal até o arco zigomático, onde a fáscia temporal profunda se divide em camadas superficial e profunda?**
  - Na linha temporal de fusão ao nível da borda orbital superior.

- **O que acontece com a fáscia quando a dissecção continua na direção do arco zigomático?**
  - A fáscia temporoparietal e a camada superficial da fáscia temporal profunda fundem-se 1 cm acima do arco zigomático.

- **Qual é a relação entre o SMA e o arco zigomático?**
  - Termina 1 cm abaixo do arco zigomático.

- **Qual é a relação entre o SMA e a pálpebra inferior?**
  - Funde-se com as fibras musculares do músculo orbicular do olho.

- **Qual é a única localização na face onde o SMA não é coberto pela camada fascial-gordurosa?**
  - A porção superior da pálpebra inferior.

- **Qual é a relação entre o ramo frontal do VII e a fáscia temporoparietal?**
  - Esse ramo se situa dentro da fáscia.

- **Que plano separa a fáscia temporoparietal da fáscia temporal profunda?**
  - O plano subaponeurótico do tecido areolar solto.

- **O que separa a camada superficial e a profunda da fáscia temporal profunda?**
  - O coxim gorduroso temporal superficial.

- **Qual é o coxim gorduroso que separa o músculo temporal da fáscia temporal profunda e o arco zigomático?**
  - O coxim gorduroso temporal profundo, uma extensão do coxim gorduroso da boca.

- **Qual é a relação entre o ramo frontal do VII e o arco zigomático?**
  - Corre sobre a superfície da camada areolar solto e a camada superficial da fáscia temporal profunda.

○ **Quais são os únicos músculos miméticos que recebem inervação do VII em suas superfícies?**
  – Músculos bucinador, elevador do ângulo da boca e mental.

○ **Qual é a localização das inserções fibrosas densas entre a fáscia superficial e a profunda?**
  – Ao longo do arco zigomático, sobrejacente à glândula parótida, ao longo da borda anterior do músculo masseter.

○ **V/F: O coxim gorduroso bucal, ducto parotídeo, artéria e veia faciais e o nervo facial se situam no mesmo plano anatômico na bochecha.**
  – Verdadeiro.

○ **Quais são os 2 tipos de ligamentos retidos que amparam a pele facial?**
  – Ligamentos osteocutâneos e fusão das fáscias superficial e profunda.

○ **Quais são os ligamentos que apóiam o coxim malar sobre a eminência zigomática?**
  – Ligamentos zigomáticos.

○ **Quais são os ligamentos que suportam o tecido mole da bochecha medial?**
  – Ligamentos cutâneos massetéricos.

○ **Qual é a causa primária do envelhecimento da porção média da face?**
  – Ptose dos coxins gordurosos malares e o tônus diminuído da musculatura zigomática.

○ **Qual é a causa primária de papadas em paciente idoso?**
  – A atenuação dos ligamentos cutâneos massetéricos.

○ **Qual é o significado da posição do osso hióideo em ritidectomia?**
  – Determina a máxima melhora possível no ângulo cervicomental; a posição ideal é alta e posterior.

○ **Idealmente, a ponta nasal deve levar o resto do perfil a que distância?**
  – De 1 a 2 mm.

○ **Qual é a única qualidade estética mais importante da ponta e da base nasal?**
  – A simetria.

○ **Qual é a configuração ideal da margem alar?**
  – Em forma de S, expondo 2 a 3 mm da columela caudal em visão lateral.

○ **Qual é base anatômica da "columela em suspensão"?**
  – Arco das alas excessivamente alto, curvatura anormalmente extrema do pedúnculo medial e intermediário ou remoção cirúrgica superagressiva do pedúnculo lateral e tecido mole adjacente com contração cefálica subseqüente da margem alar.

- **Quais são as unidades anatômicas?**
  - Dorso nasal, paredes nasais laterais, ponta tarsal, lóbulos alares, depressões das facetas supra-alares.

- **Que músculos elevam o nariz?**
  - Músculos prócero, elevador do lábio superior e da asa do nariz, anômalos do nariz.

- **Que músculos deprimem o nariz?**
  - Músculos alar nasal, depressor do septo nasal.

- **Quais são os outros músculos do nariz (o compressor e os dilatadores)?**
  - Músculos transverso nasal, compressor menor da narina, dilatador anterior da narina.

- **Quais são os efeitos da separação das cartilagens laterais superiores dos ossos nasais sobre a via aérea?**
  - Causa a escavação da abóbada média nasal.

- **O que é válvula nasal?**
  - É o ângulo entre a cartilagem quadrangular caudal e as cartilagens laterais superiores distais.

- **Quais são as estruturas encontradas na área da válvula nasal?**
  - Septo, cartilagens laterais superiores e cabeça dos cornetos inferiores.

- **Qual é o ângulo normal da válvula nasal nos caucasianos?**
  - É de 9 a 15 graus.

- **Qual é o único componente septal que é pareado?**
  - O vômer, que pode ser bilaminar devido à sua origem embrionária dupla.

- **Qual é o componente cirúrgico mais importante do septo?**
  - Cartilagem quadrangular. Ela proporciona apoio de linha média, podendo influenciar significativamente a aparência externa do nariz.

- **Quais são os principais mecanismos de apoio da ponta nasal?**
  - Contorno, tamanho, inserção e força do pedúnculo lateral; inserção da plataforma do pedúnculo medial até o septo caudal; inserção da borda caudal das cartilagens laterais superiores até a margem cefálica das cartilagens alares.

- **Quais são os mecanismos menores de apoio da ponta nasal?**
  - Aponeurose ligamentar da ponta nasal; septo cartilaginoso; espinha nasal; força e resiliência do pedúnculo medial; espessura da pele da ponta nasal e tecido subcutâneo.

○ **Quais são as principais características anatômicas que determinam a projeção da ponta nasal?**
  – Espessura e caráter da pele da ponta; forma e força das cartilagens alares; comprimento do lóbulo e infraponta e columela; anatomia da cartilagem quadrangular (especialmente o ângulo septal anterior); tamanho da espinhal nasal e pré-maxila.

○ **Quais são os 2 ângulos usados para determinar a projeção do queixo?**
  – Ângulo de Legan (normal 12 graus +/– 4), ângulo em Z modificado de Merrifield (normal 80 graus +/– 5).

○ **Em qual desses ângulos se utiliza a linha horizontal de Frankfort como referência?**
  – No ângulo em Z de Merrifield.

○ **Qual é o método de Gonzales-Ulloa para determinar a projeção do queixo?**
  – O queixo anterior deve se aproximar de uma linha perpendicular até a linha horizontal de Frankfort onde faz intersecção com o násio.

○ **Onde se situa o queixo em relação à linha vertical que cai dos lábios?**
  – Em homens, o queixo deve se unir à linha; em mulheres, o queixo deve situar-se 2 a 3 mm posterior.

○ **Onde se situa uma incisão feita com utilização da abordagem externa para aumento do queixo?**
  – Situa-se 2 a 3 mm, posterior até a prega submental.

○ **Qual é a diferença entre microgenia e micrognatia?**
  – Microgenia é uma pequena mandíbula com oclusão normal; micrognatia é uma mandíbula subdesenvolvida com oclusão de classe II.

○ **O que é retrognatia?**
  – Mandíbula de tamanho normal com oclusão de classe II.

○ **Qual é a espessura normal do coxim do queixo?**
  – De 8 a 11 mm.

○ **Qual é a posição normal do lábio inferior em relação ao lábio superior e queixo?**
  – A porção mais anterior do giro branco situa-se ligeiramente para o lábio superior e no mesmo plano do tecido mole como o ponto de tecido mole do queixo.

○ **Quais são as causas de eversão do lábio inferior?**
  – Mordida esquelética profunda; protuberância dental inferior; excesso, peso e volume do lábio.

○ **Qual é a medida que pode ser utilizada para determinar a deficiência na área malar?**
  – A distância da proeminência malar para o sulco nasolabial na projeção lateral (idealmente > 5 mm).

○ **Qual é o ângulo normal entre a orelha e a cabeça?**
   – É de 25 a 30 graus.

○ **Qual é a inclinação normal do eixo vertical da aurícula?**
   – É de 20 graus.

○ **Qual é a altura vertical normal da aurícula?**
   – Cerca de 6 cm.

○ **Qual é a largura normal da aurícula?**
   – Cerca de 55% do comprimento.

○ **Qual é a distância normal da margem helical para o crânio?**
   – De 1 a 2 cm.

○ **Qual é o limite superior da aurícula?**
   – O nível da sobrancelha.

Dermatologia Facial

○ **A pele que raramente se queima e se bronzeia mais que a média pertence a que classe de Fitzpatrick?**

– Pertence à classe IV.

○ **Quais são as características da pele fotoenvelhecida?**

– Mais espessa que o normal com rugas, é grosseira, pálida, com telangiectasia, hiperpigmentação mosqueada e apresenta perda de elasticidade.

○ **Quais são as características histológicas da pele fotoenvelhecida?**

– Camada córnea espessa, epiderme atrófica afinada com atipia, distribuição irregular de melanina, diminuição de glicosaminoglicanos, fibras elásticas anormais na derme (elastose solar).

○ **O que é melasma?**

– Grandes máculas simétricas nas bochechas, testa, lábio superior, nariz e queixo.

○ **O que causa melasma?**

– Predisposição genética, exposição à radiação ultravioleta (UV), gravidez, contraceptivos orais, disfunção tireóidea, cosméticos, drogas fototóxicas e anticonvulsivantes.

○ **V/F: Evitar completamente o sol pode reverter alguns sinais histológicos do fotoenvelhecimento.**

– Verdadeiro.

○ **Quais são os efeitos dos ácidos alfa-hidróxi sobre a derme?**

– Aumenta a produção de colágeno e glicosaminoglicano.

○ **Que preparações cutâneas demonstraram aumentar significativamente a gravidade geral do dano causado pela luz solar, mas não demonstraram afetar as rugas?**

– Ácidos alfa-hidróxi a 8 a 10%.

○ **Quais são os pacientes mais bem servidos pelos ácidos alfa-hidróxi a 15 a 20%?**

– Os pacientes com pele sebácea dos tipos III e IV de Fitzpatrick.

○ **Quais são os efeitos clínicos da tretinoína?**

– Diminuição do enrugamento fino, da aspereza e da hiperpigmentação após 6 meses de uso.

○ **Quais são os efeitos histológicos da tretinoína?**
  – A camada córnea se afina, a epiderme fica mais espessa, o colágeno e a angiogênese aumentam e há distribuição mais uniforme dos grânulos de melanina.

○ **Qual é o mecanismo de ação dos retinóides?**
  – Os retinóides causam inibição de 70% do fator de transcrição AP-1 de ligação do DNA, o que diminui a ativação das metaloproteases, como a colagenase, gelatinase e estromatólise.

○ **Qual é o mecanismo de ação da hidroquinona?**
  – Bloqueia a conversão de dopa em melanina.

○ **O que é ocronose?**
  – Uma reação adversa em potencial à hidroquinona, caracterizada por uma pigmentação reticulada, escurecida das bochechas, testa e regiões periorbitais.

○ **Qual é o agente alvejante que também é efetivo no tratamento da acne?**
  – Ácido azelaico.

○ **Qual é o agente alvejante produzido por *Aspergillus* e *Penicillium*?**
  – Ácido kójico.

○ **Quais são os componentes da solução de Jessner?**
  – Resorcinol, ácido salicílico, ácido láctico e etanol.

○ **Qual é a profundidade de penetração da solução de Jessner?**
  – Permanece intra-epidérmica.

○ **Qual é a profundidade de penetração da solução de ácido tricloroacético (TCA) a 20%?**
  – Abaixo da derme papilar.

○ **Quais são os 4 níveis de *peeling* (descamação)?**
  – Nível 0: sem queimadura, a pele tem aparência lisa e brilhosa, representando a remoção da camada córnea.
  – Nível 1: queimadura leve irregular com algum eritema; 2 a 4 dias de *peeling* leve.
  – Nível 2: queimadura branco-rosada, descamação epidérmica em espessura total, 5 dias após *peeling*.
  – Nível 3: queimadura branca sólida, derme papilar.

○ **Quais são as manifestações iniciais de toxicidade sistêmica por fenol decorrente de *peeling* facial?**
  – Hiper-reflexia e hipertensão.

○ **Quando as arritmias cardíacas que se desenvolvem durante um *peeling* com fenol têm mais probabilidade de ocorrer?**
  – Em 30 min do início do procedimento.

○ **Qual é a incidência de respostas positivas aos testes cutâneos à injeção de colágeno?**
 – A incidência é de 3%.

○ **Quais são as principais indicações para a injeção de colágeno?**
 – Linhas de franzimento glabelares, linhas nasolabiais, pés-de-galinha e cicatrizes de acne em forma de pires.

○ **Por quanto tempo o colágeno injetável permanece no tecido?**
 – De 3 a 6 meses.

○ **Qual é a vantagem primária de AlloDerm?**
 – É semipermanente (com 20 a 50% de persistência além de 1 ano).

○ **O que é isolágeno?**
 – Um material de tecido mole autólogo, injetável, derivado de fibroblastos humanos cultivados.

○ **Qual é a área da face mais efetiva para o *laser* de CO_2 no tratamento de rítides?**
 – Periorbital.

○ **Qual é a principal complicação da renovação da superfície de indivíduos de pele mais escura?**
 – Despigmentação (hiper ou hipo).

○ **Quais são os fatores que afetam o risco de complicações após renovação de superfície com *laser*?**
 – O número de aplicações do *laser*, densidades energéticas, grau de pulso ou sobreposição de *scan*, condições pré-operatórias da pele, áreas anatômicas.

○ **Quais são os efeitos colaterais normais da renovação da superfície da pele com *laser*?**
 – Eritema, edema, secreção serosa e formação de crostas.

○ **Qual é o *laser* que provoca efeitos colaterais mais intensos e prolongados?**
 – *Laser* de CO_2.

○ **Por quanto tempo duram os efeitos colaterais?**
 – De 3 a 6 meses após o *laser* de CO_2; de 2 a 4 semanas após o *laser* Er:YAG.

○ **Quais são as complicações leves da renovação da superfície da pele com *laser*?**
 – Eritema prolongado, acne ou mílios, dermatite de contato, prurido.

○ **Qual é a porcentagem de pacientes que desenvolvem hiperpigmentação pós-inflamatória?**
 – É de 33% (principalmente nos tipos de pele mais escura).

○ **Que tratamento pode ser usado para ajudar nesse problema?**

– Hidroquinona ou ácido retinóico mais um corticosteróide tópico de classe I, ácido glicólico.

○ **O que deve ser usado para evitar esse problema?**

– Protetor solar (os regimes de pré-tratamento não se mostraram de ajuda).

○ **Quais são os fatores que aumentam o risco de eritema prolongado?**

– O uso regular de tretinoína ou ácido glicólico, rosácea, múltiplas aplicações, a grande quantidade de pulsos inadvertidamente, atrito intra-operatório agressivo.

○ **Qual é a finalidade da aplicação de vitamina C tópica após *resurfacing* (renovação de superfície) da pele?**

– Diminuir a inflamação associada a eritema prolongado (deve-se aguardar até que a reepitelização esteja completa antes da aplicação).

○ **Quando se apresenta a hipopigmentação após *resurfacing* (renovação de superfície) com *laser*?**

– Em 6 a 12 meses após o tratamento.

○ **Qual é a porcentagem de pacientes que desenvolvem dermatite de contato após *resurfacing* (renovação de superfície) de pele com *laser*?**

– É de 65%.

○ **Como esta é tratada?**

– Com emolientes brandos (evitar antibióticos tópicos), corticosteróides tópicos de classe I, compressas frias e úmidas.

○ **Qual é a porcentagem de pacientes que desenvolvem vírus do herpes simples (HSV) apesar da profilaxia antiviral?**

– De 2 a 7%.

○ **Qual é o regime profilático antiviral típico?**

– Iniciar, 1 a 2 dias antes do procedimento, fanciclovir 250 mg 2 vezes ao dia por 7 a 10 dias (se não houver história de HSV)... 500 mg 2 vezes ao dia, se houver história positiva de HSV.

○ **Como se deve tratar um surto de HSV?**

– Mudando para um antiviral diferente e administrando a dose máxima.

○ **Quais são as áreas anatômicas mais propensas a formar cicatrizes após tratamento com *laser*?**

– Área infra-orbital, mandíbula e porção anterior do pescoço.

○ **Quais são os fatores que aumentam o risco de formação de cicatriz?**
  – O desenvolvimento de infecção de ferida ou dermatite de contato, uso recente de tretinoína, histórias de radioterapia e de quelóides.

○ **O que pode ser utilizado para tratar a formação de cicatriz após *resurfacing* (renovação de superfície) da pele com *laser*?**
  – Corticosteróides intralesionais ou tópicos, *laser* de corante pulsado de 585 nanômetros (nm) (2 a 3 tratamentos em intervalos de 6 a 8 semanas).

○ **Os pacientes submetidos anteriormente à blefaroplastia estão em alto risco de qual complicação após *resurfacing* (renovação de superfície) da pele com *laser*?**
  – Ectrópio.

○ **Quais são as 2 complicações mais comuns do dermabrasão?**
  – Mílios e hipopigmentação.

Cirurgia Cosmética

○ **Quais são as teorias primárias sobre a etiologia das bolsas infra-orbitais?**

1. Excesso de gordura congênita.
2. Enfraquecimento do septo orbital e atenuação do músculo orbicular do olho.
3. Enfraquecimento do suporte global resultando em enoftalmia e pseudo-herniação.
4. Enfraquecimento e descida do ligamento suspensor de Lockwood.

○ **Qual é a conseqüência da ressecção agressiva e excessiva da pele do lábio superior?**

– Perda de definição da dobra.

○ **Por que uma precaução extra deve ser adotada durante a dissecção lateral da pálpebra superior?**

– Para evitar prolapso da glândula lacrimal.

○ **Qual é a complicação mais grave, ainda que a mais rara, da blefaroplastia?**

– Hemorragia retrobulbar. A incidência de 0,04%.

○ **Quando a má posição da pálpebra após blefaroplastia deve ser corrigida?**

– Não antes de 6 meses após a cirurgia inicial.

○ **O que acontece à posição do globo quando 2,5 mL de gordura são removidos?**

– O globo se movimenta 1 mm inferiormente e 2 mm posteriormente.

○ **De que maneira a liberação do arco marginal afeta o contorno do olho?**

– Criando um contorno mais convexo e jovem.

○ **Quais são as 2 principais limitações da abordagem transconjuntival da blefaroplastia de pálpebra inferior?**

– A pele redundante não pode ser removida, e a hipertrofia orbicular não pode ser tratada.

○ **A identificação de qual estrutura é essencial na exposição segura dos coxins adiposos mediais e centrais durante blefaroplastia de pálpebra inferior transconjuntival?**

– Do músculo oblíquo inferior.

○ **Quais são os 2 tipos de má posição de pálpebra inferior após blefaroplastia?**

– Retração e ectrópio.

○ **Qual é o mais comum?**

– Retração.

○ **Qual é a diferença entre retração e ectrópio?**
  – Retração é o encurtamento da pálpebra vertical devido à fibrose no plano lamelar médio; ectrópio é a eversão da pálpebra causada pelo encurtamento da lamela anterior, pele e músculo orbicular do olho.

○ **Qual é a causa mais comum de retração da pálpebra inferior após blefaroplastia?**
  – O acúmulo de pequenas quantidades de sangue no plano lamelar médio.

○ **Quais são as 5 técnicas de blefaroplastia palpebral que ajudam a prevenir a retração pós-operatória?**
  1. Alinhamento horizontal de incisões da pálpebra inferior.
  2. Preservação de uma faixa do músculo orbicular inserida na placa tarsal.
  3. Dobrar *(draping)* o retalho medial e superiormente.
  4. Colocação de uma sutura em suspensão entre a superfície profunda do orbicular e o periósteo orbital.
  5. Injeção de triancinolona dentro do plano do septo orbital.

○ **Quais são os fatores que predispõem à má posição palpebral após blefaroplastia de pálpebra inferior?**
  – Proptose ou miopia unilateral; mostra escleral preexistente; hipoplasia malar; frouxidão da pálpebra inferior em razão de cirurgia anterior; mulheres > 65 anos e no sexo masculino em geral.

○ **Quais são as contra-indicações relativas ao *lifting* coronal da testa?**
  – Calvície em padrão masculino em homens e linha do cabelo alta em mulheres.

○ **Qual é o plano de dissecção no *lifting* coronal da testa?**
  – Subgaleal.

○ **Em que região é proibida a divisão do músculo frontal?**
  – Entre a sobrancelha lateral e a linha temporal do cabelo.

○ **Que pacientes são bons candidatos para o *lifting* pré-triquial da testa?**
  – Mulheres com linha de cabelo alta e altura vertical longa até a testa.

○ **Que pacientes são bons candidatos para o *lifting* da porção média da testa?**
  – Homens com profundas rítides e nos quais o *lifting* coronal é contra-indicado.

○ **Que pacientes são bons candidatos para o *lifting* direto de sobrancelha?**
  – Aqueles com assimetrias de sobrancelha (isto é, decorrentes de paralisia do nervo facial) e acentuada ptose da pálpebra lateral.

○ **Que pacientes não são bons candidatos para o *lifting* endoscópico da sobrancelha?**
  – Mulheres com linhas de cabelo altas, pacientes com calvície em padrão masculino ou pele contraída, espessa, com extensas inserções ósseas (mais comuns em asiáticos e nativos americanos).

○ **Qual é o plano apropriado de dissecção na região temporal para evitar lesão ao VII?**
  – Dentro do plano subaponeurótico (profundo na fáscia temporoparietal).

○ **Qual é o plano de dissecção mais seguro na região temporal quando a exposição do arco zigomático é necessária?**
  – Dentro do coxim adiposo temporal superficial profundo à camada superficial da fáscia temporal profunda.

○ **Em que região da face a transecção do sistema musculoaponeurótico (SMA) pode lesar diretamente um ramo do VII?**
  – Na região temporal.

○ **Qual é o plano de dissecção mais seguro na região malar?**
  – Ao longo da superfície dos músculos elevadores do lábio superior (zigomáticos maior e menor).

○ **Qual é a diferença na incisão de *lifting* facial entre homens e mulheres?**
  – Em mulheres, a incisão corre ao longo da margem posterior do trago (pós-tragal); em homens, a incisão é feita na dobra pré-auricular (pré-tragal) para que o pêlo facial não cresça no trago no pós-operatório. Além disso, uma margem de pele sem pêlos é preservada na inserção inferior do lóbulo da orelha em homens.

○ **Qual é a diferença entre imbricação e plicação do sistema musculoaponeurótico (SMA)?**
  – A imbricação envolve escavação e corte do SMA antes da suspensão; a plicação envolve dobrar o próprio SMA.

○ **Qual é a diferença no resultado entre essas abordagens?**
  – Não ocorre diferença significativa no resultado.

○ **Em que direção os retalhos são levados durante suspensão de SMA?**
  – Principalmente em sentido superior e parcialmente posterior.

○ **Qual é a complicação resultante de levá-los tão posteriormente?**
  – Alargamento e achatamento da comissura oral.

○ **Qual é o efeito da suspensão do SMA sobre as dobras nasolabiais?**
  – O seu aprofundamento.

○ **Qual é a abordagem de ritidectomia que melhora as dobras nasolabiais?**
  – Ritidectomia de plano profundo.

○ **Em que plano o pescoço é dissecado durante ritidectomia de plano profundo?**
  – Pré-platismal.

○ **Em que plano a face inferior é dissecada durante ritidectomia de plano profundo?**
  – No plano sub-SMA.

- **Em que plano a porção média da face é dissecada durante ritidectomia de plano profundo?**
    - No subcutâneo, 2 a 3 cm anteriores ao trago, em seguida imediatamente superficial aos músculos orbicular e zigomático.

- **Em que lugar na porção média da face o nervo facial é mais vulnerável durante escavação do SMA?**
    - Anterior à glândula parótida.

- **V/F: Os drenos de sucção fechada estão associados à incidência significativamente menor de hematoma após ritidectomia.**
    - Falso.

- **O que é um lóbulo de "orelha de duende ou sátiro"?**
    - A complicação comum de uma ritidectomia em que o lóbulo é alongado e diretamente inserido na pele facial da bochecha.

- **Qual é a complicação mais comum da ritidectomia?**
    - Hematoma.

- **V/F: Hematoma após ritidectomia é mais comum em homens que em mulheres.**
    - Verdadeiro.

- **Qual é a incidência de hematoma após ritidectomia?**
    - É de 0,3 a 15%.

- **Quando ocorre a maioria dos hematomas após ritidectomia?**
    - Nas primeiras 12 h de pós-operatório.

- **Qual é a incidência de lesão de nervo facial durante ritidectomia?**
    - É de 0,4 a 2,6%.

- **Qual é a incidência de paralisia temporária de nervo facial após ritidectomia de plano profundo?**
    - É de 3,6%.

- **Qual é o nervo geralmente mais lesado durante ritidectomia?**
    - O nervo grande auricular.

- **Qual é a causa mais provável de formação de covinhas da pele durante lipossucção da papada?**
    - Direcionar a abertura do extrator na direção da pele.

- **Qual é o plano apropriado de dissecção durante rinoplastia?**
    - Profundo ao tecido subcutâneo e camadas de SMA.

○ **A redução de que estrutura produz a maioria das alterações de perfil em pacientes que necessitam de rinoplastia de redução?**
   – O dorso cartilaginoso.

○ **Quais são as complicações das ressecções septais radicais?**
   – Retração columelar, sobrecarga dorsal, colapso de via aérea, aumento da largura nasal, perda de apoio da ponta e perfuração septal.

○ **Qual é o efeito da excessiva redução cirúrgica da ponte nasal sobre os olhos?**
   – Pseudo-hipertelorismo.

○ **Qual é a causa mais comum de colapso da válvula nasal?**
   – Rinoplastia.

○ **Quais são as estruturas envolvidas pelos defeitos da válvula nasal e que podem ser reparadas com enxerto composto da aurícula?**
   – Pele vestibular e cartilagem alar.

○ **Qual é a quantidade de cartilagem que pode ser coletada sem afetar a integridade estrutural da orelha?**
   – Toda a concha pode ser removida enquanto a anti-hélice se mantém íntegra.

○ **Quando uma incisão posterior deve ser usada para coletar cartilagem auricular?**
   – Quando pequenos enxertos e tecidos epiteliais e moles serão incorporados ao enxerto.

○ **Qual é a vantagem de deixar uma pequena quantidade de tecido mole sobre o tecido auricular?**
   – Fixação mais rápida ao leito hospedeiro.

○ **Qual é a única maneira de melhorar a estabilidade de um suporte columelar?**
   – Esculpir a base em V ou em bifurcação, ou um grande suporte de apoio em uma plataforma de cartilagem (plinto).

○ **Qual é a causa mais comum da elevação da margem alar?**
   – A ressecção superagressiva do pedículo lateral.

○ **Quais são as diferentes abordagens usadas em septoplastia?**
   – Incisões de transfixações completa, parcial, hemitransfixação e alta.

○ **Qual é o principal mecanismo de apoio da ponta nasal que é violado pela incisão de transfixação completa?**
   – A inserção do pedículo medial no septo caudal.

○ **Quais são os efeitos da incisão de transfixação completa sobre a projeção e a rotação da ponta nasal?**
  – Diminui a projeção da ponta e aumenta a rotação da ponta nasal (que resulta em encurtamento nasal).

○ **Qual é a diferença entre incisão de hemitransfixação e incisão de Killian?**
  – A incisão de hemitransfixação é feita unilateralmente na junção do septo caudal e na columela, enquanto a incisão de Killian é feita unilateralmente 2 a 3 mm cefálica à junção mucocutânea.

○ **Qual é o fator mais crucial que limita a correção cirúrgica de um nariz congenitamente curto?**
  – O encurtamento da pele dorsal.

○ **Quais são as 3 incisões primárias usadas em cirurgia da ponta nasal?**
  – Incisões intercartilaginosas, transcartilaginosas e marginais.

○ **Qual é o principal mecanismo de apoio da ponta violado pelas incisões inter e transcartilaginosas?**
  – Inserção da borda caudal das cartilagens laterais superiores na borda cefálica das cartilagens alares.

○ **Quais são as 2 principais abordagens de cirurgia da ponta nasal?**
  – De liberação e não-liberação.

○ **Quais são os 2 tipos de abordagem de liberação e não-liberação?**
  – Transcartilaginosa e retrógrada.

○ **Quais são as vantagens do uso de uma abordagem de não-liberação?**
  – Requer dissecção mínima que assegura uma cicatrização mais simétrica e previsível; resiste à rotação cefálica; incisão simples; preserva a projeção da ponta existente; resiste ao retrodeslocamento da ponta e à ptose pós-operatória da ponta nasal.

○ **Quais são as desvantagens do uso de uma abordagem de não-liberação?**
  – Tecnicamente mais difícil, em caso de inexperiência.

○ **Quais são as vantagens da abordagem aberta?**
  – Uma exposição mais ampla que permite o uso de visão binocular, dissecção bimanual e microcautério para hemostasia; permite a visão direta dos domos e o perfil nasal; pode fixar os enxertos da ponta nasal diretamente com sutura e a abordagem do septo de cima para baixo bem como de baixo para cima.

○ **Quais são as desvantagens da abordagem aberta?**
  – Cicatriz externa transcolumelar; risco de perturbar a anatomia normal no lóbulo e aspectos caudais das cartilagens; edema prolongado em pacientes de pele fina; potencial para trauma excessivo na ponta nasal e retalho da pele dorsal; aumento do tempo operatório; maior dificuldade no julgamento da exata relação ponta nasal-suraponta após substituição do retalho de pele; os enxertos devem ser fixados com sutura.

○ **Em que situação não é possível usar incisões transcartilaginosas?**
 – Em pacientes com pedículo intermediário amplamente divergente nos quais os domos precisam de exposição para estreitamento.

○ **Quais são as incisões que podem ser usadas para exposição e liberação das cartilagens alares?**
 – Incisões intercartilaginosas e marginais.

○ **Na abordagem de liberação, quais são as indicações para uso de incisão completa em vez de incisões de transfixação, hemitransfixação?**
 – Desvio grave do septo nasal; quando o acesso da espinha nasal é necessário; quando a rotação da ponta e o encurtamento nasal são desejados.

○ **Que técnica resulta em maior rotação da ponta cefálica: a de faixa interrompida ou completa?**
 – De faixa interrompida.

○ **Qual é a quantidade de cartilagem que deve ser preservada durante o procedimento de faixa completa?**
 – Pelo menos uma faixa de 4 a 5 mm de ou 75% do volume original de cartilagem.

○ **Quais são as técnicas que podem ser usadas para aumentar os efeitos da faixa completa, sem sacrificar a projeção da ponta nasal?**
 – Excisão em triângulo medial, alternando incisões incompletas, sombreamento *(cross-hatching)*, morselização, estreitamento com sutura transdomo.

○ **Quais são as várias técnicas de faixa interrompida?**
 – Divisões lateral e medial, cortes mediais verticais interrompidos, divisões lateral e medial com ressecção de um segmento lateral, rotação de um segmento de pedículo lateral dentro de um pedículo medial.

○ **Qual dessas técnicas é melhor para pacientes com pele grossa com tecido mole abundante e uma ponta nasal larga e projetada para baixo?**
 – A rotação de um segmento de pedículo lateral dentro do pedículo medial.

○ **Qual é a técnica ideal para pacientes com uma ponta nasal projetada para cima causada pelo desenvolvimento excessivo das cartilagens alares?**
 – A divisão medial e lateral com ressecção do segmento lateral.

○ **Quais são as vantagens das técnicas de interrupção lateral?**
 – Menor probabilidade de pontas nasais com definição irregular que se tornam evidentes meses após a cirurgia; a cicatrização simétrica mais rápida; menor perda de projeção; prevenção de chanfraduras e pinçamento.

○ **Quais são as vantagens e desvantagens das técnicas de interrupção medial?**
 – São úteis nas mais extremas situações anatômicas para normalizar a projeção da ponta nasal, mas quase sempre resultam em perda de moderada a importante da projeção da ponta nasal e têm potencial para chanfradura e pinçamento.

○ **Quais são os principais procedimentos adjuvantes para a rotação da ponta nasal?**
  – Encurtamento do septo caudal, encurtamento lateral superior, transfixação septal alta com encurtamento septal, redução do pedículo medial caudal convexo.

○ **Qual desses procedimentos é preferido quando a anatomia da ponta nasal – o lóbulo infraponta e estruturas relacionadas – é ideal?**
  – A transfixação septal alta com encurtamento septal.

○ **Quais são os procedimentos adjuvantes menores para rotação da ponta nasal?**
  – A incisão de transfixação completa, escavação da ampla cobertura de pele, excisão do excesso de pele vestibular, fixação apropriada da ponta nasal, enxertos de volume (*plumping*), suporte columelar, divisão do músculo depressor dos septos.

○ **Quais são os fatores de risco para o desenvolvimento de bossas ou protuberâncias córneas após uma rinoplastia?**
  – Pele fina, cartilagens fortes e condição bífida.

○ **Que manobra pode ser efetuada para prevenir essa complicação?**
  – Sutura transdomo para estreitar a ponta nasal.

○ **O que pode ser feito para o paciente cujos pedículos laterais são côncavos?**
  – A dissecação completa e livre do pedículo lateral livre, girando-o a 180 graus.

○ **Qual é a técnica de Goldman para aumentar a projeção nasal?**
  – Faixa interrompida; a cartilagem obtida do pedículo lateral é suturada no pedículo medial, resultando em alongamento desse pedículo.

○ **Quais são as técnicas que podem ser usadas para diminuir a projeção da ponta nasal?**
  – Sacrificar os principais mecanismos de suporte da ponta, redução de uma grande espinha nasal, ressecção de uma pequena quantidade de cartilagem do pedículo alar lateral, suavização dos domos por meio de sombreamento (*crosshatching*) em série, redução do dorso cartilaginoso superdesenvolvido.

○ **O que é síndrome de Binder?**
  – Displasia maxilonasal com projeção inadequada, ausência de espinha nasal, hipoplasia pré-maxilar, grave desproporção columelar-lobular.

○ **Qual é a diferença dos implantes de queixo utilizados em mulheres e homens?**
  – São mais ovais em mulheres e mais quadrados e maiores em homens.

○ **Onde não deve se situar o implante de queixo em relação aos incisivos inferiores?**
  – A superfície anterior não deve se situar além da superfície labial dos incisivos inferiores.

○ **Qual é o significado da dobra labiomental no implante de queixo?**
  – Se a dobra for alta, o implante poderá aumentar toda a face inferior.

○ **Qual é o material de implante aloplástico que forma uma cápsula circundante?**
  – Silicone sólido.

○ **Qual é o material de implante aloplástico referido como causa de menor quantidade de reabsorção óssea?**
  – Polietileno poroso.

○ **Qual é o principal problema com o uso de malha de Mersilene para genioplastia?**
  – O alto potencial para reabsorção.

○ **Qual é o ganho médio na projeção de tecido mole após colocação de implante?**
  – É de 70% do tamanho do implante.

○ **Por que o ganho é reduzido?**
  – Em razão dos sedimentos [settling] de implante, reabsorção óssea e compressão de tecido mole.

○ **Quais são as vantagens e desvantagens da abordagem intra-oral de implante de queixo?**
  – Ausência de cicatrizes visíveis; maior potencial para contaminação; irritação da linha de sutura; requer incisão maior que na abordagem externa; incapaz de estabilizar o implante internamente.

○ **Como é tratada a infecção pós-implante de queixo?**
  – É administrado um regime de 10 dias de antibióticos e, se a infecção não se resolver, o implante deverá ser removido. Se utilizado um implante microporoso, este deve ser removido sem demora.

○ **O que deve ser feito, se ocorrer reabsorção óssea sob o implante?**
  – Nada.

○ **Quanto tempo deve ser designado [ou concedido] antes da remoção de um implante em razão do tamanho impróprio?**
  – Pelo menos 3 meses.

○ **Em quais pacientes a genioplastia de deslizamento é indicada?**
  – Em pacientes com excesso ou altura mandibular vertical insuficiente, microgenia insuficiente, atrofia hemifacial ou assimetria mandibular e naqueles nos quais não ocorre aumento do queixo aloplástico.

○ **Qual é a complicação mais comum da lipossucção submental?**
  – Excessivo enrugamento submental.

○ **Quais são as 3 categorias básicas de defeitos auriculares definidas por Weerda?**
  – Displasia de primeiro, segundo e terceiro graus.

○ **Qual é a definição de displasia de primeiro grau?**
   – Deformidades menores que em geral não requerem pele ou cartilagem adicional para reconstrução.

○ **O que é lóbulo fissurado?**
   – Lóbulo bífido.

○ **O que é criptotia?**
   – Ausência de hélice retroauricular.

○ **Qual é a definição de displasia de segundo grau?**
   – Algumas estruturas da aurícula normal são reconhecíveis, e a reconstrução parcial requer o uso de pele ou cartilagem adicional.

○ **O que é orelha em "barquinho"?**
   – Orelha em cálice tipo III em que esta é malformada em todas as direções.

○ **Qual é a definição de displasia de terceiro grau?**
   – Nenhuma das estruturas de uma aurícula normal é reconhecível, e na reconstrução total é necessário o uso de pele adicional e grandes quantidades de cartilagem.

○ **Quais são os 5 estágios de reparo de microtia de terceiro grau?**
   – I: reconstrução auricular.
   – II: transposição de lóbulo.
   – III: reparo de atresia.
   – IV: construção do trago.
   – V: elevação da aurícula.

○ **Qual é a idade ideal para correção de microtia unilateral?**
   – Aos 6 anos.

○ **O que a técnica de Converse tenta reconstruir durante uma cirurgia de orelha proeminente?**
   – A anti-hélice da aurícula.

○ **Qual é o método básico da técnica de Converse?**
   – É criar a anti-hélice com uso de uma ilha de cartilagem.

○ **Que técnica envolve a colocação de várias suturas de colchoeiro ao longo da escada para criar o sulco da anti-hélice?**
   – Técnica de Mustardé.

○ **Qual é a complicação mais comum da otoplastia?**
   – Correção inadequada.

○ **Qual é a complicação mais temida da otoplastia?**
   – Condrite.

○ **Qual é a complicação causada por demasiada flexão da porção média da anti-hélice e flexão inadequada nos pólos superior e inferior?**
   – Orelha "em telefone".

○ **Qual é a causa mais comum da perda de cabelo em homens e mulheres?**
   – Alopecia androgenética ou calvície em padrão masculino.

○ **Qual é a fisiopatologia da alopecia androgenética?**
   – Os folículos do couro cabeludo afetados inibem o andrógeno, fazendo com que os cabelos se transformem em velos.

○ **Quais são os folículos pilosos mais provavelmente envolvidos na alopecia androgenética?**
   – Aqueles nas regiões frontotemporais e coronais do couro cabeludo.

○ **Qual é o sistema de uso mais comum na classificação da alopecia?**
   – Sistema de Norwood.

○ **Qual é a medicação utilizada para tratar alopecia androgenética que pode reduzir a libido?**
   – Finasterida.

○ **Qual é a medicação usada para tratar alopecia androgenética que também é usada para tratar hipertensão (HTN)?**
   – Minoxidil.

○ **Qual é o ponto de referência anatômico usado para determinar a posição correta da linha de cabelo natural?**
   – O ápice do triângulo frontotemporal deve cair na linha vertical de intersecção do canto lateral.

○ **Normalmente, quantos folículos pilosos contém 1 cm^3 de couro cabeludo?**
   – Em geral, são 200.

○ **Qual é a porcentagem aproximada de perda de folículos pilosos antes de se notar queda de cabelo?**
   – É de 30%.

○ **Quantos cabelos contém um minienxerto?**
   – De 3 a 8.

○ **Quantos cabelos um microenxerto contém?**
   – De 1 a 2.

○ **Quanto tempo leva para que o cabelo comece a crescer após transplante?**
  – De 10 a 16 semanas.

○ **Quanto é o intervalo de tempo a ser determinado entre as sessões de transplante?**
  – O intervalo é de 4 meses.

○ **Em que área do couro cabeludo a alopecia não melhora com a redução do couro cabeludo?**
  – Frontal.

○ **Qual é o procedimento normalmente realizado antes de extensas reduções do couro cabeludo?**
  – A ligação dos vasos occipitais 2 a 6 semanas antes da redução.

○ **Entre quais camadas do couro cabeludo são colocados os expansores de tecido?**
  – Entre o periósteo e o tecido areolar solto.

○ **Qual é o retalho de transposição que restaura as linhas de cabelo frontais?**
  – Retalho de Juri.

○ **Qual é o suprimento sanguíneo para o retalho de Juri?**
  – Artéria temporal superficial.

○ **Quantos estágios são necessários para se completar um retalho de Juri?**
  – Quatro.

○ **Quando devem ser colocados micro e minienxertos em relação ao retalho ou aos procedimentos de redução?**
  – Depois da cicatrização dos procedimentos de retalho ou de redução.

Trauma Facial

○ **Qual é a quantidade de força necessária para fraturar o seio frontal?**
  – De 362,8 a 997,9 kg.

○ **Qual é a porcentagem de população que apresenta um seio frontal unilateral?**
  – É de 10%.

○ **Qual é a tábua mais fina do seio frontal?**
  – Posterior.

○ **Qual é o significado dos canais de Breschet?**
  – A mucosa de revestimento desses canais pode ter origem potencial para formação de mucocele.

○ **Onde se encontra a abertura do ducto nasofrontal no seio frontal?**
  – Geralmente póstero-medial ao assoalho do seio.

○ **Qual é a porcentagem da população em que o ducto nasofrontal é um ducto *verdadeiro*?**
  – É de 15% (em 85% ele existe como um forame que drena diretamente na cavidade nasal).

○ **Qual é o significado da presença de extravasamento de fluido cerebrospinal (FCE) ao avaliar um paciente com uma fratura de seio frontal?**
  – Em geral está associada a uma fratura de tábua posterior deslocada e laceração da dura.

○ **Quais são as complicações potenciais decorrentes de fraturas do ducto nasofrontal não tratadas?**
  – Meningite, mucopiocele, abscesso intracraniano.

○ **Quais são as indicações absolutas para reparo cirúrgico das fraturas do seio frontal?**
  – As fraturas que envolvem o ducto nasofrontal e aquelas significativamente deslocadas de tábua posterior com ou sem laceração da dura e extravasamento de FCE.

○ **Qual é o tratamento para fratura de tábua posterior não deslocada com extravasamento de FCE?**
  – Repouso no leito com elevação da cabeça +/– dreno lombar; considera-se a cranialização, caso não se resolva em 5 a 7 dias.

○ **Quais são as indicações para obliteração do seio frontal em presença de uma fratura?**
  – Fraturas deslocadas de tábua posterior com envolvimento do ducto nasofrontal.

○ **Quando é exigida a cranialização para o tratamento de fraturas do seio frontal?**
  – Em caso de fraturas deslocadas de tábua posterior com extravasamento de FCE ou fraturas significativamente cominuídas de tábua posterior.

○ **Que materiais podem ser usados para obliterar o seio frontal?**
   – Gordura, músculo, fáscia ou osso esponjoso; também se pode permitir osteogênese espontânea após perfuração com broca dos córtices internos.

○ **De que depende a sobrevivência de um enxerto livre de gordura no seio frontal?**
   – Do número de pré-adipócitos transferidos.

○ **Qual é a indicação para tratamento cirúrgico das fraturas isoladas de tábua posterior?**
   – Deformidade cosmética.

○ **Quando são usados enxertos ósseos para o reparo de fraturas de tábua anterior?**
   – Quando estão presentes intervalos > 4 a 5 mm.

○ **Por que a porção média da face é inerentemente propensa a uma projeção deficiente?**
   – Por não possuir bons suportes sagitais.

○ **Quais são os 3 suportes verticais pareados da porção média da face?**
   – Nasomaxilar, zigomaticomaxilar e pterigomaxilar.

○ **Quais são os suportes horizontais da porção média da face?**
   – Barra frontal e base craniana, arco zigomático e processo temporal do zigoma, palato maxilar, alvéolo, asa maior e placas pterigóides do esfenóide.

○ **Quando ao exame físico verifica-se que o nariz e o processo alveolar maxilar estão flutuando livremente, que tipo de fratura ocorreu?**
   – LeFort II.

○ **Qual das fraturas de LeFort envolve a margem infra-orbital?**
   – LeFort II.

○ **Quais são as seqüelas das fraturas maxilares não tratadas?**
   – Retrusão da porção média da face, alongamento facial e deformidade de mordida aberta anterior.

○ **Quais são as seqüelas de fraturas laterais do arco zigomático não tratadas?**
   – Aumento da largura da porção média da face e achatamento malar.

○ **Qual é o melhor guia anatômico para reconstrução do comprimento e posição medial do arco zigomático?**
   – Alinhamento orbital lateral.

○ **A que se refere o termo "miniplacas"?**
   – As aplicações de parafusos de 2 mm, 1,5 mm ou 1,3 mm.

○ **A que se refere o termo "microplacas"?**
   – As aplicações de parafuso de 1 mm.

○ **Que dente possui raiz mais longa?**
   – Canino.

○ **Qual é a abordagem geral para o reparo das fraturas de LeFort III?**
   – Inicia-se com a estabilização do crânio e em seguida trabalha caudalmente.

○ **Seu paciente apresenta uma fratura da cabeça condilar e corpo mandibular e uma fratura cominutiva da porção média da face. Qual é a sua abordagem de reconstrução?**
   – Primeiramente ORIF (*open reduction/internal fixation, redução aberta, fixação interna*) da porção média da face, em seguida, coloca-se o paciente em FMM (fixação maxilomandibular), e então ORIF da fratura de corpo mandibular.

○ **Seu paciente apresenta uma fratura do corpo mandibular e uma fratura cominuída da porção média da face. Qual é a sua abordagem de reconstrução?**
   – Primeiramente FMM (fixação maxilomandibular), depois ORIF (*open reduction/internal fixation, redução aberta, fixação interna*) da mandíbula e, em seguida, ORIF da porção média da face.

○ **Qual é o tratamento de escolha para um homem de 40 anos, epiléptico, edêntulo, que sofre uma fratura LeFort I durante crise convulsiva?**
   – A ligação direta com fios metálicos dos suportes zigomaticomaxilares.

○ **Qual é o reparo possível para um palato flutuante quando as paredes anterior e lateral da maxila estão gravemente cominuídas?**
   – Substituição do osso cominuído por um enxerto ósseo fixado na crista alveolar e borda infra-orbital.

○ **Quais são os suportes horizontais da região nasoetmoidal?**
   – Superiormente, o osso frontal e as bordas orbitais; inferiormente, bordas orbitais inferiores bilaterais.

○ **Quais são os suportes verticais da região nasoetmoidal?**
   – Os "fragmentos centrais" pareados que surgem do processo da maxila e processo angular interno do osso frontal.

○ **Quais são os 3 ramos do tendão do canto medial?**
   – Ramos anterior, superior e posterior.

○ **Qual desses ramos cobre a fossa lacrimal?**
   – O ramo superior.

○ **Qual é a parte do sistema lacrimal mais vulnerável à lesão?**
   – O canalículo inferior próximo do tendão do canto medial.

○ **O que constitui a porção superior do septo nasal ósseo?**
   – A placa perpendicular do etmóide.

○ **O que é um "sinal em corda de arco"?**
   – A flexibilidade evidente que ocorre com a tensão lateral na pálpebra inferior, indicando ruptura do tendão do canto medial.

○ **Qual é o teste realizado para avaliar a compressão dos músculos extra-oculares?**
   – Teste de ducção forçada.

○ **Qual é a largura intercantal normal?**
   – De 30 a 35 mm em caucasianos ou aproximadamente a largura da base alar.

○ **Qual é o tipo I de fratura NOE (naso-orbital-etmoidal) descrita por Markovitz *et al.*?**
   – Fratura de segmento central único e não cominutiva.

○ **Qual é o tipo II de fratura NOE (naso-orbital-etmoidal) descrita por Markovitz *et al.*?**
   – Fragmento central cominuído, mas identificável.

○ **Qual é o tipo III de fratura NOE (naso-orbital-etmoidal) descrita por Markowitz *et al.*?**
   – Fratura gravemente cominuída com ruptura do tendão do canto medial ou um fragmento central muito pequeno para ser reparado diretamente.

○ **Como a classificação de Markovitz auxilia no tratamento?**
   – As fraturas de tipo I podem ser reparadas com microplacas; as de tipo II em geral requerem fios metálicos transnasais além da fixação de placa; as de tipo III geralmente requerem pelo menos 2 jogos de fios metálicos transnasais e podem precisar de enxerto ósseo.

○ **Qual é o local doador preferido para o enxerto ósseo no reparo de fraturas NOE?**
   – Tábua externa ou interna do crânio parietal.

○ **Ao exame físico, a pressão digital sobre a ponta nasal causa prolapso do nariz distal para o interior da abertura piriforme. Que tipo de fratura NOE é esta de acordo com a classificação de Gruss para lesões NOE?**
   – Tipo II.

○ **Qual é abordagem mais útil para a exposição da região nasoetmoidal?**
   – A abordagem coronal.

○ **Para onde deve ser direcionado o ponto de inserção dos tendões do canto medial?**
   – Posterior e superior à fossa lacrimal para evitar telecanto e embotamento da área do canto medial.

○ **Em casos de fraturas panfaciais, quando as fraturas NOE devem ser reparadas?**
   – Por último.

○ **Qual é a causa mais provável de diplopia ciclovertical após reparo de fratura NOE?**
   – Ruptura da tróclea.

○ **Quais são as indicações para descompressão endoscópica do nervo óptico após trauma facial?**
  – Redução de 66% da amplitude da resposta visual evocada, perda da visão da cor vermelha, impactação óssea sobre o canal óptico, defeito papilar aferente.

○ **Quais são as complicações potenciais da descompressão endoscópica do nervo óptico?**
  – Extravasamento do FCE, lesão da artéria carótida, transecção da artéria oftálmica, herniação de gordura orbital.

○ **Quais são as pontuações de acuidade visual na fratura pós-orbital associadas ao retorno da acuidade visual normal após tratamento?**
  – 20/400 ou melhor.

○ **Qual é a causa mais comum de perda de visão após redução das fraturas faciais?**
  – Aumento da pressão intra-orbital, em geral, secundária à congestão venosa.

○ **Qual é o teste mais sensível para detectar lesão de nervo óptico após trauma facial?**
  – Reação pupilar à luz.

○ **Quais são as contra-indicações à exploração orbital após trauma orbital?**
  – Lesão de um único olho com visão; presença de hifema, lesão do globo ou laceração retiniana bem como instabilidade médica.

○ **Em que extensão se deve proceder a uma dissecção para colocação de implante Medpor em defeitos do assoalho orbital convexo posterior?**
  – A 4 cm.

○ **Qual é a abordagem na margem orbital inferior que envolve secção da fáscia capsulo-palpebral?**
  – Transconjuntival.

○ **Qual é a porcentagem de pacientes com fraturas de complexo zigomaticomaxilar (ZMC, *zygomaticomaxillary complex*) que também têm outras lesões associadas?**
  – De 25%.

○ **Qual é a porção mais proeminente do ZMC?**
  – Eminência malar.

○ **Qual é a localização dessa porção em relação ao canto lateral?**
  – A 2 cm inferior.

○ **Quais são as 4 inserções ósseas no crânio que se irradiam da eminência malar?**
  – Inserção superior no osso frontal (sutura frontozigomática); inserção medial na maxila (sutura zigomaticomaxilar); inserção lateral no osso temporal (sutura zigomaticotemporal) e uma inserção profunda na asa maior do esfenóide (sutura zigomaticosfenoidal).

○ **Quais dessas inserções é a mais forte?**
  – As suturas zigomaticofrontais.

○ **Qual é a parte mais fraca de todo o complexo ZMC?**
  – O assoalho orbital.

○ **Por que as fraturas dos 4 segmentos são chamadas de "trípodes" e não de "tetrápodes"?**
  – Alguns consideram a inserção medial na maxila e a inserção profunda no osso esfenóide como uma só unidade.

○ **O que é uma fratura ZMC do tipo A?**
  – É isolada a um só componente da estrutura tetrápode (arco zigomático, parede orbital lateral ou borda orbital inferior).

○ **O que é uma fratura ZMC do tipo B?**
  – A lesão de cada uma das 4 estruturas de suporte.

○ **O que é uma fratura ZMC do tipo C?**
  – A fratura complexa com cominuição do osso zigomático.

○ **Qual dessas fraturas é a menos comum?**
  – Tipo A.

○ **Qual é a vista radiográfica para melhor visibilização dos arcos zigomáticos?**
  – O vértice submental.

○ **Qual é a inclinação normal do assoalho orbital?**
  – Inclina-se superiormente a um ângulo de 30 graus de anterior a posterior e a um ângulo de 45 graus de lateral a medial.

○ **Quais são as indicações para exploração cirúrgica após lesão ZMC?**
  – Comprometimento visual, compressão do músculo extra-ocular (MEO), deslocamento do globo, ruptura significativa de assoalho orbital, fraturas deslocadas ou cominuídas.

○ **Quais são as 3 abordagens de suporte frontozigomáticas?**
  – Incisões hemicoronal, sobrancelha lateral e blefaroplastia superior.

○ **Na abordagem de suporte frontozigomático por meio de incisão hemicoronal, como é evitado o ramo temporal do nervo facial?**
  – A dissecção começa exatamente superficial à camada superficial da fáscia temporal profunda; 2 cm acima do arco zigomático, a dissecção continua profunda à camada superficial da fáscia temporal profunda.

○ **Qual é a complicação potencial dessa abordagem?**
  – Dano ao coxim adiposo temporal, resultando em consumpção temporal.

○ **Quais são as três abordagens de borda orbital inferior/assoalho orbital?**
  – Por incisões transconjuntival, subciliar e de borda.

○ **Quais são as duas abordagens transconjuntivais?**
  – Pré-septal e transeptal.

○ **Qual dessas abordagens envolve uma incisão no fórnice diretamente dentro da gordura orbital?**
  – Retrosseptal.

○ **Quais são as vantagens da abordagem pré-septal?**
  – Proteção do músculo oblíquo inferior e periórbita.

○ **Qual é a desvantagem primária da abordagem pré-septal?**
  – O risco ligeiramente maior de entrópio da pálpebra inferior.

○ **Quais são as desvantagens da abordagem retrosseptal?**
  – O risco maior de lesão do músculo oblíquo inferior e o prolapso de gordura orbital dentro do campo cirúrgico.

○ **Qual é o procedimento possível para melhor exposição com a abordagem transconjuntival?**
  – A cantotomia lateral com cantólise.

○ **Quais são as vantagens da abordagem subciliar?**
  – É mais direta, requer menos conhecimento da anatomia orbital e proporciona mais exposição que a abordagem transconjuntival.

○ **Quais são as vantagens do uso de implantes de malha para reparo de fraturas de assoalho orbitais?**
  – Não haver necessidade de barreira óssea ou fascial entre os conteúdos orbitais e a malha; a forma orbital posterior pode ser simulada com mais facilidade do que com os enxertos ósseos; é bem tolerada quando exposta aos seios paranasais abertos; pode facilitar a sobrevivência dos enxertos ósseos na órbita anterior.

○ **Quais são as vantagens do uso de osso craniano como enxerto autógeno comparado com o uso de enxertos ósseos para reconstrução orbital?**
  – É colhido do mesmo campo cirúrgico; pouca dor pós-operatória; as complicações de local doador são raras; grandes quantidades podem ser colhidas; menor probabilidade de reabsorção que os enxertos endocondrais.

○ **Quais são as vantagens do uso de Medpor sobre outros materiais aloplásticos para a reconstrução orbital?**
  – É semi-rígido; poroso, permitindo o crescimento interno ósseo, vascular e fibroso; a reação inflamatória é mínima; as infecções e a retrusão são raras.

○ **Quais são as três abordagens de fraturas do arco zigomático?**
   – Abordagens percutânea direta, temporal (de Gillies) e hemicoronal.

○ **Quais são as vantagens da abordagem de Gillies?**
   – Não deixa cicatriz visível, protege o ramo temporal do nervo facial e permite a redução bimanual.

○ **Qual é o plano de dissecção com a abordagem de Gillies?**
   – A dissecção é realizada entre o músculo temporal e a fáscia sobrejacente.

○ **Qual é a abordagem mais apropriada para exposição dos suportes maxilares inferiores?**
   – A incisão do sulco bucal labial superior.

○ **Quais são as vantagens do uso de miniplacas sobre os fios metálicos na redução de fraturas do ZMC?**
   – Os fios metálicos só estabilizam no plano x, ao passo que as miniplacas acrescentam estabilidade nos 3 planos espaciais (x, y, z); é difícil a colocação de fios metálicos em pedaços de osso livres-flutuantes; os fios metálicos requerem exposição da superfície profunda do osso.

○ **O que determina a projeção da porção superior da face?**
   – A barra frontal (bordas supra-orbitais e seios frontais).

○ **Quais são os suportes cuja redução é essencial para restauração da largura facial superior?**
   – Suportes frontozigomáticos.

○ **Quais são os suportes cuja redução é essencial para restauração do comprimento da porção média da face?**
   – Suportes zigomaticomaxilares e nasomaxilares.

○ **Qual é a complicação mais séria após a reconstrução?**
   – Cegueira.

○ **Qual é a localização das artérias etmoidais anterior e posterior e do canal óptico em relação à crista lacrimal anterior?**
   – Regra 24 – 12 – 6; artéria etmoidal anterior situa-se a aproximadamente 24 mm posterior à crista lacrimal; a artéria etmoidal posterior está 12 mm posterior à artéria etmoidal anterior; o canal óptico situa-se 6 mm posterior à artéria etmoidal posterior.

○ **Qual é a profundidade média da órbita?**
   – De 40 a 50 mm.

○ **Qual é a complicação mais comum após reconstrução orbital?**
   – Enoftalmia.

○ **Qual é a incidência de diplopia persistente após reconstrução orbital?**
  – De 7%.

○ **Em que situação é provável que a diplopia persista após reconstrução orbital?**
  – Se ocorrer diplopia dentro de 30 graus da posição primária.

○ **Qual é a incidência da exposição escleral permanente com a abordagem subciliar?**
  – De 28%.

○ **Qual é o tratamento mais efetivo para entrópio que não se resolve com massagem?**
  – A colocação de um enxerto de expansão (isto é, enxerto de mucosa palatal) na lamela posterior.

○ **Qual é a abordagem geral para o reparo de fraturas panfaciais?**
  – Iniciar lateralmente, trabalhar medialmente e corrigir NOE e fraturas do septo nasal por último; as fraturas frontais devem ser reparadas antes das fraturas de porção média da face.

○ **V/F: Os pacientes com implantes de titânio não podem se submeter à RNM.**
  – Falso.

○ **Que material de placa demonstrou apresentar significativamente menos artefatos em faixas em TC?**
  – O titânio (em comparação com o aço inoxidável e o vitálio).

○ **Quais são as áreas mais fracas da mandíbula?**
  – A área ao redor do terceiro molar, alvéolo do canino e o côndilo.

○ **O que é oclusão de classe I?**
  – A cúspide mesiobucal do primeiro molar maxilar articula-se com o sulco mesiobucal do primeiro molar mandibular.

○ **O que é oclusão de classe II?**
  – A cúspide mesiobucal do primeiro molar maxilar situa-se anterior ao sulco mesiobucal do primeiro molar mandibular.

○ **O que é oclusão de classe III?**
  – A cúspide mesiobucal do primeiro molar maxilar situa-se posterior ao sulco mesiobucal do primeiro molar mandibular.

○ **O que é mordida cruzada anterior?**
  – Os incisivos maxilares encontram-se linguais aos incisivos mandibulares.

○ **O que é mordida cruzada posterior?**
  – Os dentes maxilares ou mandibulares situam-se bucais ou linguais ao normal.

○ **O que é mordida aberta?**
  – A falta de contato incisivo anterior quando os dentes posteriores estão em oclusão.

○ **Qual é a diferença entre sobremordida e sobre-saliência *(overjet)*?**
  – A sobremordida ocorre em plano vertical ao passo que a sobre-saliência ocorre em plano horizontal.

○ **Em um adulto, qual é o número do terceiro molar esquerdo da mandíbula?**
  – O número é 17.

○ **Em um adulto, qual é o número do terceiro molar direito da mandíbula?**
  – O número é 32.

○ **Quantos dentes decíduos existem?**
  – Existem 20.

○ **Como eles são numerados?**
  – De A a T.

○ **O que é fratura mandibular de classe I?**
  – Fratura entre os dentes.

○ **O que é fratura mandibular de classe II?**
  – Os dentes estão presentes só em um lado da fratura.

○ **O que é fratura mandibular de classe III?**
  – Fratura em uma área sem dentes.

○ **Quais são as partes da mandíbula fraturadas com mais freqüência?**
  – Côndilo (36%), corpo (21%) e ângulo (20%).

○ **V/F: O músculo pterigóide medial eleva a mandíbula.**
  – Verdadeiro.

○ **O que são fraturas favoráveis?**
  – Fraturas em que os músculos tendem a unir os fragmentos.

○ **Qual é o mecanismo mais provável de lesão nas fraturas condilares bilaterais?**
  – Um golpe anterior no queixo.

○ **A mordida aberta anterior sugere que tipo de fratura?**
  – Fraturas condilares bilaterais.

○ **Quais são os achados físicos típicos de uma fratura cervical condilar unilateral?**
  – A mordida aberta contralateral e o desvio ipsolateral do queixo.

○ **Qual é a porcentagem das fraturas mandibulares associadas a outras lesões?**
– De 40 a 60%.

○ **Qual é a porcentagem de fraturas mandibulares associadas à lesão de espinha cervical?**
– É de 2,6%.

○ **Em pacientes com fraturas mandibulares, quais são os mecanismos de lesão mais preditivos de uma lesão de espinha cervical associada?**
– Lesão penetrante de projétil de arma de fogo em alta velocidade; acidente com veículo motorizado (AVM) em alta velocidade.

○ **Qual é a diferença do mecanismo de cura entre as fraturas reparadas com fixação maxilomandibular (FMM) e aquelas reparadas com ORIF?**
– Com o uso de FMM ocorre calo formado via micromovimento das pontas fraturadas, pontes de pontas fraturadas unidas; enquanto na ORIF não ocorre formação de calo e a fratura cicatriza por meio de crescimento ósseo direto.

○ **A fixação rígida baseia-se em quais meios de estabilização?**
– Compressão e colocação de talas.

○ **"Zona de tensão" refere-se a que área da mandíbula?**
– A margem superior da mandíbula.

○ **"Zona de compressão" refere-se a que área da mandíbula?**
– À margem inferior da mandíbula.

○ **A que se refere a "compressão dinâmica"?**
– Ao sistema de 2 placas (placas de compressão e tensão).

○ **Como é realizada a estabilização com colocação de talas?**
– Com placas de reconstrução com parafusos bicorticais.

○ **Quando é realizada a estabilização por colocação de talas?**
– Quando a compressão é impossível (p. ex., área de superfície de fratura inadequada, fraturas edêntulas atróficas, fraturas cominuídas e fraturas de defeito).

○ **Quais são as indicações para a extração de dentes em linhas de fraturas mandibulares?**
– Em caso de dentes grosseiramente móveis, com raízes fraturadas e que apresentam cáries avançadas e patologia periapical, patologia de tecido mole, ou que impedem a redução da fratura.

○ **Quais são as fraturas mandibulares que requerem ORIF com parafusos bicorticais?**
– As fraturas abertas complexas deslocadas, cominutivas ou infectadas.

○ **Quais são os fatores que levam à infecção de fraturas mandibulares?**
– Fragmentos móveis, corpos estranhos, osso morto.

○ **Qual é a indicação para a redução das fraturas do processo coronóide?**
   – Trismo secundário à impactação do fragmento fraturado no zigoma.

○ **Qual é a abertura normal interincisivos?**
   – É de 40 a 50 mm.

○ **Qual é o tratamento ideal para a fratura condilar não deslocada?**
   – Se a oclusão for normal: dieta líquido-pastosa e observação cuidadosa; as fraturas bilaterais ou unilaterais com má-oclusão devem ser tratadas com FMM por 3 semanas, em seguida com elásticos por 2 semanas.

○ **Quais são as indicações absolutas para a redução aberta de uma fratura condilar?**
   – Deslocamento dos fragmentos fraturados dentro da fossa craniana média, redução inadequada com FMM, deslocamento extracapsular lateral do corpo estranho condilar (isto é, projétil) incrustado na articulação.

○ **Quais são as indicações relativas para a redução aberta de uma fratura condilar?**
   – Fraturas condilares bilaterais em um paciente edêntulo quando a FMM é impossível, em fraturas condilares quando a FMM não é recomendada por razões médicas, fraturas condilares bilaterais associadas a fraturas da porção média da face.

○ **Quais são as abordagens de ORIF para fraturas condilares?**
   – Submandibular ou retromandibular (mais comum); intra-oral; incisão de levantamento facial pré-auricular.

○ **Como é obtida a redução fechada em pacientes edêntulos?**
   – As dentaduras do paciente são fixadas à mandíbula com fios metálicos com o uso de fios metálicos circunzigomáticos ou parafusos. São usadas talas de borracha se as dentaduras não estiverem disponíveis.

○ **Que tipo de placas deve ser usado na mandíbula gravemente atrófica?**
   – Placas largas de reconstrução.

○ **Que tipo de placas deve ser usado nas fraturas mandibulares cominutivas?**
   – Placas largas de reconstrução.

○ **Quais são as únicas placas que podem suportar o estresse da mastigação durante a cicatrização?**
   – Placas de compressão dinâmica excêntricas.

○ **Por que as placas de compressão devem ser supercontornadas em 3 a 5 graus?**
   – A compressão na superfície bucal tende a produzir disseminação para o lado lingual; o supercontorno supera isso.

○ **Onde são posicionadas as placas em sentido inferior?**
   – Na margem inferior da mandíbula para evitar o feixe neurovascular.

- **Qual é o tipo de parafusos usado para fixar placas posicionadas superiormente?**
    - O tipo monocortical para prevenir dano às raízes dentais.

- **Quando devem ser usados parafusos *(lag screws)* para reduzir uma fratura?**
    - No caso de fratura oblíqua com um fragmento interno intacto em que o comprimento da fratura tenha, no mínimo, 2 vezes a espessura do osso.

- **O que são miniplacas?**
    - Placas leves, de compressão neutra, destinadas ao uso como parafusos auto-aparafusantes.

- **Qual é a incidência de infecção após fratura mandibular?**
    - É de 7%.

- **Qual é a causa mais comum de retardo na cicatrização e não-união?**
    - Infecção e não-adesão.

- **Qual é a causa mais comum de infecção após ORIF?**
    - A má técnica de colocação de placas.

- **Qual é o tratamento de ORIF mandibular extra-oral infectada?**
    - Remoção do dente e da placa que falhou, debridamento do osso morto, colocação de uma grande placa de reconstrução e enxerto primário, se existir contato ósseo inadequado.

- **Qual é o material usado para enxerto?**
    - Medula particulada autógena fresca.

- **Dez dias após ORIF de uma fratura de corpo mandibular, seu paciente apresenta-se com placa exposta e drenagem purulenta. A redução está macroscopicamente intacta. O que você faz?**
    - Uma vez aberta a ferida, remover o dente afetado, se aplicável; se o componente estiver solto, substituí-lo por nova placa; se o componente estiver rígido, continuar a drenagem, proceder a cuidados com a ferida.

- **Quatro semanas após ORIF de uma fratura de corpo mandibular, seus pacientes apresentam-se com placa exposta e drenagem purulenta. A redução está macroscopicamente intacta. O que você faz?**
    - Uma vez aberta a ferida, remover o dente afetado, se aplicável, remover o componente e avaliar a união; se estiver presente a não-união, a maioria dos pacientes cicatriza com FMM; outra opção é a placa e o enxerto ósseo (abordagem externa).

- **V/F: Após lesão de nervo mental, a sensação em geral retorna mesmo sem reparo.**
    - Verdadeiro.

○ **Qual é o problema surgido em paciente edêntulo, que usa dentadura, após fratura de mandíbula com ruptura de nervo mental?**
– Os pacientes que usam dentadura mandibular total requerem sensação gengival; na presença de parestesia de nervo mental bilateral, pode ser impossível para o paciente tolerar uma dentadura mandibular.

○ **O que é *brisement forcé*?**
– A abertura mandibular forçada sob anestesia; geralmente bem-sucedida para tratamento de trismo não responsivo à fisioterapia.

○ **O que pode ser feito no caso de trismo se o paciente não reagir a *brisement forcé*?**
– Coronoidectomias.

○ **Após FMM para fratura condilar, seu paciente queixa-se de desvio de sua mandíbula à abertura. O que deve ser feito?**
– O paciente deve olhar no espelho enquanto abre a mandíbula e praticar sua abertura forçada sem desvio. O desvio pode ser superado com esses exercícios.

○ **Um paciente apresenta-se com anquilose de ATM após reparo de fratura condilar. O que deve ser feito?**
– Correção cirúrgica (artroplastia interposicional, enxerto costocondral, prótese articular total) seguida de vigorosa fisioterapia.

○ **Qual é a abertura típica interincisivos, a longo prazo, após correção cirúrgica de anquilose de ATM?**
– De 25 a 28 mm.

○ **Qual seria o tratamento ideal para um homem de 25 anos com fratura de LeFort tipo I, fraturas bilaterais subcondilares deslocadas e uma fratura parassinfisial cominutiva?**
– ORIF da fratura parassinfisial, ORIF de uma fratura subcondilar e FMM por 3 semanas.

○ **Quando são indicadas explorações em série após lesões penetrantes da face?**
– No caso de lesões de projétil de revólver ou rifle (> 111,5 m/s), lesões por projétil de espingarda e lesões avulsivas de alta energia.

○ **Após lesões avulsivas de alta energia na face, quando é iniciada a reconstrução do osso faltante e de tecido mole?**
– Quando não se observar necrose adicional na reexploração da ferida.

○ **Quais são as contra-indicações ao fechamento primário de mordidas?**
– Qualquer mordida humana; as mordidas de animais vistas 5 h depois da lesão; todas as lesões avulsivas de qualquer mordida de animal.

○ **Qual é o tratamento apropriado para uma ferida de punção profunda decorrente de mordida de cão ou gato?**
  – A profilaxia de pós-exposição à raiva deve ser considerada em todas as mordidas. Se o animal estiver saudável, deve ser posto em quarentena por 10 dias para excluir a raiva. Se o animal não estiver disponível ou houver suspeita de ser raivoso, vacinação imediata e terapia com imunoglobulina devem ser administradas. Além disso, deve ser iniciada cobertura com antibióticos para incluir *Pasteurella multocida*.

○ **Qual é a terapia apropriada para tétano em um paciente com ferida propensa a isso e cujo último reforço ocorreu há 7 anos?**
  – É de 0,5 mL de toxóide absorvido.

○ **Qual é a profilaxia apropriada para tétano em um paciente com uma ferida propensa a isso e que não foi imunizado anteriormente?**
  – 0,5 mL de toxóide absorvido e 250 unidades de imunoglobulina humana do tétano.

○ **Qual é o teste mais útil para avaliação de lesões aerodigestivas causadas por feridas transcervicais por arma de fogo?**
  – Esofagograma com agente de contraste hidrossolúvel seguido de bário.

○ **Qual é a porcentagem de perfurações cervicais que podem ser omitidas por agentes de contraste hidrossolúveis?**
  – É de 50%.

○ **Qual é a porcentagem de perfurações torácicas que serão omitidas com agentes de contraste hidrossolúveis?**
  – É de 25%.

○ **Qual é a sensibilidade do bário na detecção de perfurações?**
  – De 80 a 90%.

○ **Qual é o tipo de seqüelas neurológicas que geralmente resulta de lesão da artéria vertebral unilateral isolada?**
  – Nenhum.

○ **Depois de lesão de artéria carótida, quando é tarde demais para tentar a revascularização?**
  – Quando já ocorreu coma após 3 h, se ocorreu infarto anêmico ou não estiver presente fluxo retrógrado vascular.

○ **Qual é a definição de pressão de perfusão cerebral (PPC)?**
  – PPC = pressão arterial média (PAM) – pressão intracraniana (PIC).

○ **A terapia direcionada à perfusão cerebral tenta manter a PPC acima de quanto?**
  – De 70 mmHg.

○ **Comparadas aos adultos, as crianças estão em risco maior para que tipo de lesão após lesões penetrantes faciais e cervicais?**
– Lesão neurológica.

○ **Qual é o preditor mais sensível de resultado negativo em pacientes com trauma?**
– Hipotensão arterial < 90 mmHg.

○ **A embolização arterial transcateter é mais útil no tratamento de que tipo de lesão cervical?**
– Ferimento por arma de fogo (FAF) na zona III do pescoço.

○ **Uma ferida penetrante supraclavicular por arma branca localiza-se em que zona cervical?**
– I.

○ **Qual é a lesão de nervo cervical mais comum após FAF em alta velocidade nos seios paranasais?**
– De nervo trigêmeo.

○ **Qual é a principal vantagem da reconstrução agressiva imediata após FAFA em alta velocidade no rosto?**
– Menor formação de cicatriz e contratura de tecido mole.

○ **Qual é a proporção craniofacial ao nascimento?**
– É de 8:1.

○ **Qual é a proporção craniofacial na vida adulta?**
– É de 2:1.

○ **Em vista dessas diferenças, quais são as fraturas faciais mais comuns em crianças do que em adultos?**
– As fraturas faciais altas (fraturas de assoalho orbital, de osso temporal).

○ **Em que idades estão presentes os dentes decíduos?**
– Dos 20 meses até as idades de 5 a 6 anos.

○ **Quais são as lesões mais comuns associadas a trauma facial em crianças?**
– As lesões dentais.

○ **Qual é a parte da mandíbula que é fraturada com mais freqüência em crianças?**
– Côndilo.

○ **Quais são os 3 tipos de fraturas condilares?**
– As fraturas de esmagamento intracapsular da cabeça condilar, fraturas altas do côndilo, através do pescoço, acima da incisura sigmóidea e fraturas subcondilares baixas.

○ **Qual desses tipos é o mais comum?**
  – Fratura subcondilar baixa (geralmente incompleta ou lesão em "galho verde").

○ **Qual é o tratamento habitual para fraturas condilares em crianças?**
  – Dieta líquido-pastosa.

○ **Quais são as indicações para redução aberta de fraturas condilares em crianças?**
  – Quando o côndilo fraturado interfere diretamente no movimento da mandíbula, quando a fratura reduz a altura do ramo e resulta em deformidade de mordida aberta; quando o côndilo está deslocado dentro da fossa craniana média.

○ **V/F: Uma fratura mandibular em uma criança tem maior probabilidade de estar associada a outras lesões.**
  – Verdadeiro.

○ **Entre crianças, quais são as fraturas mandibulares que resultam em maior incidência de anormalidades dentofaciais?**
  – Fraturas por esmagamento intracapsular do côndilo.

○ **Qual é a diferença na viabilidade do dente comparando-se placas *versus* fios metálicos para a fixação das fraturas mandibulares?**
  – Há significativo aumento da não-viabilidade dos dentes na linha e das fraturas adjacentes da mandíbula tratadas com placas em comparação àquelas tratadas com fios metálicos.

○ **Qual é a melhor forma de tratamento das fraturas de mandíbula em bebês com menos de 2 meses de idade?**
  – Talas acrílicas × 2 a 3 semanas.

○ **Quais são as opções de tratamento para bebês entre 2 e 5 anos de idade?**
  – A colocação de fios metálicos em orifícios interdentais, barras de arco, talas de cobertura ou dieta mole.

○ **Quais dentes podem ser usados em crianças entre as idades de 5 e 8 anos para imobilização?**
  – Molares decíduos.

○ **Quais dentes podem ser usados em crianças entre as idades de 7 e 11 anos para imobilização?**
  – Molares e incisivos primários.

○ **Por quanto tempo em geral é mantida a imobilização em crianças?**
  – De 2 a 3 semanas.

○ **Em uma criança, qual é o tratamento de uma rachadura monocortical incompleta do corpo mandibular com oclusão e movimento normais?**
– Dieta líquido-pastosa.

○ **Quando podem ser usadas placas bicorticais em crianças?**
– Quando presente a dentição permanente.

Oncologia de Cabeça e Pescoço

○ **Quais são as 5 abordagens de transferência genética e qual é a mais comum?**
  – A substituição de genes supressores de tumor mutados, introdução de genes tóxicos/genes suicidas, imunomodulação (mais comum), liberação de nucleotídeos *antisense* e terapia viral citolítica.

○ **Quais são as 2 principais categorias de agentes de liberação de genes?**
  – Viral e não-viral/física.

○ **Quais são alguns métodos físicos de transferência genética?**
  – Lipossomos catiônicos, plasmídeo de DNA, partícula balística, captação induzida por cálcio-fosfato e eletroporação.

○ **Quais são os problemas com os métodos físicos de transferência genética?**
  – Falta de especificidade e eficiência extremamente baixa.

○ **Quais são os vírus empregados na terapia genética da cabeça e pescoço?**
  – Adenovírus, vírus adeno-associado, herpesvírus, retrovírus e vírus da vacínia.

○ **Quais são as vantagens do uso de adenovírus?**
  – O adenovírus é altamente infeccioso tanto para células quiescentes como para células em divisão ativa, possui um tropismo conhecido por células do trato aerodigestivo superior e pode conter grandes genes.

○ **Qual é o problema do uso de retrovírus?**
  – Só pode infectar células em divisão ativa e se integra permanentemente ao genoma da célula hospedeira, inserindo-se aleatoriamente dentro do genoma hospedeiro.

○ **O que faz o vetor do adenovírus depois de entrar na célula hospedeira?**
  – Forma uma entidade extracromossomal, que não se reproduz, chamada epissoma, que persiste por 7 a 42 dias.

○ **Onde o vetor do vírus adeno-associado insere seu DNA na célula hospedeira?**
  – Na localização 19q13.4.

○ **Quais são os problemas que podem resultar da inserção nessa localização?**
  – Essa localização está associada a leucemias crônicas de células B e a integração em ambas as cópias do cromossoma 19 podem levar à morte celular.

○ **Quais são as características de um vírus oncolítico ideal?**
   – É seletivo para infecção e lise de células cancerosas; estimula uma resposta antitumoral com toxicidade local/sistêmica limitada.

○ **Qual é o gene de uso mais comum na terapia genética cititóxica?**
   – O gene do vírus do herpes simples-timidina quinase (HSV-tk).

○ **Como atua esse gene?**
   – Expressa uma timidina quinase viral que é estranha às células dos mamíferos, mas fosforila a droga ganciclovir em um composto que termina a síntese de DNA em células tumorais.

○ **O que é protoncogene? E oncogene?**
   – Um protoncogene participa da sinalização, transdução e transcrição celulares normais; enquanto um oncogene é um alelo mutante de um protoncogene.

○ **Quais são os dois genes supressores tumorais mais comuns sob investigação para o tratamento de cânceres da cabeça e pescoço?**
   – São o p53 e o p16.

○ **O que é uma droga *antisense*?**
   – Um pequeno nucleotídeo de fita única complementar a uma molécula-alvo de RNAm (mensageiro) que se liga ao RNAm e interrompe a transcrição.

○ **Qual é a função da interleucina-2 (IL-2)?**
   – Estimula as células T e NK *(natural killers)*.

○ **O que é terapia genética imunológica?**
   – É a intensificação da resposta imune especificamente contra antígenos associados a tumor com o uso de vetores virais.

○ **O que é imunoterapia de célula T adotiva?**
   – É a intensificação *ex vivo* de imunogenicidade tumoral; os linfócitos são removidos de um paciente e, em seguida, reinfundidos após ativação *in vitro* contra as células tumorais do próprio paciente.

○ **Quais são alguns antígenos tumorais conhecidos da cabeça e pescoço?**
   – MAGE é visto em 71%; entre outros estão CASP-8 mutado, SCCAg, fragmento 19 da citoqueratina.

○ **Qual é o papel do MHC (complexo de histocompatibilidade principal) no desenvolvimento de câncer da cabeça e pescoço?**
   – As células tumorais podem inicialmente escapar da detecção do sistema imune do paciente via diminuição da expressão dos antígenos MHC de classe I.

○ **O que é um aloantígeno?**
  – Um antígeno humano de um indivíduo diferente.

○ **O que é alovectina-7?**
  – Um aloantígeno que codifica para MHC HLA-B7 de classe I. É um plasmídeo de DNA, com vetor lipossomal, que é injetado diretamente dentro do tumor. Uma resposta parcial sem toxicidade foi demonstrada em estudos de Fase I.

○ **O que é CD44?**
  – Uma molécula de adesão de superfície celular que tem importante papel no crescimento e metástase de vários tipos de tumores.

○ **Qual é o significado prognóstico de CD44?**
  – A regulação descendente de CD44v6 em células tumorais da cabeça e pescoço está estreitamente relacionada a metástases e invasão.

○ **Qual é o local mais comum de câncer laríngeo?**
  – Glote.

○ **V/F: Embriologicamente, a supraglote (SG) e glote são entidades distintas.**
  – Verdadeiro.

○ **O que é tendão de Broyles?**
  – O tendão do músculo vocal que se insere na cartilagem tireóidea.

○ **Qual é o seu significado?**
  – Serve como trajeto para a extensão do tumor para dentro da cartilagem tireóidea.

○ **Quais são as estruturas anatômicas que inibem a invasão maligna dos cânceres laríngeos?**
  – Cone elástico, membrana quadrangular, membrana tireóidea, membrana cricóide, pericôndrio interno da lâmina tireóidea.

○ **Quais são os limites do espaço pré-epiglótico?**
  – Cartilagem epiglótica posteriormente, membrana tíreo-hióidea e osso hióideo anteriormente, ligamento hioepiglótico superiormente.

○ **Qual é a característica anatômica da epiglote que facilita a extensão de carcinoma para o interior do espaço pré-epiglótico?**
  – Fenestrações/deiscências.

○ **Qual é a porção da laringe que possui drenagem linfática esparsa?**
  – A glote anterior (epitélio da corda vocal verdadeira, CVV).

○ **Quais são os 7 tipos diferentes de aberrações de célula escamosa que ocorrem na laringe?**
– Hiperplasia benigna, ceratose benigna (sem atipia), hiperplasia atípica, ceratose com atipia ou displasia, carcinoma intra-epitelial, carcinoma de célula escamosa (CACE) microinvasivo, CACE invasivo.

○ **Qual é a porcentagem de pacientes com carcinoma *in situ* da corda vocal que desenvolverá CACE após biopsia excisional simples?**
– É de 1 em 6 (16,7%).

○ **O que é CACE "microinvasivo" da corda vocal?**
– Invade através da membrana basal, mas não para dentro do músculo vocal.

○ **O que é tumor de Ackerman?**
– Carcinoma verrucoso, considerado menos radiossensível e com menor probabilidade de metastatizar que o CACE.

○ **O que são "carcinomas tapetes"?**
– Termo usado por Kleinsasser para descrever carcinomas laríngeos com disseminação mucosa difusa e infiltração submucosa limitada.

○ **Quais são os 2 fatores mais importantes preditores de metástase linfática no câncer laríngeo?**
– O tamanho e a localização do tumor.

○ **V/F: A imagem de TC da laringe subestima o estágio de câncer laríngeo.**
– Verdadeiro.

○ **V/F: Depois de ocorrer invasão da estrutura laríngea, as porções ossificadas de cartilagem têm menor resistência à disseminação do tumor.**
– Verdadeiro.

○ **Qual é o significado da fixação da corda vocal no carcinoma laríngeo?**
– A invasão do músculo vocal ocorreu, sendo mais provável a metástase linfonodal.

○ **V/F: Qualquer tumor laríngeo com fixação de corda vocal está pelo menos no estágio T3.**
– Verdadeiro.

○ **Qual é a porcentagem de tumores que mostram invasão perineural e vascular?**
– É de 25%.

○ **Qual é a porcentagem de pacientes com câncer laríngeo primário que eventualmente desenvolverá um segundo primário?**
– De 10 a 20%.

○ **Quais são os limites de um carcinoma glótico que atravessa a comissura anterior associado à mobilidade normal ou limitada da corda?**
  – Tendões da comissura anterior, ligamento vocal, cone elástico.

○ **Qual é a sobrevida em 5 anos do câncer laríngeo avançado sem metástase para os linfonodos?**
  – É de 50%.

○ **Qual é o estágio de um tumor transglótico sem fixação da corda vocal, invasão de cartilagem ou extensão além da laringe?**
  – T2.

○ **Qual é a porcentagem desses tumores que metastizam para os linfonodos cervicais?**
  – É de 25%.

○ **Qual é a sobrevida em 5 anos no câncer laríngeo avançado, quando a metástase para os linfonodos está presente no diagnóstico?**
  – É de < 20%.

○ **Qual é a sobrevida aproximada em 5 anos para câncer glótico T2 que envolve a comissura anterior com radioterapia primária?**
  – É de 80% (70% no caso de tumores de cruzamento verdadeiro).

○ **Qual é o significado de margens positivas após cirurgia laríngea?**
  – Não é claro; não existe correlação entre a taxa de recorrência e o tipo de margem envolvida (total, fechada, intra-epitelial). Alguns defendem o acompanhamento cuidadoso em vez de tratamento adicional.

○ **Qual é o tipo de câncer laríngeo mais provável de metastatizar distalmente?**
  – Supraglótico.

○ **V/F: O tamanho do tumor está relacionado com a probabilidade de metástase distante.**
  – Falso.

○ **Qual é a porcentagem de pacientes com metástase distante e carcinoma laríngeo que apresentam metástase cervical?**
  – É de 75%.

○ **V/F: Não foi encontrada correlação entre disseminação distante e idade, sexo, ou condição clínica geral do hospedeiro.**
  – Verdadeiro.

○ **V/F: O grau de diferenciação do primário correlaciona-se com metástase distante.**
  – Falso.

○ **Qual é o local mais comum de metástase distante de carcinoma laríngeo?**
  – Pulmões.

○ **Quais são os 3 locais mais comuns de metástase após os pulmões?**
  – Em ordem de freqüência, linfonodos mediastinais, sistema esquelético e fígado.

○ **Como normalmente se apresenta a doença metastática para os pulmões?**
  – Múltiplas lesões pequenas, com menos de 3 mm, que são difíceis de detectar aos raios X.

○ **Quais são as metástases esqueléticas características?**
  – Lesões osteolíticas encontradas com mais freqüência na espinha lombossacral e costelas.

○ **Quais são as 2 razões mais comuns para recorrência após hemilaringectomia?**
  – Incapacidade para reconhecer a margem tumoral inferior através da membrana cricotireóidea.

○ **Qual é a incidência de nodos cervicais positivos em pacientes com tumores glóticos T3?**
  – É de 30 a 40%.

○ **Qual é a taxa de sobrevida em 5 anos para pacientes com tumores glóticos T3?**
  – É de 50%.

○ **Qual é a diferença entre hemilaringectomia e laringectomia parcial vertical (LPV)?**
  – O pericôndrio tireóideo é preservado na LPV e excisado na laringectomia.

○ **Quais são as contra-indicações de LPV e laringoplastia?**
  – Corda vocal fixa, envolvimento da comissura posterior, invasão de ambas as aritenóides, lesões transglóticas volumosas, invasão da cartilagem tireóidea, extensão subglótica > 1 cm anteriormente (5 mm posteriormente), lesões transglóticas que se estendem para a supraglote.

○ **Quais são as contra-indicações de LPV para o tratamento de recorrência tumoral pós-radiação?**
  – Envolvimento de ambas as cordas vocais, envolvimento do corpo da aritenóide, extensão subglótica > 5 mm, corda vocal fixa, invasão de cartilagem, tipo diferente de tumor do primário original.

○ **Em que circunstância a hemilaringectomia pode ser realizada em presença de corda vocal fixa?**
  – Se o tumor não se estender através da membrana cricotireóidea ou pericôndrio da cartilagem tireóidea.

○ **Qual é a técnica mais efetiva na prevenção de estenose pós-operatória após LPV?**
  – Epiglotopexia.

- **O que é laringectomia de imbricação?**
  - Uma excisão total de um segmento horizontal da laringe com anastomose caudal e cefálica das margens laríngeas.

- **Qual são as opções de tratamento de carcinoma glótico T1 e microinvasivo Tis?**
  - Excisão cirúrgica endoscópica, excisão a *laser*, tireotomia e cordectomia ou radiação.

- **Quais são as partes da glote mais difíceis de tratar com radiação?**
  - Comissura anterior, terço posterior da corda vocal.

- **Quais são as contra-indicações para a excisão a *laser* de carcinoma glótico inicial?**
  - Envolvimento da comissura anterior, ou posterior, extensão subglótica.

- **Qual é a finalidade da vestibulectomia durante excisão de câncer glótico inicial?**
  - A excisão da falsa corda vocal aumenta a visualização intra e pós-operatória de toda a corda vocal.

- **O que é CHP? E CHEP?**
  - Crico-hioidopexia e crico-hioidoepiglotopexia.
  - Conservação de procedimentos laríngeos realizados em concordância com laringectomia parcial supracricóidea.
  - Requer preservação de pelo menos uma unidade cricoaritenóide (nervo laríngeo superior, NLS; nervo laríngeo recorrente, NLR), aritenóide, cricóide e musculatura cricoaritenóide).

- **Quais são as indicações para laringectomia parcial supracricóidea com CHP ou CHEP?**
  1. Lesões transglóticas (TG) T2 ou supraglóticas (SG) não tratáveis por laringectomia SG secundária à invasão ventricular, extensão glótica ou movimento CVV prejudicado.
  2. Lesões TG/SG T3 com fixação CVV ou envolvimento do espaço pré-epiglótico.
  3. Lesões TG/SG T4 com invasão limitada da ala tireóidea sem extensão pelo pericôndrio tireóideo externo.
  4. Tumores glóticos selecionados na comissura anterior com o espaço supra-epiglótico ou envolvimento SG.

- **Quais são as principais complicações desses procedimentos?**
  - Pneumonia por aspiração, ruptura da pexia, laringocele, estenose laríngea.

- **Qual é a incidência da aspiração persistente após hemilaringectomia?**
  - De 6 a 10%.

- **Qual é a incidência de descanulação retardada após laringectomia parcial?**
  - De 3 a 5%.

- **Quais são as estruturas consideradas como parte da supraglote?**
  - Epiglote, falsas cordas vocais, pregas ariepiglóticas e aritenóides.

○ **Em que lugar com mais freqüência começa o carcinoma supraglótico?**
— Na junção da epiglote e falsas cordas vocais.

○ **Qual é a estrutura anatômica que serve como barreira natural para a extensão inferior dos cânceres supraglóticos?**
— Ventrículo (o desenvolvimento embriológico é completamente separado daquele da falsa corda).

○ **Qual é o tipo de câncer supraglótico com mais probabilidade de se estender inferiormente para a comissura anterior ou ventrículo... ulcerativo ou exofítico?**
— Lesões ulcerativas.

○ **Qual é a proporção de pacientes com câncer supraglótico que se apresenta com doença avançada?**
— É de 2/3.

○ **V/F: Lesões de estágio I da supraglote podem ser igualmente bem controladas com radioterapia ou cirurgia.**
— Verdadeiro.

○ **Qual é a única e maior causa de fracasso da laringectomia supraglótica?**
— Metástase para linfonodos.

○ **Qual é o risco de metástases cervicais em pacientes com tumores T1, T2, T3 e T4 da supraglote?**
— Aproximadamente 20%, 40%, 60% e 80%, respectivamente.

○ **Quais são os outros fatores prognósticos significativos para tumores supraglóticos?**
— Lavados de ferida cirúrgicos positivos, proximidade de envolvimento neoplásico para as margens de ressecção cirúrgica, recorrência estomal após laringectomia, metástases regionais e a distância.

○ **Quais são as contra-indicações para laringectomia supraglótica?**
— A fixação de corda vocal, extensão para o ápice do seio piriforme, envolvimento aritenóideo bilateral, envolvimento de tumores ovarianos *borderline* extenso, envolvimento da comissura anterior, invasão da cartilagem tireóidea, invasão para o interior do espaço interaritenóideo.

○ **V/F: Extensão de um tumor no seio piriforme abaixo do plano do ventrículo laríngeo é uma contra-indicação absoluta à laringectomia supraglótica.**
— Verdadeiro.

○ **Quais são as vantagens da ressecção transoral a *laser* do câncer supraglótico inicial?**
— Em termos oncológicos a ressecção transoral a *laser* é boa, não sendo geralmente necessárias a traqueostomia ou a sonda de alimentação, o paciente recebe alta precocemente, reassume rapidamente a deglutição, o procedimento apresenta melhor custo-benefício.

○ **Qual é a contra-indicação absoluta à ressecção endoscópica a *laser* do CACE supraglótico?**
  – Envolvimento da base da língua.

○ **Pacientes com câncer supraglótico submetidos à cirurgia e radioterapia (*versus* cirurgia somente) estão significativamente em maior risco de quê?**
  – Alimentação por gastrostomia a longo prazo.

○ **Qual é a complicação mais comum e séria pós-laringectomia supraglótica?**
  – Broncopneumonia.

○ **O que é deglutição supraglótica?**
  – O paciente inala, alimenta-se pela boca, realiza Valsalva para fechar a glote, tosse para limpar *debris* da glote, engole e, em seguida, exala.

○ **Por que os pacientes são propensos à aspiração após laringectomia supraglótica?**
  – A aspiração é secundária à perda da epiglote e fechamento das falsas cordas, à diminuição da elevação laríngea e à perda do estímulo aferente às cordas vocais por traqueostomia e à diminuição da sensação decorrente de perda dos nervos laríngeos superiores durante ressecção tumoral.

○ **Qual é a porcentagem de pacientes submetidos à laringectomia supraglótica e dissecção unilateral do pescoço que não serão bem-sucedidos na porção contralateral do pescoço?**
  – É de 16%, apesar de receberem radioterapia radical (XRT) na área.

○ **Qual é a porcentagem de fracasso quando são realizadas dissecções bilaterais do pescoço?**
  – É de 9%.

○ **Qual é a porcentagem de tumores laríngeos que são primariamente subglóticos?**
  – É de 5%.

○ **Quais são as diferenças entre tumores subglóticos primários e secundários?**
  – Os tumores primários são menos comuns, geralmente se apresentam com estridor ou dispnéia e em estágio mais avançado. Além disso, o paciente tem menos tempo de sobrevida que o de tumores secundários.

○ **Qual é o local primário de drenagem linfática dos tumores subglóticos?**
  – Linfonodos paratraqueais.

○ **Comparados aos tumores supraglóticos e glóticos, os tumores subglóticos estão em risco muito maior de desenvolver o quê?**
  – Recorrência estomal.

○ **Qual é a taxa de mortalidade para a recorrência estomal?**
  – Quase 100%.

○ **Qual é o tratamento de escolha para câncer subglótico primário?**
  – Laringectomia total, dissecção bilateral do pescoço, tireoidectomia quase total, dissecção de linfonodo traqueal e radiação pós-operatória do mediastino superior e do estoma; se a parede esofágica cervical anterior for acometida, então procede-se à laringofaringectomia com esofagectomia em vez de laringectomia total.

○ **V/F: Tumores quimiossensíveis geralmente são radiossensíveis.**
  – Verdadeiro.

○ **Quais são os tipos de feixes de radiação utilizados para os tumores superficiais e por quê?**
  – Feixes de elétrons; por terem uma faixa infinita poupam os tecidos mais profundos.

○ **V/F: Feixes de prótons têm menos propriedades para poupar a pele que os feixes de elétrons.**
  – Falso.

○ **V/F: Usa-se a mesma quantidade de radiação para reduzir uma população de células de 100 para 10 células, pois essa radiação atua para reduzir os 10 bilhões para 1 bilhão de células.**
  – Verdadeiro.

○ **V/F: A dose de radiação necessária para matar células hipóxicas é 2,5 a 3,5 vezes maior que a exigida para matar células bem oxigenadas.**
  – Verdadeiro, visto que a formação de radicais requer oxigênio.

○ **V/F: Células submetidas à síntese de DNA na fase S são muito mais radiossensíveis que as células em outras fases do ciclo celular.**
  – Falso, elas são muito mais radiossensíveis na Fase S.

○ **V/F: As células responsáveis por lesões agudas de radiação são rapidamente cicladas.**
  – Verdadeiro.

○ **Quais são os fatores que determinam a probabilidade de controle local com radioterapia (RT)?**
  – O número de células malignas e a proporção de células hipóxicas.

○ **Que tipo de câncer é mais sensível à RT: exofítico, infiltrativo, ou ulcerado?**
  – Exofítico.

○ **Quais são os tumores que têm uma curva de dose-resposta mais pronunciada: os pequenos e bem vascularizados ou os volumosos?**
  – Os tumores pequenos e bem vascularizados.

○ **Quando, após RT, a biopsia positiva é um indicador confiável de doença persistente?**
  – É de 3 meses após o tratamento.

○ **Quando geralmente aparece a mucosite?**
– Na 2ª semana de RT.

○ **Quando geralmente aparecem reações cutâneas máximas?**
– Na 5ª semana de RT.

○ **V/F: A cirurgia é mais efetiva no salvamento em casos de falhas de RT do que a RT no salvamento de falhas cirúrgicas.**
– Verdadeiro.

○ **Qual é a diferença entre as falhas de RT e as falhas cirúrgicas em locais de recorrência?**
– As falhas de RT geralmente ocorrem no centro de áreas que foram completamente envolvidas pelo câncer inicialmente; enquanto as falhas cirúrgicas geralmente ocorrem na periferia do tumor original.

○ **O que é radioterapia convencional fracionada?**
– É de 1,8 a 2,5 Gy QD (dose-padrão diária), 5 frações Q (por) semana, durante 4 a 8 semanas (dose total 60 a 65 Gy para tumores pequenos; 65 a 70 Gy para tumores grandes).

○ **Qual é a diferença de um programa fracionado alterado?**
– Possui menor dose por fração, 2 ou mais frações QD, tempo geral de tratamento menor, com a mesma dosagem total ou maior.

○ **Quais são as 2 categorias de fracionamento alterado?**
– Acelerada e hiperfracionada.

○ **Qual é a diferença entre essas categorias?**
– Acelerada: a dose total é a mesma do tratamento convencional, mas o tempo total de tratamento é menor.
– Hiperfracionada: o tempo total de tratamento é o mesmo do tratamento convencional, mas a dose total diminui, a dose por fração e o número de frações diminuem.

○ **Qual é o impacto que a terapia hiperfracionada tem sobre o controle locorregional e taxas de sobrevida em comparação com a terapia convencional?**
– Controle locorregional e taxas de sobrevida significativamente maiores.

○ **Quais foram os resultados do estudo EORTC 22851 que compara a XRT de curso dividido e acelerado com a XRT convencional?**
– O curso acelerado resultou em efeitos colaterais significativamente tardios maiores sem controle locorregional significativo ou vantagem de sobrevida.

○ **Quais foram os resultados do estudo RTOG 9003 que avalia os tratamentos acelerados com o reforço concomitante?**
– Esse protocolo resultou em controle locorregional significativamente maior e taxas de sobrevida com taxa de efeitos colaterais tardios um pouco maior em comparação com a XRT convencional.

○ **A radiação não é efetiva para tumores com quais características?**
  – Tumores de grande volume, destruidores de cartilagem, com doença linfonodal volumosa.

○ **Qual é a dose máxima de radiação da medula espinal?**
  – É de 45 Gy (risco maior de mielite por radiação acima desse nível).

○ **Quais são as vantagens da RT pré-operatória planejada?**
  – Os tumores irressecáveis podem se tornar ressecáveis; a extensão da ressecção cirúrgica pode ser diminuída; os portais do tratamento no pré-operatório, em geral, são significativamente menores que os utilizados no pós-operatório; a doença microscópica é mais radiossensível no pré-operatório em razão de melhor suprimento sanguíneo; diminui a viabilidade das células tumorais que podem se disseminar por manipulação cirúrgica.

○ **Quais são as desvantagens de RT pré-operatória planejada?**
  – A cicatrização da ferida é mais difícil, e a dose que pode ser liberada com segurança no pré-operatório é menor que aquela que pode ser administrada no pós-operatório.

○ **Quais são as vantagens da RT pós-operatória?**
  – A extensão anatômica do tumor pode ser determinada cirurgicamente, facilitando a definição dos portais de tratamento exigido; pode ser administrada no pós-operatório uma dose maior que no pré-operatório; a dose total a ser administrada pode ser determinada com base no volume do tumor residual após cirurgia; a ressecção cirúrgica é mais fácil, e a cicatrização é melhor no tecido não irradiado.

○ **Quantas células devem estar presentes para que seja detectável uma margem positiva?**
  – 106.

○ **Quando deve começar a RT pós-operatória?**
  – Em 3 a 6 semanas de pós-operatório.

○ **V/F: A RT não deve ser retardada em presença de fístula, ferida aberta ou exposição óssea.**
  – Verdadeiro; contanto que a artéria carótida não seja exposta; os tratamentos com radiação nunca devem ser postergados.

○ **Quais são os efeitos colaterais mais comuns da RT na cabeça e pescoço?**
  – Dano ocular, perda auditiva, distúrbios endócrinos, xerostomia, condro e osteorradionecrose, fibrose de tecido mole e necrose.

○ **Quais são os 3 fatores mais importantes que levam à osteorradionecrose (ORN)?**
  – Hipovascularidade, hipocelularidade e hipoxia (os 3 "H").

○ **Quais são os 3 tipos de ORN?**
  – O Tipo I ocorre logo após a radioterapia; o Tipo II ocorre logo após radioterapia e é induzido por trauma; o Tipo III ocorre logo após radioterapia e ocorre espontaneamente.

○ **Qual é o osso na cabeça e pescoço que geralmente é mais afetado por ORN?**
   – A mandíbula; ela possui um suprimento sanguíneo relativamente tênue e submetida a tensão.

○ **Qual é a incidência de ORN após radiação na cabeça e pescoço?**
   – De 10 a 15%.

○ **Quais são os fatores de risco para desenvolvimento de ORN?**
   – Dose de radiação (> 70 Gy), tamanho e extensão de extração dentária primária pós-radiação.

○ **Quanto tempo se deve aguardar para iniciar radioterapia após extrações dentárias?**
   – Dez dias.

○ **V/F: Quase todos os casos de ORN são secundários à necrose de tecido mole sobrejacente.**
   – Verdadeiro.

○ **Quais são os efeitos da RT sobre a pele?**
   – Ressecamento secundário a glândulas sebáceas ou sudoríparas danificadas, afinamento da epiderme, telangiectasia.

○ **Qual é o princípio do fator dose–limitante de RT?**
   – Fibrose de tecido e músculo subcutâneos.

○ **Quais são as complicações oculares da RT?**
   – Cataratas, retinopatia da radiação, lesão do nervo óptico, dano à glândula lacrimal, ectrópio/entrópio.

○ **As cataratas podem ocorrer depois de qual quantidade de RT?**
   – É de 6 Gy.

○ **Quais são as doses que podem provocar retinopatia por radiação ou retinopatia?**
   – De 50 a 55 Gy.

○ **Quais são os efeitos da RT sobre as orelhas?**
   – Otite média (OM) serosa; possivelmente perda auditiva sensorineural (PASN), embora isso seja controverso.

○ **Quais são os efeitos da RT sobre o cérebro ou a medula espinal?**
   – Mielopatia transitória por radioterapia, mielite transversal.

○ **Qual é o sinal inicial da mielopatia transitória por radioterapia?**
   – Sensações de choque elétrico disparadas pela flexão da espinha cervical (sinal de L'Hermitte).

○ **O que é síndrome da sonolência?**
  – Letargia, náusea, cefaléia, paralisias do nervo craniano, ataxia que se apresenta 2 a 3 meses após RT e dura 2 a 4 semanas.

○ **Quais são os fatores clínicos que aumentam o risco da radioterapia?**
  – Sexo masculino, extremos de idades, doses e frações altas, co-morbidades.

○ **Qual é a manifestação mais comum de lesão aguda do sistema nervoso periférico?**
  – Parestesia.

○ **Qual é a porcentagem de pacientes tratados com 50 a 60 Gy de RT na cabeça e pescoço que se queixam de ageusia?**
  – Até 50%.

○ **Qual é a patogênese por trás da mielopatia por radiação?**
  – Desmielinização das colunas posteriores.

○ **Quais são os efeitos tardios da radiação causados por lesão dos fibroblastos?**
  – Atrofia, contração e fibrose de tecido mole.

○ **Qual é o nervo craniano geralmente mais danificado por RT da cabeça e pescoço?**
  – XII.

○ **Qual é a deficiência hormonal mais comum após RT para carcinoma nasofaríngeo (CNF)?**
  – Deficiência do hormônio do crescimento.

○ **Qual é a eficácia da isotretinoína no tratamento de CACE da cabeça e pescoço?**
  – Reduz a incidência de segundos tumores primários.

○ **Qual é o primeiro estudo randomizado publicado para preservação de órgãos?**
  – O estudo VA para CACE da laringe.

○ **Quais foram os ramos do tratamento?**
  1. Cirurgia.
  2. Dois ciclos de cisplatina e 5-fluorouracil.
     a. Os responsivos receberam um terceiro seguido de XRT.
     b. Os não-responsivos submeteram-se à cirurgia +/– XRT pós-operatória.

○ **Qual foi o resultado desse estudo?**
  – Não houve diferença significativa na sobrevida entre os 3 ramos.

○ **Quais são os 3 principais estudos randomizados sobre preservação de órgãos como tratamento para câncer laríngeo?**
  – VA, GETTEC, EORTC.

○ **Quais são as conclusões possíveis baseadas na metanálise desses estudos?**
  – Os pacientes cirúrgicos apresentaram uma vantagem ligeiramente maior (mas não significativa) de sobrevida (6%). Entre os pacientes que recebem quimioterapia, 58% puderam conservar suas laringes. Melhores resultados foram vistos em pacientes com câncer hipofaríngeo submetidos à quimioterapia do que naqueles com câncer laríngeo.

○ **Qual é o melhor tratamento para poupar órgãos para um paciente com CACE da supra-glote em estágio III?**
  – Quimioterapia de indução seguida de radioterapia.

○ **O que é dissecção funcional do pescoço?**
  – Linfadenectomia cervical completa que poupa o músculo esternocleidomastóideo, nervo espinhal acessório e veia jugular interna.

○ **Qual é o suprimento sanguíneo primário para os retalhos de pele elevados na dissecção do pescoço?**
  – Artéria cervical transversa e artéria facial.

○ **Qual é a incisão de dissecção do pescoço que resulta em melhor resultado cosmético?**
  – Incisão de MacFee.

○ **Como deve ser modificado esse retalho se for planejada reconstrução com um retalho deltopeitoral?**
  – A incisão inferior deve ser o mais baixa possível.

○ **A que distância devem estar os ramos inferior e superior na incisão de MacFee?**
  – A pelo menos 4 dedos de distância.

○ **Por que o ramo superior é colocado 1 cm inferior à mandíbula?**
  – Para ocultar a cicatriz na sombra da mandíbula.

○ **Quais são as indicações para radiação pós-operatória pós-dissecção do pescoço?**
  – Múltiplos nodos ou disseminação extracapsular.

○ **Qual é o significado do número de nodos patologicamente positivos no prognóstico?**
  – Mais de 3 nodos patologicamente positivos é um indicador prognóstico negativo.

○ **Quais são as indicações recomendadas para dissecção eletiva do pescoço pela National Cancer Comprehensive Network?**
  – Quando a incidência esperada de doença microscópica ou subclínica ultrapassa 20% (embora possam ser usados 25% ou 30% como critérios).

○ **Qual é o padrão-ouro para identificação de doença subclínica?**
  – Exame histológico da amostra cirúrgica.

○ **Qual é a incidência de doença recorrente no pescoço tratado N0 na ausência de recorrência de local primário?**
   – É de 2 a 4%.

○ **Qual é a incidência de metástase do pescoço contralateral após dissecção seletiva do pescoço (no pescoço N0)?**
   – É de 5%.

○ **O que pode ser dito da presença de metástases cervicais de nível V de um CACE do trato aerodigestivo superior?**
   – Que são incomuns (7%), e se presentes, têm maior probabilidade de ocorrer na presença de metástases de nível IV.

○ **No caso de CACE da língua, a invasão além de _____ está associada a incidência significativamente maior de metástase linfonodal.**
   – 4 mm (30% *versus* 7%, se a invasão tiver 4 mm ou menos).

○ **V/F: Em pacientes livres de doença, embora não completamente, a sobrevida é melhor naqueles com câncer oral da língua inicial submetidos à dissecção eletiva do pescoço.**
   – Verdadeiro.

○ **A alta expressão de qual receptor do fator de crescimento no CACE da cabeça e pescoço é um preditor potencial de metástase para os linfonodos?**
   – O receptor do fator de crescimento epidermóide (EGFR, *epidermoid growth factor receptor*).

○ **Quando o CACE invade completamente a adventícia da artéria carótida, a ressecção da artéria afetará a sobrevida?**
   – A ressecção não melhora a sobrevida a longo prazo.

○ **V/F: As dissecções do pescoço removidas em continuidade com a amostra do tumor estão associadas à incidência significativamente maior de sobrevida do que aquelas removidas separadas do tumor.**
   – Verdadeiro.

○ **Quais são os 3 sublocais da hipofaringe?**
   – Seio piriforme, área pós-cricóide e parede faríngea posterior.

○ **Em qual desses 3 locais o câncer é mais comum no gênero feminino?**
   – Área pós-cricóide.

○ **Quais são as estruturas que separam a hipofaringe da laringe?**
   – As dobras ariepiglóticas.

○ **Qual é a estrutura na hipofaringe que marca a localização da articulação cricoaritenóide?**
   – O ápice piriforme.

○ **Quais são os limites da fossa piriforme?**
   – Superiormente, a margem inferior do hióide; anteriormente, a junção das metades anterior e posterior da cartilagem tireóidea; posteriormente, a borda posterior da cartilagem tireóidea; ápice, a articulação cricoaritenóide.

○ **Quais são as camadas da parede faríngea posterior, partindo da superficial até a profunda?**
   – Mucosa, músculos constritores, músculo longo do pescoço, espaço retrofaríngeo, fáscia pré-vertebral.

○ **V/F: Entre todos os cânceres da cabeça e do pescoço, o câncer hipofaríngeo é o que tem pior prognóstico.**
   – Verdadeiro; 70% dos pacientes apresentam-se com doença avançada (em estágios III e IV) e a sobrevida específica da doença em 5 anos é de apenas 33%.

○ **O que é síndrome de Plummer-Vinson?**
   – Doença de mulheres jovens caracterizada por anemia ferropriva, glossite, esplenomegalia, estenose esofágica, acloridria e doença do refluxo gastroesofágico (DRGE) grave. Essas pacientes apresentam maior incidência de câncer da área pós-cricóide.

○ **Em que região do mundo a síndrome de Plummer-Vinson é mais comum?**
   – Reino Unido e Escandinávia... e rara nos Estados Unidos.

○ **Quais são os locais mais e menos comuns de envolvimento tumoral na hipofaringe?**
   – O seio piriforme é o local mais comum (75%); a área pós-cricóide é o local menos comum (3 a 4%).

○ **Qual é a diferença entre o comportamento dos tumores do seio piriforme e pós-cricóides e da parede faríngea posterior?**
   – Os tumores do seio piriforme tendem a infiltrar-se profundamente nos estágios iniciais; enquanto os da área pós-cricóide e parede faríngea posterior tendem a permanecer superficiais até alcançarem um estágio avançado.

○ **Em que país ocorre envolvimento pós-cricóide em 50% dos tumores hipofaríngeos?**
   – Egito.

○ **Quais são os 3 sintomas mais comuns de apresentação do câncer hipofaríngeo?**
   – Disfagia, massa cervical e dor de garganta (em ordem decrescente de incidência).

○ **Quais são as características distintivas entre os tumores hipofaríngeos e outros tumores da cabeça e pescoço?**
   – A propensão para a disseminação submucosa precoce e lesões esparsas.

○ **Qual é o significado dessas características sobre o tratamento?**
   – Margens cirúrgicas amplas (4 a 6 cm inferior à total; 2 a 3 cm superior à total) e sendo necessárias portas largas de radioterapia.

○ **Qual é a incidência de metástases cervicais no momento da apresentação dos tumores do seio piriforme? Qual é a porcentagem de bilaterais ou fixos?**
  – É de 60% e 25%, respectivamente.

○ **V/F: O tamanho da lesão primária está relacionado com a incidência de metástases para os linfonodos em tumores da hipofaringe.**
  – Falso.

○ **Para onde vão as metástases dos tumores de parede posterior da faringe?**
  – Bilateralmente para os linfonodos cervicais de nível II, mediastino e superiormente para os linfonodos de Rouvière na base craniana.

○ **Qual é o local da hipofaringe que drena bilateralmente nos níveis IV e VI?**
  – A área pós-cricóide.

○ **V/F: O envolvimento da parede medial (em oposição à lateral) do seio piriforme aumenta significativamente a probabilidade de metástase cervical bilateral.**
  – Verdadeiro.

○ **V/F: Em função da alta incidência de metástases cervicais, o tratamento do pescoço é necessário em todos os pacientes com câncer hipofaríngeo.**
  – Verdadeiro.

○ **Como se avalia o envolvimento da fáscia pré-vertebral?**
  – A avaliação intra-operatória é mais acurada. Durante endoscopia, pode-se tentar mobilizar a parede faríngea posterior para avaliar o envolvimento. A videoesofagografia e a TC também são úteis.

○ **Qual é a incidência de um segundo tumor primário no momento do diagnóstico em pacientes com câncer hipofaríngeo?**
  – De 5 a 8%.

○ **Durante a avaliação endoscópica de um tumor da hipofaringe, quais são as 4 perguntas que devem ser respondidas?**
  1. A laringe pode ser salva?
  2. É necessária uma faringectomia parcial ou total?
  3. É necessária uma esofagectomia parcial ou total?
  4. O tumor se estende para o interior da fáscia pré-vertebral?

○ **V/F: As lesões superficiais da parede faríngea posterior podem ser ressecadas endoscopicamente com *laser* permitindo-se sua "mucosalização" por segunda intenção.**
  – Verdadeiro.

○ **Qual é a abordagem mais direta para ressecção de todos os outros tumores de parede faríngea?**
  – Supra-hióidea.

○ **Qual é a complicação mais séria dessa abordagem e como pode ser evitada?**
  – Dano aos nervos hipoglosso e laríngeo superior; isso pode ser evitado se o corno maior do hióide permanecer não dissecado.

○ **Qual é a abordagem utilizada para a ressecção de tumores póstero-laterais?**
  – Abordagens supra-hióide e faringotomia lateral combinadas.

○ **Qual é a complicação mais séria da faringotomia lateral?**
  – Retração excessiva dos grandes vasos levando à trombose ou embolia.

○ **Quais são os tumores do seio piriforme que não requerem necessariamente a laringectomia total?**
  – Tumores com 2 cm ou menores, localizados pelo menos 1,5 cm superior ao ápice da fossa piriforme, com movimento normal da corda vocal e sem invasão de locais adjacentes; os pacientes também devem ter boa função pulmonar.

○ **Qual é o procedimento realizado para ressecção dessas lesões?**
  – Laringofaringectomia parcial.

○ **Quando é indicada a esofagectomia total?**
  – Se a margem inferior, durante ressecção de um tumor pós-cricóide, se estender abaixo da entrada mediastinal, ou se estiver presente um segundo tumor primário no esôfago distal.

○ **Quais são as 2 técnicas importantes para prevenir a formação de fístula pré-operatória?**
  – O fechamento livre de tensão e os antibióticos perioperatórios.

○ **Quais são as opções reconstrutivas após faringectomia parcial?**
  – Fechamento primário (se 3 ou mais cm de tecido estiverem disponíveis), enxerto de pele, retalho miocutâneo esternocleidomastóideo (MSC), retalho livre de antebraço radial ou retalho deltopeitoral com pedículo desepitelizado.

○ **Qual é o problema surgido quando retalhos de pele regionais ou transplantados são usados para a reconstrução da hipofaringe, quando a laringe é preservada?**
  – Uma grande quantidade de parede faríngea imóvel interfere no componente faríngeo de deglutição, tornando a aspiração inevitável.

○ **Quais são as opções reconstrutivas após laringectomia total e faringectomia parcial?**
  – Fechamento primário, se mais de 40% da circunferência faríngea ficar *in situ*, retalho regional (dos músculos peitoral maior, deltopeitoral), retalho livre de antebraço radial, remendo *(patch)* gástrico, remendo *(patch)* jejunal livre.

○ **Quais são as opções reconstrutivas após laringectomia total e faringectomia total?**
   – Enxerto de interposição jejunal livre, enxerto de pele de espessura dividida + peitoral maior em forma de U, retalho fino em forma de tubo (do antebraço radial ou músculo deltopeitoral desepitelizado).

○ **Durante colocação de um retalho de tubo, onde deve ser colocada a linha de sutura que une os lados do retalho dentro de um tubo?**
   – Contra a fáscia pré-vertebral.

○ **Quais são as opções reconstrutivas após laringofaringectomia e esofagectomia cervical?**
   – Levantamento *(pull-up)* gástrico, enxerto jejunal livre.

○ **Qual é a limitação primária do levantamento *(pull-up)* gástrico?**
   – Obtenção de suficiente comprimento para conseguir um fechamento livre de tensão.

○ **Qual é o suprimento sanguíneo para o levantamento *(pull-up)* gástrico?**
   – Artérias gastroepiplóica direita e gástrica direita.

○ **Qual é o suprimento sanguíneo para o jejuno?**
   – Arcada arterial mesentérica superior.

○ **Qual é o problema eletrolítico desproporcionalmente associado a levantamento *(pull-up)* gástrico?**
   – Hipocalcemia secundária à absorção prejudicada de cálcio e ressecção paratireóidea inadvertida durante tireoidectomia.

○ **Que extensão de jejuno normalmente é colhida para reconstrução?**
   – De 15 a 20 cm.

○ **O que pode ser feito em caso de grande discrepância entre a circunferência de estoma faríngeo e segmento jejunal?**
   – O jejuno proximal pode ser aberto longitudinalmente ao longo de sua margem antimesentérica, ou um pedaço redundante de jejuno pode ser inserido no segmento proximal para alargar o lúmen.

○ **Onde geralmente ocorrem fístulas após transferência jejunal livre?**
   – Na anastomose superior entre o jejuno e a faringe.

○ **Em que lugar é mais freqüente a ocorrência de estenoses após transferência jejunal livre?**
   – Na anastomose inferior entre o jejuno e o esôfago.

○ **O que acontece quando o enxerto jejunal é muito longo?**
   – Acúmulo de secreções e disfagia.

○ **O que pode ser feito para prevenir disfagia funcional devida à incoordenação neuromuscular?**
   – Miotomia da musculatura jejunal.

○ **V/F: A punção traqueoesofágica (PTE) não é efetiva em pacientes com reconstrução por levantamento *(pull-up)* gástrico.**
– Falso, embora a qualidade de voz seja precária.

○ **Qual é a taxa de fístula em pacientes que receberam irradiação prévia requerendo laringectomia total e faringectomia parcial?**
– De 15 a 25%.

○ **Qual é a taxa de fístula após transferência jejunal livre (pacientes não-irradiados)?**
– De 10 a 20%.

○ **Qual é a taxa de mortalidade perioperatória de levantamento *(pull-up)* gástrico?**
– De 5 a 20%.

○ **Qual é a taxa de complicação importante após levantamento *(pull-up)* gástrico?**
– É de 50%.

○ **Quais são as complicações mais comuns de levantamento *(pull-up)* gástrico?**
– Regurgitação, disfagia cervical, estritura, extravasamento anastomótico.

○ **Qual é a porcentagem de pacientes que necessitam de levantamento *(pull-up)* gástrico?**
– 50%.

○ **Qual é o tipo de queixas gastrointestinais (GI) dos pacientes após levantamento *(pull-up)* gástrico?**
– Saciedade precoce, êmese, síndrome de *dumping* (esvaziamento rápido).

○ **O que pode ser feito para tratar ou prevenir a síndrome de *dumping* (esvaziamento rápido)?**
– Ingerir pequenas refeições secas, restringir a ingestão de líquidos durante as refeições, usar octreotida (análogo da somatostatina).

○ **Qual é a vantagem primária da osteotomia mandibular de linha média para a ressecção de tumores orofaríngeos em comparação com a mandibulotomia lateral?**
– A preservação dos nervos alveolar inferior e lingual.

○ **Se realizada mandibulectomia e a margem óssea for positiva, irradia-se o osso remanescente?**
– Não, pois sendo o osso relativamente hipóxico não pode gerar muitos radicais livres com XRT; o paciente deve retornar à sala cirúrgica (OR, *operatory room*) para mandibulectomia.

○ **V/F: Em virtude de enrugamento, deve-se retirar pelo menos 8 a 10 mm da margem *in situ* para se obter 5 mm de margem patologicamente limpa de tumores da cavidade oral.**
– Verdadeiro.

○ **Quais são os fatores mais fortemente relacionados com a função geral da fala 3 meses após a cirurgia de câncer oral ou orofaríngeo?**
  – Tipo de fechamento, porcentagem oral ressecada da língua e porcentagem de palato mole ressecado.

○ **Qual é o diagnóstico diferencial de etiologia de estridor em pacientes submetidos à glossectomia total e XRT pós-operatória?**
  – Edema secundário à alteração dos vasos linfáticos; tumor recorrente; DRGE; superinfecção.

○ **Quais são os sintomas de apresentação mais comuns em pacientes com tumor do trígono retromolar (TRM)?**
  – Otalgia referida e trismo.

○ **Quantos anos leva para um ex-fumante ter a mesma probabilidade de um não-fumante de desenvolver câncer da cavidade oral?**
  – 16.

○ **Qual é a chance de que um paciente curado de um câncer de cavidade oral desenvolva um segundo tumor primário se continuar a fumar?**
  – É de 40%.

○ **Qual é a incidência de metástases cervicais provenientes da base da língua (BDL), tonsila e CACE do palato mole?**
  – É de 70%, 60%, 40%, respectivamente.

○ **Qual é a incidência de malignidade em adultos com tonsilas assimétricas com mucosa de aparência normal e sem linfadenopatia cervical?**
  – É de 4,8%.

○ **Qual é a porcentagem de tumores T3/T4 da tonsila que podem ser salvos após falha de XRT primária?**
  – É de 50%.

○ **Qual é a finalidade do uso de enxertos de pele de espessura dividida (EPED) para cobrir um pequeno defeito após excisão de câncer de tonsila?**
  – Se os músculos pterigóides estiverem expostos durante a ressecção, a colocação de um EPED ajudará a prevenir a fibrose muscular e o trismo.

○ **Quais são os fatores de risco para desenvolver osteossarcoma na mandíbula ou maxila?**
  – História de radiação ionizante, displasia fibrosa, retinoblastoma, exposição anterior ao óxido de tório (agente de escaneamento radioativo).

○ **O que as anormalidades cromossomais do osteossarcoma e do retinoblastoma têm em comum?**
  – Deleção do braço longo do cromossoma 13.

○ **Quais são os fatores prognósticos mais importantes em pacientes com osteossarcoma?**
– Tamanho, grau e *status* de margem cirúrgica do tumor.

○ **V/F: Há um risco bem menor de metástases distantes no caso de osteossarcoma da cabeça e pescoço do que naquelas dos ossos longos?**
– Verdadeiro.

○ **V/F: Um paciente com CACE T5N2aM0 da base da língua (BDL) apresenta uma resposta completa ao feixe externo de RT tanto no local primário como no pescoço. Uma dissecção planejada do pescoço deve ser efetuada para aumentar a taxa de controle regional.**
– Verdadeiro.

○ **Qual é o lugar, na orofaringe, que está associado a pior resultado após cirurgia combinada com RT independentemente do estágio do tumor?**
– BDL.

○ **Quais são os 3 tumores odontogênicos mais comuns?**
– Ameloblastoma, cimentoma, odontoma.

○ **Quais são os 3 cistos odontogênicos mais comuns?**
– Cisto radicular (65%), ceratocisto odontogênico, cisto dentígero.

○ **Qual é a composição dos odontomas?**
– Esmalte, dentina, cimentina e polpa.

○ **Onde ocorre um cisto radicular ou periapical?**
– Ao longo da raiz de um dente não viável, como o estágio liquefeito de um granuloma dental.

○ **Onde se desenvolve o cisto dentígero?**
– Ao redor da coroa de um dente impactado e não irrompido.

○ **Os ceratocistos odontogênicos múltiplos são uma manifestação de qual síndrome?**
– Síndrome do nevo celular basal.

○ **O que é tumor de Pindborg?**
– Um tumor odontogênico epitelial calcificado menos agressivo que o ameloblastoma e está associado a um dente impactado.

○ **Qual é o tumor ou cisto mandibular que produz fluido branco contendo ceratina?**
– Ceratocisto odontogênico.

○ **Qual é a incidência de recorrência após excisão de ceratocisto odontogênico?**
– É de 62% nos primeiros 5 anos.

○ **Qual é a aparência radiográfica de um osteossarcoma da mandíbula?**
  – Tem a aparência de um raio solar que se irradia sobre o osso periosteal novo.

○ **Qual é a aparência radiográfica do condrossarcoma da mandíbula?**
  – De uma massa de tecido mole com calcificações em "pipoca".

○ **Qual é a aparência radiográfica do ameloblastoma?**
  – De estruturas deslocadas com múltiplas loculações e aparência de favo de mel.

○ **Qual é a aparência radiográfica do fibroma que ossifica o cemento?**
  – Uma lesão bem circunstanciada com núcleo denso e margem luzente, o núcleo se alarga, e a margem diminui com a maturação.

○ **Qual é a causa mais comum de morte em caso de osteossarcoma da cabeça e pescoço?**
  – Extensão intracraniana.

○ **Qual é o tratamento ideal para o osteossarcoma da cabeça e pescoço?**
  – Cirurgia e radioterapia.

○ **Qual é a porcentagem dos tumores da glândula parótida que são benignos?**
  – De 75 a 80%.

○ **Qual é o local mais comum de uma neoplasia da glândula salivar?**
  – Glândula parótida (73%).

○ **Qual é o lugar menos comum de uma neoplasia maligna da glândula salivar?**
  – Glândula submandibular (11%).

○ **Qual é o lugar menos comum de uma neoplasia maligna de glândula salivar?**
  – Glândulas salivares menores (60%; dessas, 40% ocorrem no palato).

○ **Qual é o lugar menos comum de uma neoplasia maligna de glândula salivar?**
  – Glândula parótida (32%).

○ **Qual é a glândula salivar com melhor prognóstico para tumores malignos?**
  – Glândula parótida.

○ **Qual é a glândula salivar com pior prognóstico para tumores malignos?**
  – Glândula submandibular.

○ **Qual é o tumor mais comum da glândula parótida?**
  – Adenoma pleomórfico em adultos, hemangioma em crianças.

○ **Qual é a diferença entre adenoma pleomórfico metastático e adenoma ex-carcinoma pleomórfico?**
  – É histologicamente benigno, mas os componentes epiteliais malignos estão ausentes.

○ **Qual é o tumor maligno mais comum da glândula parótida em adultos?**
  – Carcinoma mucoepidermóide.

○ **Qual é a aparência histológica do adenoma pleomórfico?**
  – É morfologicamente diverso com elementos mucóides, condróides, ósseos e mixóides.

○ **Qual é a complicação mais comum da parotidectomia?**
  – Hematoma.

○ **Qual é o fator prognóstico mais importante para as neoplasias da glândula salivar?**
  – O estágio.

○ **Quais são os tumores da glândula salivar com pior prognóstico (5)?**
  – Adenocarcinoma mucoepidermóide de alto grau, carcinoma de células escamosas, carcinoma indiferenciado e adenoma ex-carcinoma pleomórfico.

○ **Quais são as indicações para radiação pós-operatória após parotidectomia?**
  – Alta probabilidade de doença microscópica residual; margens positivas; estágio avançado; alto grau; tumores do lóbulo profundo; tumores recorrentes, presença de metástases regionais; invasão angiolinfática.

○ **Qual é a taxa de metástases para os linfonodos em CACE da glândula parótida?**
  – É de 47%.

○ **Quais são os fatores preditivos de doença regional oculta no câncer da parótida?**
  – Extensão extracapsular, paralisia facial pré-operatória, idade > 54 anos e invasão perilinfática.

○ **Quais são as indicações para dissecção do pescoço no tratamento de malignidade da glândula salivar?**
  – Metástase clínica, tumor submandibular, CACE, carcinoma indiferenciado, tamanho > 4 cm e carcinoma mucoepidérmico de alto grau.

○ **Qual é o lugar mais comum de metástase distante do carcinoma cístico adenóide?**
  – Pulmão.

○ **Qual é a incidência de doença subclínica do pescoço com carcinoma cístico da adenóide da glândula parótida?**
  – É de 11%.

○ **Qual é a célula de origem de CACE da glândula parótida?**
   – Célula do ducto excretor.

○ **Qual é o tumor de glândula salivar que contém tanto células benignas como malignas?**
   – Linfoepitelioma maligno.

○ **Quais são os tumores benignos da glândula parótida reconhecidos pela alta concentração de mitocôndrias à microscopia eletrônica?**
   – Tumor de Warthin e oncocitoma.

○ **Qual é a malignidade de glândula salivar mais comum após radiação?**
   – Mucoepidermóide.

○ **Qual é a malignidade mais comum das glândulas submandibular e salivar menor?**
   – Cístico adenóide.

○ **Que tipo de tumor compreende 50% de todas as neoplasias da glândula lacrimal?**
   – Cístico adenóide.

○ **Quais são os 4 tipos de padrões de crescimento de carcinoma cístico adenóide e que é mais comum?**
   – Cribriforme (mais comum... assemelha-se ao queijo suíço), ductular tubular, trabecular ou sólido.

○ **Qual é o tipo de radioterapia a que o carcinoma cístico adenóide é mais responsivo?**
   – Ao feixe de nêutrons.

○ **Qual é a sobrevida em 5 anos de pacientes com tumores malignos de glândula parótida que se apresentam com paresia do VII nervo?**
   – É de 18%.

○ **Qual é a malignidade de glândula salivar mais comum que ocorre bilateralmente?**
   – De células ácinas.

○ **Quais são os 2 tumores malignos mais comuns da glândula parótida em crianças com menos de 12 anos?**
   – Mucoepidermóide é o mais comum, seguido pelo de células ácinas.

○ **Que células surgem de tumores mucoepidermóides?**
   – Células epiteliais dos ductos salivares interlobar e intralobar.

○ **Qual é a característica distintiva entre carcinoma mucoepidermóide de baixo e alto graus?**
   – A quantidade de mucina no tumor.

○ **Qual é a incidência de metástase cervical de carcinomas mucoepidermóides?**
  – É de 30 a 40%.

○ **Seu paciente tem carcinoma mucoepidermóide da glândula parótida. A avaliação histológica da amostra de biopsia revela escassa quantidade de mucina. Não há evidência clínica de metástase regional. Trata-se o pescoço?**
  – Sim.

○ **Qual é o segundo tumor mais maligno das glândulas salivares menores?**
  – Adenocarcinoma.

○ **Quais são os 4 tipos de adenomas monomórficos?**
  – Células basais, trabeculares, canaliculares e tubulares.

○ **Qual é a aparência histológica do tumor de Warthin?**
  – Bainhas linfóides abundantes com distintos centros germinais; epitélio com 2 camadas.

○ **Qual é o tumor de glândula salivar mais comum em esquimós?**
  – Oncocitoma maligno.

○ **Qual é o tumor de glândula salivar mais comum em mulheres com história de câncer de mama?**
  – Carcinoma mucoepidermóide.

○ **Qual é o tratamento de escolha para o CACE cutâneo metastático da parótida?**
  – Parotidectomia total com preservação do VII (a não ser que invadido por tumor) e radioterapia pós-operatória da área da parótida e pescoço ipsolateral.

○ **Quando o nervo facial deve ser sacrificado durante parotidectomia?**
  – Paresia ou paralisia pré-operatória do nervo facial; carcinoma cístico adenóide em contato com o nervo; tumor maligno que infiltra o nervo.

○ **Qual é a porcentagem de tumores malignos da glândula parótida presentes com paresia ou paralisia do nervo facial?**
  – É de 20%.

○ **Qual é o tumor de glândula salivar com grande propensão para a invasão perineural?**
  – Carcinoma cístico adenóide.

○ **Quais são as características clínicas dos carcinomas de ducto salivar?**
  – Envolvem com mais freqüência a glândula parótida e apresentam-se como uma massa assintomática; a maior incidência é no sexo masculino; metástases distantes são as causas mais comuns de morte.

○ **Qual é a incidência de falso-positivos em aspiração por agulha fina (AGF) e criossecção de tumores da parótida?**
  – É de 2%.

○ **O que a monitorização contínua do nervo facial durante parotidectomia previne?**
  – Paresia a curto prazo.

○ **Quais são os fatores associados ao desenvolvimento de paresia facial temporária após parotidectomia?**
  – Tumor do lobo profundo, cirurgia parotídea anterior; história de siloadenite; adição de uma dissecção do pescoço à cirurgia da parótida; idade avançada; *diabetes mellitus*; tempo operatório maior; história de irradiação da parótida; monitorização por eletromiografia (EMG).

○ **Qual é o ramo do nervo facial em geral mais parético após parotidectomia?**
  – O mandibular marginal.

○ **Qual é a incidência do início imediato de disfunção do nervo facial após parotidectomia por doença benigna?**
  – É de 46%.

○ **Quais são os limites do espaço parafaríngeo?**
  – Inferior: osso hióide.
  – Superior: osso petroso.
  – Medial: palato mole, tonsilas, constritor faríngeo superior.
  – Lateral: músculo pterigóide medial, ramo da mandíbula, ventre posterior do digástrico.
  – Dorsal: coluna vertebral e músculos paravertebrais.
  – Ventral: rafe pterigomandibular.

○ **Quais são as estruturas encontradas no compartimento pré-estilo-hióideo do espaço parafaríngeo?**
  – Músculo pterigóide medial, gordura, vasos linfáticos, nervos e vasos menores.

○ **Quais são as estruturas encontradas no compartimento pré-estilo-hióideo do espaço parafaríngeo?**
  – Bainha carotídea, IX, X, XII, cadeia simpática cervical.

○ **O espaço parafaríngeo se comunica dorsalmente com que espaço?**
  – Com o espaço retrofaríngeo.

○ **Os tumores parafaríngeos que surgem do lobo profundo da parótida envolverão que compartimento?**
  – Compartimento pré-estilo-hióideo.

○ **O que acontece com a bainha carotídea no caso de tumores do lobo profundo da parótida que se estendem para dentro do espaço parafaríngeo?**
– Ela se desloca posteriormente.

○ **Qual é a aparência radiográfica desses tumores?**
– De um "haltere"; eles devem atravessar o túnel estilomandibular para ter acesso ao espaço parafaríngeo.

○ **Em que compartimento os tumores neurogênicos têm mais probabilidade de surgir?**
– Compartimento pós-estilóideo.

○ **Qual é a apresentação mais comum de um tumor de espaço parafaríngeo?**
– Como deslocamento medial da parede orofaríngea lateral ou como massa palpável sob o ângulo da mandíbula.

○ **Qual é o tumor mais comum do espaço parafaríngeo?**
– Adenoma pleomórfico.

○ **Qual é a melhor abordagem cirúrgica para remoção de tumores parafaríngeos?**
– Transcervical.

○ **O que deve ser feito no pré-operatório para malignidades retroestilóideas ou tumores suspeitos de estarem envolvendo a artéria carótida?**
– Angiografia com oclusão a balão.

○ **Qual é a incidência do paraganglioma?**
– 1:30.000.

○ **Qual é a porcentagem de paragangliomas da cabeça e pescoço familiares?**
– É de 7 a 10%.

○ **Quais são as 2 células primárias dos paragangliomas?**
– Células principais armazenadoras de grânulos tipo I e células do tipo Schwann tipo II arranjadas em um agregado chamado de *Zellballen*.

○ **Como fazer a distinção entre um paraganglioma benigno e um maligno?**
– Não há características histológicas claras; as lesões malignas são definidas pela presença de metástases.

○ **Qual é o paraganglioma mais comum da cabeça e pescoço?**
– Tumor do corpo carotídeo.

○ **Qual é a porcentagem de tumores do corpo carotídeo que são multicêntricos?**
– 10% (30 a 40% na forma hereditária).

○ **Qual é o padrão de herança dos tumores de corpo carotídeo de padrão familiar?**
  – Autossômico dominante, mas somente os genes transmitidos pelo lado paterno são expressos.

○ **Qual é o achado físico clássico dos tumores de corpo carotídeo?**
  – Tumores com livre mobilidade na direção lateral, mas fixos na direção cranial-caudal.

○ **Qual é o achado clássico no arteriograma de tumores do corpo carotídeo?**
  – Abrem-se obliquamente na bifurcação carotídea por meio de um tumor avermelhado bem definido ("sinal de lira").

○ **Qual é o sistema de classificação de Shamblin para tumores do corpo carotídeo?**
  – Grupo I: pequeno e facilmente excisado.
  – Grupo II: aderentes aos vasos; ressecáveis com dissecção subadventícia cuidadosa.
  – Grupo III: envolvem a carótida; requer ressecção parcial ou completa do vaso.

○ **Qual é o significado do tamanho do tumor na incidência de complicações com a ressecção?**
  – Tumores com mais de 5 cm estão associados a uma taxa significativamente mais alta de complicações com a remoção (67% para tumores > 5 cm versus 15% para tumores < 5 cm).

○ **Quais são as vantagens da embolização pré-operatória dos paragangliomas?**
  – Menor perda sanguínea intra-operatória e tempo operatório.

○ **Quando embolizada no pré-operatório, a comunicação entre a circulação carotídea externa e interna pode ocorrer através de qual vaso?**
  – Artéria occipital.

○ **Durante a ressecção, que vaso pode ser sacrificado na maioria dos casos?**
  – Artéria carótida externa.

○ **Quando a XRT é considerada em lugar de cirurgia para tratamento de tumores de corpo carotídeo?**
  – Em tumores muito grandes, tumores recorrentes ou em maus candidatos cirúrgicos.

○ **Como é possível diferenciar paraganglioma vagal de tumor de corpo carotídeo?**
  – Os paragangliomas vagais deslocam a artéria carótida interna em sentidos anterior e medial.

○ **O que é "síndrome da primeira mordida"?**
  – Uma complicação após remoção de um tumor de corpo carotídeo em que o paciente experimenta intensa dor com a primeira mordida do alimento.

○ **Quais são os 2 tipos de paragangliomas de osso temporal?**
  – O glomo jugular que envolve a adventícia do bulbo jugular e o glomo timpânico que envolve o nervo de Jacobson (glomo jugulotimpânico, se não for possível discernir o local de origem).

○ **Quais são as características histológicas de tumores do glomo?**
  – Ninhos de células principais com grânulos neurossecretores, cercados por estroma fibrovascular e células sustentaculares que são S-100 positivas. As células principais são positivas à imunoistoquímica para cromogranina, sinaptofisina e neurofilamentos de enolase neurônio-específicos.

○ **Qual é a diferença clínica entre esses tumores e os do corpo carotídeo?**
  – São mais comuns em mulheres, têm menor probabilidade de secretar catecolaminas ou de metastatizar e são mais radiossensíveis.

○ **Qual é a vantagem primária da radiocirurgia estereotática para tratamento de tumores jugulares do glomo recorrentes em comparação com a cirurgia e radiação convencional?**
  – Menor incidência de lesão do nervo craniano.

○ **Quando é contra-indicada a radiocirurgia estereotática no tratamento de tumores recorrentes do glomo jugular?**
  – No caso de tumores grandes (> 3,0 a 4,0 cm).

○ **Como reage a maioria dos tumores do glomo jugular à radiação de feixe externo?**
  – Menos de 50% mostram regressão tumoral radiograficamente; a ausência de crescimento tumoral é mais comum.

○ **Qual é a proporção relatada entre câncer de células basais e de células escamosas nos Estados Unidos?**
  – É de 4:1.

○ **Depois de ter um carcinoma de células basais ou escamosas da pele, quais são as chances de desenvolver dentro de 5 anos?**
  – São de 50%.

○ **O que é síndrome de célula basal-nevóide?**
  – Um distúrbio autossômico dominante caracterizado por múltiplos carcinomas de células basais (CCB), ceratocistos odontogênicos, anormalidades da costela, depressões palmares e plantares e calcificação da foice cerebral.

○ **Quais são alguns outros distúrbios genéticos associados ao alto risco de malignidades cutâneas?**
  – Xeroderma pigmentar, albinismo, verruciforme epidermodisplásico, epidermólise bolhosa distrófica e disceratose congênita.

○ **Qual é a luz UV mais responsiva a dano actínico agudo?**
 – É a B.

○ **Além das luzes UV e genética, quais são alguns outros fatores que aumentam o risco de malignidade cutânea?**
 – Imunossupressão a longo prazo após transplante de órgãos, tratamento de psoríase a longo prazo com substâncias químicas fotossensíveis, úlceras crônicas e irradiação de baixa dose.

○ **O que é úlcera de Marjolin?**
 – Queimadura ou úlcera associada ao desenvolvimento de malignidade.

○ **Quais são as 5 camadas da epiderme desde a profunda até a superficial?**
 – Camadas basal, espinhosa, granular, clara e córnea.

○ **Qual é a lesão cutânea pré-maligna mais comum da cabeça e pescoço?**
 – Ceratose actínica.

○ **Qual é o nome de uma lesão cutânea, com mais freqüência localizada no nariz, caracterizada pelo rápido crescimento e com uma área central de ulceração seguida por involução espontânea?**
 – Ceratoacantoma.

○ **O que é doença de Bowen?**
 – Carcinoma *in situ* de células escamosas da pele.

○ **V/F: Carcinomas dos anexos da pele são muito agressivos e têm prognóstico reservado.**
 – Verdadeiro.

○ **Como surgem os carcinomas de anexos de folículos pilosos classicamente presentes?**
 – Um tufo de pêlos brancos surge da porção central do tumor.

○ **Qual é o carcinoma dos anexos de pele que surgem de célula basal pluripotencial dentro ou ao redor das células ciliares?**
 – Carcinoma de células de Merkel.

○ **Qual é a sobrevida em 5 anos de pacientes com carcinoma de células de Merkel?**
 – É de 30%.

○ **O pescoço com classificação N0 deve ser tratado em pacientes com carcinoma de células de Merkel?**
 – Sim.

○ **V/F: A reconstrução deve ser retardada após excisão de carcinoma de células de Merkel até que os resultados da secção permanente sejam amparados.**
 – Verdadeiro.

○ **Qual é o tipo mais comum de sarcoma de pele?**
  – Histiocitoma fibroso maligno.

○ **Quais os 5 tipos principais de carcinoma de células basais (CCB)?**
  – Nodular, cístico, multicêntrico superficial, morfeaforme, ceratótico.

○ **Qual deles é o mais comum?**
  – Nodular.

○ **Qual desses tumores é encontrado geralmente nas extremidades ou no tronco?**
  – Multicêntrico superficial.

○ **Qual desses tumores é uma variante do CCB nodular e produz pigmento?**
  – Cístico.

○ **Qual desses tumores geralmente se assemelha a uma cicatriz?**
  – Morfeaforme.

○ **Qual desses tumores é o mais agressivo?**
  – Ceratótico.

○ **Quais são as características histológicas de CCB?**
  – Formação de fissuras, ausência de pontes intracelulares, paliçadas nucleares e lacunas peritumorais.

○ **O que é exclusivo do trajeto de crescimento do CCB?**
  – Segue o trajeto de menos resistência, que é tipicamente ao longo dos planos de fusão embrionária.

○ **Considerando-se o que foi dito, quais são as áreas da face mais suscetíveis ao CCB?**
  – Canto interno, filtro, porção média-inferior do queixo, sulco nasolabial, área pré-auricular e sulco retroauricular.

○ **Quais são as margens recomendadas para excisão dos cânceres de pele de células basais?**
  – São de 5 mm.

○ **Qual é a porcentagem de recorrência de cânceres de células basais excisados incompletamente?**
  – É de 1/3.

○ **Qual é a característica histológica de cânceres recorrentes de células basais com significado prognóstico?**
  – Irregularidade da paliçada periférica.

○ **V/F: O carcinoma de célula escamosa (CACE) que surge de áreas expostas ao sol tende a ter menor agressividade que os surgidos *de novo*.**
  – Verdadeiro.

○ **Qual é a porcentagem de CACE metastáticos que surgem em áreas de alteração actínica?**
 – É de 3 a 5%.

○ **Qual é a porcentagem de CACE metastáticos surgidos *de novo*?**
 – É de 8%.

○ **Qual é a porcentagem de CACE metastáticos surgidos em áreas de cicatriz ou inflamação crônica?**
 – É de 10 a 30%.

○ **Quais são as características histológicas do CACE de pele?**
 – Pérolas de queratina em lesões bem diferenciadas; as lesões mal diferenciadas podem precisar de identificação com citoqueratina ou vimentina.

○ **Quais são os 5 tipos histopatológicos de CACE?**
 – Genérico, adenóide, bowenóide, verrucoso e fusiforme-pleomórfico.

○ **Qual desses tipos surge em áreas de alteração actínica?**
 – O genérico.

○ **Qual desses tipos é mais comum na mucosa oral?**
 – Verrucoso.

○ **Qual desses tipos é o menos comum?**
 – Fusiforme-pleomórfico.

○ **Quais são os fatores que aumentam a probabilidade de recorrência de CACE?**
 – Tumores da porção média da face > 2 cm ou espessura > 4 mm, invasão perineural ou metástases regionais.

○ **Quais são os fatores que aumentam a probabilidade de metástase regional de CACE?**
 – Tumores que surgem na orelha, diâmetro > 2 cm ou > 4 mm de espessura, mal diferenciados histologicamente e tumores recorrentes.

○ **Quais são as indicações para cirurgia de Mohs?**
 – CCB morfeaforme, CCB recorrente e CCB em localizações cosmeticamente sensíveis.

○ **Quais são as indicações para uma dissecção profilática do pescoço?**
 – CACE > 4 cm com invasão profunda e que surge na bochecha, parte superior do pescoço ou couro cabeludo.

○ **Quais são as indicações de radioterapia pós-operatória?**
 – Nodos múltiplos, disseminação extracapsular, margens positivas/inadequadas ou nodo > 3 cm.

○ **Qual é a porcentagem de melanomas que ocorrem na cabeça e pescoço?**
 – É de 20%.

○ **Em que área do mundo é maior a incidência de melanoma?**
 – Austrália.

○ **Qual é a porcentagem de tumores que não são pigmentados (amelanóticos)?**
 – É de 5%.

○ **Quais são as células que constituem os melanomas?**
 – Melanócitos, que são derivados de células da crista neural.

○ **O envolvimento de que áreas do corpo aumenta o risco de metástases?**
 – CBPCC: costas, braços, pescoço e couro cabeludo.

○ **Qual é o sistema de classificação baseado em camadas histológicas?**
 – De Clark.

○ **Quais são os níveis definidos no sistema de Clark?**
 – Nível I: epiderme.
 – Nível II: invasão da lâmina basal na derme papilar.
 – Nível III: preenche a derme papilar.
 – Nível IV: invasão da derme reticular.
 – Nível V: invasão da gordura subcutânea.

○ **Que sistema de classificação é baseado na profundidade da invasão em milímetros?**
 – De Breslow.

○ **Qual é o fator prognóstico mais importante de melanomas?**
 – A profundidade da invasão.

○ **Como deve se proceder à biopsia de uma lesão suspeita de melanoma?**
 – Deve-se retirar uma amostra do tumor e do tecido subjacente para que a profundidade possa ser verificada; uma biopsia raspada nunca deve ser realizada.

○ **V/F: Mulheres com melanoma têm melhor prognóstico que os homens independentemente da profundidade do tumor.**
 – Verdadeiro.

○ **Qual é a incidência de metástases nodais se a profundidade do tumor for > 4,0 mm?**
 – É de > 70%.

○ **Qual é a incidência de metástases nodais se a profundidade do tumor for < 1,50 mm?**
 – É de 8%.

○ **Qual é o fator, além da espessura tumoral, que influencia a metástase regional no melanoma?**
– Ulceração.

○ **Quais são os fatores de risco para o desenvolvimento de melanoma?**
– História familiar, nevos múltiplos atípicos ou displásicos, mancha de Hutchinson, presença de grandes nevos congênitos, cabelo louro ou ruivo, acentuada presença de sardas na porção superior das costas, história de 3 ou mais queimaduras com bolhas antes da idade de 20 anos, presença de queratoses actínicas.

○ **Qual é a porcentagem de pacientes com síndrome do nevo displásico que desenvolvem melanoma, se houver história de melanoma em parente?**
– É de 100%.

○ **Qual é o risco de transformação melanomatosa de nevos gigantes?**
– É de 14%.

○ **Qual é a porcentagem de pacientes com xeroderma pigmentar que desenvolvem melanoma?**
– É de 3%.

○ **Qual é a chance de um paciente com melanoma desenvolver um segundo melanoma?**
– É de 5%.

○ **Quais são os 4 tipos de melanomas?**
– De disseminação superficial, lentigem maligna, lentiginoso acral e esclerosante nodular.

○ **Qual é o tipo mais comum?**
– O de disseminação superficial.

○ **Qual é o tipo com melhor prognóstico?**
– O de disseminação superficial.

○ **Qual é a forma mais comum de melanoma cutâneo hereditário?**
– Síndrome do nevo displásico.

○ **Que tipo de melanoma ocorre nas palmas das mãos, plantas dos pés e membranas mucosas?**
– Melanoma lentiginoso acral.

○ **Qual é a margem excisicional recomendada para um melanoma de 3 cm?**
– É de 2 cm.

○ **Quais são as indicações para parotidectomia além da ressecção do tumor?**
– Se a lesão envolver a porção lateral da testa, couro cabeludo temporal, pele pré-auricular ou orelha anterior.

○ **Em que momento deve ser removida a glândula submandibular com o tumor?**
– Quando a lesão envolver a bochecha, área zigomática, prega nasolabial ou lábio superior.

○ **O melanoma é radiossensível?**
– Ele pode ser sensível em frações de grandes doses (600 cGy), mas não à radioterapia fracionada padrão (180 a 200 cGy).

○ **Qual é o papel da radioterapia de fração em grande dose no tratamento do melanoma?**
– Diminui a incidência de recorrência locorregional em pacientes N0.

○ **Quais são os limites do esôfago cervical?**
– Do músculo cricofaríngeo até a incisura esternal.

○ **Qual é o suprimento arterial para o esôfago cervical?**
– Ramo tireóideo do tronco tireocervical.

○ **Qual é a drenagem venosa do esôfago cervical?**
– Veia tireóidea inferior.

○ **Qual é o risco de desenvolvimento de câncer esofágico em pacientes fumantes e etilistas em comparação com os não-fumantes e não-etilistas?**
– 100 vezes maior.

○ **Em que áreas do mundo a incidência de câncer esofágico é maior?**
– Oriente Médio, sul e leste da África e norte da China.

○ **Quais são os fatores de risco para o desenvolvimento de câncer esofágico?**
– Tabaco, álcool, acalasia, síndrome de Plummer-Vinson, câncer anterior da cabeça e pescoço, doença de Barrett.

○ **Quais são as características clínicas da síndrome de Plummer-Vinson?**
– Anemia ferropriva, membrana esofágica superior, hipotireoidismo, glossite/queilite, gastrite e disfagia.

○ **Em pacientes com síndrome de Plummer-Vinson em que área é mais provável de ocorrer CACE do esôfago?**
– Na área pós-cricóide.

○ **Como também é conhecida a metaplasia do esôfago distal?**
– Como esôfago de Barrett.

○ **Qual é a porcentagem de pessoas com DRGE que têm esôfago de Barrett e qual é a porcentagem dessas pessoas que desenvolvem adenocarcinoma?**
– É de 5%; e de 5 a 10%, respectivamente.

○ **O câncer de esôfago cervical é geralmente de que tipo?**
   – CACE.

○ **Quais são as contra-indicações para a ressecção cirúrgica?**
   – Presença de metástases distantes; envolvimento da fáscia pré-vertebral, traquéia ou artérias carótidas.

○ **Qual é a causa usual de morte decorrente de câncer esofágico?**
   – Pneumonia por aspiração.

○ **Quando geralmente se apresentam os pacientes com sarcoma sinovial?**
   – Entre as idades de 25 e 36 anos.

○ **Qual é a incidência de metástase regional em sarcomas sinoviais da cabeça e pescoço?**
   – É de 12,5%.

○ **Qual é a incidência de recorrência local?**
   – É de 60 a 90% em 2 anos.

○ **Quais são as características histopatológicas do sarcoma sinovial da cabeça e pescoço?**
   – Neoplasias malignas de alto grau, mal diferenciadas, que surgem das células mesenquimais pluripotenciais; padrão celular bifásico contendo células fusiformes e epitelióides; microcalcificações em 30 a 60%; a existência de formas monofásicas, contendo tanto células fusiformes como epitelióides é controversa.

○ **Qual é a causa mais comum de morte decorrente de sarcoma sinovial da cabeça e pescoço?**
   – Metástases pulmonares.

○ **Onde se localizam geralmente os sarcomas sinoviais da cabeça e pescoço?**
   – Hipofaringe e espaço parafaríngeo.

○ **Qual é o modo de tratamento primário?**
   – Excisão cirúrgica ampla e radioterapia pós-operatória.

○ **Qual é a taxa de sobrevida em 5 anos?**
   – É de 40 a 50%.

○ **Qual é o significado prognóstico da presença de microcalcificações?**
   – Um melhor prognóstico.

○ **O câncer nasofaríngeo é responsável por qual porcentagem de cânceres diagnosticados na província de Kwantung do sul da China?**
   – Por 20%.

○ **Qual é a incidência de câncer nasofaríngeo entre os nativos chineses em comparação com os caucasianos?**
– 118 vezes maior.

○ **Qual é a incidência de câncer nasofaríngeo entre sino-americanos em comparação com os caucasianos?**
– 7 vezes maior.

○ **Quais são as classificações de câncer nasofaríngeo designadas pela Organização Mundial de Saúde (OMS)?**
– Tipo I: CACE queratinizante, bem diferenciado.
– Tipo II: CACE não-queratinizante, mal diferenciado.
– Tipo III: linfoepitelioma ou indiferenciado.

○ **Qual desses tipos se caracteriza por sincícia (fusão de células gigantes multinucleares)?**
– Tipo III.

○ **Qual desses tipos é mais comum na América do Norte? E o menos comum?**
– O mais comum é o tipo III (70%); o menos comum é o tipo II (10%).

○ **Qual desses tipos não está associado a títulos positivos de vírus Epstein-Barr (EBV)?**
– Tipo I.

○ **Que produto do EBV tem provavelmente um papel na transformação maligna do epitélio nasofaríngeo?**
– A proteína da membrana latente (LMP-1).

○ **Qual é o fator ambiental mais fortemente ligado a carcinoma nasofaríngeo (CNF)?**
– Consumo freqüente de peixe seco salgado.

○ **Qual é a sobrevida em 5 anos de pacientes com doença OMS II ou III?**
– É de 70%.

○ **Qual é a sobrevida em 5 anos de pacientes com doença OMS I?**
– É de 30%.

○ **Qual é o local de origem mais comum do câncer nasofaríngeo?**
– Fossa de Rosenmüller.

○ **Onde se situa a fossa de Rosenmüller?**
– Exatamente póstero-superior ao toro tubário do orifício da tuba auditiva.

○ **Quais são os forames do crânio situados em estreita proximidade com a nasofaringe?**
– Forame orbital, canal carotídeo, forame espinhoso, forame oval, forame redondo, canal hipoglosso e forame jugular.

○ **Que estrutura corre através do forame oval?**
  – O nervo mandibular (V3).

○ **Qual é a relação da fossa de Rosenmüller com o espaço parafaríngeo?**
  – Situa-se na convergência dos planos fasciais que separam o espaço parafaríngeo em seus 3 compartimentos (pré-estilóideo, retroestilóideo e retrofaríngeo).

○ **Que tipo de epitélio reveste a nasofaringe?**
  – Ao nascimento, o epitélio colunar pseudo-estratificado; por volta dos 10 anos de idade, a maioria é substituída por epitélio escamoso estratificado. A porção lateral não se altera, e a área onde esses 2 tipos se unem é revestida por epitélio transicional.

○ **Após um CACE, qual é o segundo tumor maligno mais comum da nasofaringe?**
  – Linfoma.

○ **Para que grupos nodais se dissemina o câncer nasofaríngeo?**
  – Para os nodos retrofaríngeos de Rouvière, nodos jugulodigástricos, cadeia acessória espinhal.

○ **No sistema de estadiamento descrito por Ho, o mau prognóstico está associado a metástases cervicais de que área do pescoço?**
  – Da área inferior a um plano que se estende da cabeça esternal contralateral da clavícula até a margem superior ipsolateral do músculo trapézio.

○ **V/F: A presença de doença nodal unilateral em comparação com a bilateral em pacientes com CNF não tem significado prognóstico.**
  – Verdadeiro.

○ **Qual é a incidência de erosão da base craniana em pacientes com CNF?**
  – É de 25%.

○ **Qual é o local mais distante de metástases?**
  – Ossos.

○ **Qual é a porcentagem de pacientes com CNF que apresentam um exame normal por endoscopia de fibra óptica no momento da avaliação inicial?**
  – É de 6%.

○ **O que são geralmente as massas nasofaríngeas lisas, submucosas, localizadas na linha média?**
  – Restos embriológicos (cistos de Thornwald, restos de bursa faríngea).

○ **Qual é a incidência de paralisia do nervo craniano na apresentação inicial de pacientes com CNF?**
  – De 12 a 18%.

○ **Quais são os achados imunológicos mais comuns em pacientes com CNF?**
  – Anticorpos IgA e IgG elevados contra o antígeno de capsídeo viral (ACV) do EBV.

○ **Qual é o papel da verificação dos títulos de EBV em pacientes com CNF?**
  – Podem ser uma ferramenta valiosa de triagem em populações de alto risco, podendo ajudar a estabelecer o diagnóstico de CNF em paciente com um tumor primário desconhecido. Em pacientes com doença tipo I, os títulos de EBV não são elevados e não têm significado prognóstico.

○ **Qual é a porcentagem de pacientes com tumores OMS tipos II e III e que apresentam títulos elevados anormais de EBV ACV e antígeno nuclear (AN)?**
  – É de 80 a 90%.

○ **Qual é o teste que dá informações prognósticas em pacientes com CNF?**
  – O ensaio de citotoxicidade celular anticorpo-dependente (ADCC, *antibody dependent cellular cytotoxicity*).

○ **Como esse teste prediz a sobrevida?**
  – Pelos baixos níveis apresentados, pois estão associados a pior prognóstico.

○ **Quais são os fatores, descritos por Ho e Neel, considerados importantes indicadores prognósticos adversos em pacientes com CNF?**
  – Extensão e sintomatologia da doença, extensão do tumor fora da nasofaringe, presença de adenopatia cervical inferior, arquitetura histológica queratinizante, nervo craniano e extensão da base craniana, presença de metástases distantes e baixos títulos de arginina descarboxilase (ADC)

○ **Qual é o espaço para cujo interior ocorre extensão do tumor e isso está associado a pior prognóstico em pacientes com CNF?**
  – Para o espaço mastigador anterior.

○ **Qual é a modalidade de tratamento primário para câncer nasofaríngeo?**
  – Radioterapia da nasofaringe (66-70 Gy) e pescoço (60 Gy).

○ **Por que um pescoço clinicamente negativo é tratado?**
  – Estudos demonstraram melhora de controle local e sobrevida livre de doença em caso de irradiação profilática do pescoço clinicamente negativo em pacientes com CNF.

○ **Quais são as complicações da superdosagem de radiação no tratamento do CNF?**
  – Osteorradionecrose, necrose cerebral, mielite transversa, perda auditiva, hipopituitarismo, hipotireoidismo, neurite óptica.

○ **Qual é o papel da quimioterapia de indução?**
  – Não foi provada qualquer vantagem para a sobrevida.

○ **Qual é o papel da quimioterapia concomitante?**
   – Foi verificada vantagem para a sobrevida com o uso de cisplatina e fluorouracil-5.

○ **Qual é o problema primário do uso de quimioterapia concomitante?**
   – Má tolerância do paciente, exigindo interrupções no tratamento; o curso dividido de radioterapia demonstrou resultar em menor sobrevida em comparação com o curso contínuo.

○ **Como o uso de cisplatina previne esse problema?**
   – Sua toxicidade (hematológica) não se sobrepõe à da radioterapia (mucosite).

○ **Como o fracasso do tratamento geralmente se manifesta no CNF?**
   – Em doença tanto do local primário como nos linfonodos cervicais.

○ **Qual é o local de CNF recorrente/persistente mais comum?**
   – A parede lateral da nasofaringe.

○ **Quais são as opções de tratamento de CNF recorrente/persistente no local primário?**
   – A reirradiação com maior dose terapêutica que a do tratamento inicial; radioterapia estereotática; braquiterapia com implante de palato dividido de grãos dourados radioativos; ressecção cirúrgica.

○ **Qual é a contra-indicação primária à nasofaringectomia?**
   – O envolvimento tumoral do seio cavernoso e dos nervos cranianos.

○ **Qual é a abordagem cirúrgica ântero-lateral da nasofaringe?**
   – O antro maxilar inserido no retalho da bochecha anterior é desenvolvido como um retalho osteocutâneo e virado lateralmente.

○ **Quais são as complicações mais comuns dessa abordagem?**
   – Trismo e fístula palatal.

○ **Quais são as vantagens dessa abordagem?**
   – Permite ampla exposição da nasofaringe com baixa morbidade.

○ **Quais são as outras abordagens cirúrgicas da nasofaringe?**
   – Rinotomia lateral com desmonte facial, divisão transpalatal, abordagem cervical lateral com virada mandibular, abordagem de osso temporal transparotídea, abordagem de fossa intratemporal.

○ **Qual é o tratamento recomendado para a doença cervical pós-radioterapia?**
   – Dissecção radical do pescoço.

○ **O que é possível fazer para melhorar os resultados da dissecção de salvamento do pescoço?**
   – Braquiterapia pós-operatória via tubos ocos colocados no momento da cirurgia.

○ **Qual é a neoplasia sinonasal benigna mais comum?**
  − Papiloma invertido.

○ **Qual é a neoplasia sinonasal maligna mais comum?**
  − CACE que compreende 80% das neoplasias sinonasais malignas.

○ **Qual é a segunda neoplasia sinonasal maligna mais comum?**
  − Adenocarcinoma.

○ **Quais são as localizações mais comuns de CACE sinonasal?**
  − Seio maxilar, seguido por cavidade nasal, depois pelos seios etmoidais.

○ **As dissecções eletivas do pescoço se justificam em pacientes com CACE sinonasal?**
  − Não, pois a incidência de metástases ocultas é de 10%.

○ **Qual é a porcentagem de tumores sinonasais que podem ser atribuídos a exposições ocupacionais?**
  − De até 44%.

○ **Em geral, onde se originam esses tumores?**
  − Parede nasal lateral, adjacente ao corneto médio.

○ **Quais são as substâncias consideradas predisponentes a neoplasias sinonasais?**
  − Níquel, cromo, óleos isopropílicos, hidrocarbonetos voláteis, fibras orgânicas de madeira, calçados e refinarias têxteis.

○ **Qual dessas substâncias está classicamente associadas a CACE?**
  − Níquel.

○ **Qual dessas substâncias está classicamente associada a adenocarcinoma?**
  − Pós de madeiras e substâncias de curtume do couro.

○ **Qual o vírus considerado como envolvido na etiologia dos tumores sinonasais?**
  − Vírus do herpes simples (HPV), particularmente os tipos 6 e 12.

○ **V/F: Fumar, por si só, não é um fator etiológico importante para tumores sinonasais.**
  − Verdadeiro.

○ **Quais são os sintomas mais comuns de apresentação das neoplasias sinonasais?**
  − Obstrução nasal (50%).

○ **Qual é a porcentagem de pacientes com tumores sinonasais que são assintomáticos à apresentação?**
  − De 9 a 12%.

○ **Quais são os 3 sinais classicamente presentes em pacientes com neoplasias sinonasais?**
– Assimetria facial, saliência do tumor na cavidade oral e massa tumoral; a presença dos 3 sinais é vista em cerca de 50% dos pacientes e é significativa para a doença avançada.

○ **De quais massas nasais não deve ser feita a biopsia na clínica?**
– De massas em crianças ou adolescentes e massas suspeitas de angiofibroma... alguns também recomendam o retardo de biopsia de qualquer massa nasal até depois de obtenção de imagem.

○ **Quais são os 3 subtipos de papilomas de Schneider?**
– Fungiforme, invertido e cilíndrico.

○ **Onde geralmente surgem os papilomas invertidos?**
– Na parede nasal lateral.

○ **Qual é o fator mais relacionado à chance de recorrência de papiloma invertido?**
– O método de remoção.

○ **Qual é a incidência de recorrência pós-ressecção de papiloma invertido via maxilectomia medial/rinotomia lateral?**
– De 13 a 15%.

○ **Em pacientes submetidos à ressecção de papiloma invertido, via maxilectomia medial/rinotomia lateral, qual é o fator mais importante relacionado ao risco de recorrência?**
– O índice mitótico.

○ **Qual é o diagnóstico diferencial de um tumor sinonasal de células pequenas?**
– Estesioneuroblastoma, plasmacitoma, melanoma, linfoma, sarcoma, CACE mal diferenciado, sarcoma de Ewing, tumor neuroepidérmico periférico (TNEP) e carcinoma sinonasal indiferenciado (CSNI).

○ **O que é um CSNI?**
– Um carcinoma sinonasal indiferenciado... um tumor sinonasal de células pequenas muito agressivo.

○ **Quais são os fatores prognósticos reservados para tumores CSNI?**
– Envolvimento orbital e metástases de pescoço, tumores dos seios paranasais têm prognóstico pior que os surgidos na cavidade nasal.

○ **Contra quais substâncias os tumores CSNI possuem anticorpos?**
– Citoqueratina, antígeno de membrana epitelial e enolase neurônio-específica.

○ **Qual é o tratamento para o CSNI?**
– Quimiorradiação pré-operatória, seguida de ressecção cirúrgica para aqueles tumores sem metástases distantes ou envolvimento craniano extenso.

○ **Segundo Levine *et al.* é mais provável uma variante de grau 4 de qual tumor?**
– Estesioneuroblastoma ou neuroblastoma olfatório.

○ **Em que grupo etário é visto tipicamente o neuroblastoma?**
– A distribuição é bimodal... em pessoas nas faixas de 20 e 50 anos.

○ **Qual é o padrão histológico característico desse tumor?**
– Rosetas de Homer-Wright.

○ **Em que estágio seria classificado pelo sistema de Kadish um neuroblastoma olfatório que envolve os seios etmoidais?**
– No estágio B.

○ **Quais são os 3 tumores ósseos malignos mais comuns dos seios paranasais?**
– Mieloma múltiplo, sarcoma osteogênico, condrossarcoma.

○ **Qual é a fisiopatologia da displasia fibrosa?**
– O osso medular normal é substituído por colágeno, fibroblastos e osteóides.

○ **Onde, na cabeça e pescoço, ela é geralmente mais encontrada?**
– Na maxila.

○ **Qual é a sua aparência à RM?**
– Na RM ponderada T-1, levemente hipo ou hiperintensa com intensificação leve a moderada; à RM ponderada T-2, é acentuadamente homogênea e hipointensa (aparência de vidro moído).

○ **Onde é encontrado com mais freqüência o carcinoma cístico adenóide da cabeça e pescoço?**
– No palato, seguido das glândulas salivares maiores, depois nos seios paranasais.

○ **Como são definidos os carcinomas císticos adenóides em suas variedades de baixo e alto graus?**
– Os tumores de baixo grau têm histologia anaplásica sólida com menos de 30%, os tumores de alto grau têm histologia anaplásica sólida com mais de 30%.

○ **Em que lugar é encontrado com mais freqüência o melanoma no nariz e seios paranasais?**
– No septo nasal.

○ **Qual é a diferença entre o melanoma do nariz e o melanoma cutâneo?**
– Mais agressivo, com pior prognóstico e curso imprevisível... a recorrência local é a causa mais comum de falha.

○ **Onde são encontrados com mais freqüência na cabeça e pescoço os sarcomas osteogênicos?**
   – Mandíbula.

○ **Qual é o tipo mais comum de linfoma do nariz e seios paranasais?**
   – Linfoma não-Hodgkin.

○ **Qual é a sua aparência à RM?**
   – Intensidade intermediária em imagens ponderadas T-1 e T-2, permeia as paredes sinusais sem completo deslocamento.

○ **O que é linha de Ohngren e qual é o seu significado?**
   – É uma linha imaginária desde o canto medial até o ângulo da mandíbula; os tumores abaixo da linha têm melhor prognóstico que situados acima dela (sendo os do palato uma exceção).

○ **Qual é o fator prognóstico mais significativo em pacientes com tumor mesenquimal?**
   – O grau do tumor.

○ **Quais são os fatores que tornam irressecável um tumor do nariz ou dos seios paranasais?**
   – A invasão do lobo frontal, fáscia pré-vertebral, nervos ópticos bilaterais ou seio cavernoso.

○ **Nome do tumor _____.**

○ **Compreende somente 3% dos papilomas de Schneider.**
   – Papiloma cilíndrico.

○ **Tipo mais comum de papiloma de Schneider, visto tipicamente no septo nasal:**
   – Papiloma fungiforme.

○ **De 2 a 13% desses tumores benignos têm potencial maligno:**
   – Papiloma invertido.

○ **Tem predileção pela mandíbula e aparência de raio solar aos raios X:**
   – Sarcoma osteogênico.

○ **Em mais de 90% ocorre invasão através de pelo menos uma parede do seio acometido à apresentação:**
   – CACE.

○ **Tumor benigno, visto com mais freqüência em pacientes com menos de 20 anos de idade cuja aparência é de vidro moído aos raios X:**
   – Displasia fibrosa.

- **Tumor benigno em geral mais encontrado no seio frontal:**
  - Osteoma.

- **Tumor benigno, encapsulado, que surge na superfície das fibras ópticas:**
  - Schwannoma.

- **Tumor não-encapsulado que surge dentro de um nervo; 15% se tornam malignos (quando associados à doença de Recklinghausen):**
  - Neurofibroma.

- **Segundo tumor sinonasal maligno mais comum; tende a se localizar superior à linha de Ohngren:**
  - Adenocarcinoma.

- **Surge dos perícitos de Zimmermann e não é considerado maligno ou benigno:**
  - Hemangiopericitoma.

- **Surge das células-tronco da origem da crista neural que se diferenciam em células sensoriais; rosetas de Homer Wright são características:**
  - Neuroblastoma olfatório ou estesioneuroblastoma.

- **A primeira linha de tratamento para esse tumor é a radiação; 70% dos pacientes se apresentam em estágio 4:**
  - Linfoma.

- **Pode progredir para mieloma múltiplo:**
  - Plasmacitoma extramedular.

- **Tumor mais comum com metástase para a área sinonasal:**
  - Tumor de células renais.

- **Ocorre metástase para o cérebro com mais freqüência nesse sarcoma do que em qualquer outro de tecido mole:**
  - Sarcoma de parte mole alveolar.

- **Quais são as neoplasias sinonasais que causam mais remodelagem do que erosão óssea?**
  - Sarcomas, carcinomas de glândulas salivares menores, plasmacitomas extramedulares, linfomas de grandes células e neuroblastomas olfatórios.

- **Qual é a modalidade primária de tratamento de plasmacitomas extramedulares?**
  - Radiação.

- **Qual é o teste para mieloma múltiplo para esses pacientes?**
  - Medida de proteína-M sérica e proteína urinária de Bence-Jones; pesquisa óssea; biopsia de medula óssea.

○ **Quais são os 4 procedimentos cirúrgicos básicos usados para ressecar tumores da porção média da face?**
  – Maxilectomias medial, de supra-estrutura, de infra-estrutura e radical.

○ **Quais são os 5 procedimentos adjuvantes às dissecções anteriores?**
  – Exenteração orbital, dissecção da fossa infratemoral, craniotomia, maxilectomia contralateral, rinectomia.

○ **Quais são as 3 abordagens transfaciais básicas desses procedimentos?**
  – Rinotomia lateral, rinotomia total, desenluvamento *(degloving)* da porção média da face.

○ **O que é incisão de Weber-Fergusson?**
  – Extensão de divisão labial da incisão de rinotomia lateral que permite exposição para a maxilectomia radical.

○ **Qual é o padrão-ouro de tratamento para papilomas invertidos?**
  – Maxilectomia medial via rinotomia lateral.

○ **Qual é a área do trato sinusal mais bem visualizada com endoscopia em oposição à maxilectomia medial?**
  – Células etmoidais posteriores, particularmente aquelas laterais ao seio esfenoidal e ao redor do nervo óptico.

○ **Quando é mais útil a abordagem de rinotomia total?**
  – No caso de tumores de linha média em que é necessária a exposição da placa cribriforme e etmóides bilaterais.

○ **Qual é a limitação primária da abordagem de desenluvamento *(degloving)* da porção média da face?**
  – Exposição limitada da base craniana e seios etmoidais anteriores.

○ **Quais são as incisões usadas na abordagem de desenluvamento *(degloving)* da porção média da face?**
  – Sublabial; intercartilaginosa; transfixação completa.

○ **Que tipo de ressecção seria melhor para um tumor confinado ao assoalho do antro maxilar?**
  – Maxilectomia de infra-estrutura.

○ **Que estruturas são preservadas com maxilectomia de uma infra-estrutura a ser ressecada com maxilectomia total?**
  – O assoalho orbital e, às vezes, nervo infra-orbital.

○ **Quais são as contra-indicações à maxilectomia radical?**
   – Envolvimento do esfenóide, nasofaringe, fossa craniana média ou fossa infratemporal extensa; a presença de metástases cervicais bilaterais ou metástases distantes.

○ **Quais são as contra-indicações à ressecção craniofacial?**
   – Mau candidato cirúrgico, presença de múltiplas metástases distantes, invasão da fáscia pré-vertebral, seio cavernoso (por tumor de alto grau), artéria carótida (paciente de alto risco) ou quiasma óptico/nervo óptico bilateral.

○ **Segundo Larsen, quais são as indicações para a exenteração orbital?**
   – Envolvimento da periórbita, seios etmoidais posteriores ou ápice orbital.

○ **O que é tubérculo de Whitnall?**
   – O local de inserção do tendão do canto lateral.

○ **O que acontecerá se o septo orbital for violado durante ressecção de um tumor sinonasal?**
   – Encurtamento palpebral e ectrópio.

○ **Por que o corneto inferior deve ser removido durante ressecção de tumor sinonasal?**
   – Para prevenir interferência na prótese palatal.

○ **O que deve ser feito durante maxilectomia para prevenir epífora pós-operatória?**
   – Dacriocistorrinostomia.

○ **Qual é a incidência de pneumocefalia clinicamente significativa após cirurgia craniofacial anterior?**
   – É de 5 a 12%.

○ **O que pode causar pneumocefalia pós-operatória?**
   – A drenagem francamente agressiva de FCE via dreno lombar ou ação de válvula em bola dos retalhos usados para reconstruir a base craniana.

○ **Qual é o tratamento para pneumocefalia?**
   – Drenagem emergente com aspiração por agulha, desvio da via aérea (isto é, traqueostomia), reenvolvimento nasal (*repacking*).

○ **Segundo Levin *et al.*, qual é o protocolo de tratamento que melhora tanto o resultado funcional como a sobrevida em malignidades sinonasais?**
   – Radiação pré-operatória (50 Gy) +/– quimioterapia (Cytoxan, vincristina) seguidas de ressecção craniofacial.

○ **Qual é a sobrevida geral em 5 anos para CACE sinonasal?**
   – É de 30%.

○ **Qual é a causa mais comum de fracasso do tratamento?**
   – Recorrência local.

Laringologia e Endoscopia

○ **Qual é a anomalia congênita mais comum da laringe?**
  – Laringomalacia.

○ **Onde se localizam com mais freqüência os nódulos vocais?**
  – Na junção do terço anterior e 2/3 posteriores da prega vocal.

○ **Por que em geral têm essa localização?**
  – Esse é o ponto de velocidade máxima das cordas vocais durante adução vigorosa.

○ **Quais são os fatores de risco para o desenvolvimento de um granuloma de prega vocal?**
  – Abuso vocal, doença do refluxo gastroesofágico (DRGE), intubação prolongada, trauma, cirurgia.

○ **Onde se localizam tipicamente os granulomas pós-intubação?**
  – No processo vocal da aritenóide.

○ **Em comparação com os homens, qual é a causa de incidência significativamente maior de granulomas de corda vocal em mulheres?**
  – Intubação.

○ **Que tipo de granuloma de corda vocal tem mau prognóstico?**
  – Idiopático.

○ **Qual é o parâmetro estroboscópico mais útil na diferenciação de um cisto de corda vocal decorrente de pólipo?**
  – Onda mucosa.

○ **Quais são as alterações patológicas que ocorrem na laringe como resultado de DRGE?**
  – Cordite polipóide (edema de Reinke), edema/eritema glótico posterior e da aritenóide.

○ **Qual dessas alterações é mais comum?**
  – Edema glótico posterior.

○ **Onde está localizado o edema de Reinke?**
  – Na camada superficial da lâmina própria.

○ **Qual é a causa mais provável de disfonia prolongada e rigidez de prega vocal após cirurgia para edema de Reinke?**
  – Sucção excessiva da lâmina própria superficial.

○ **A ruptura cirúrgica de qual camada da corda vocal tem maior probabilidade de levar à formação de cicatriz da prega vocal?**
   – O ligamento vocal (maior quantidade de colágeno e fibroblastos).

○ **Quais são os achados clínicos associados a sulco vocal patológico?**
   – Rigidez da prega vocal, volume, edema e arqueamento; ectasia capilar e distúrbios vibratórios.

○ **Quais são os achados operatórios e patológicos em pacientes com sulco vocal patológico?**
   – Perda da lâmina própria superficial e fixação de um epitélio afinado a um ligamento vocal subjacente.

○ **Quais são os achados físicos do sulco Tipo 2 ou "sulco estriado"?**
   – É um sulco linear ao longo da margem medial da prega que separa os lábios superior e inferior da prega vocal membranosa por meio de uma faixa rígida contraída.

○ **Quais são as características do sulco vocal Tipo 3?**
   – Disfonia grave, rigidez da prega vocal e sulco com forma de depressão medial.

○ **Qual é a distinção entre sulco Tipo 1, ou fisiológico, e sulco patológico?**
   – Preservação da atividade vibratória da corda vocal na videoestroboscopia, o que significa uma lâmina própria superficial intacta (Tipo 1).

○ **Qual é o melhor tratamento para pacientes com sulco Tipo 2?**
   – Escavação e fatiamento segmentar (Pontes e Behlau).

○ **O que é laringocele?**
   – Dilatação anormal do sáculo laríngeo.

○ **Onde se localizam as laringoceles?**
   – Embaixo da mucosa da corda vocal falsa e pregas ariepiglóticas.

○ **Como as laringoceles se tornam externas?**
   – Penetram na membrana tireóidea no local de entrada da artéria e nervo laríngeo superior.

○ **O que são laringoceles mistas?**
   – Laringoceles externas com componente interno dilatado.

○ **Qual é o tamanho normal (altura) do sáculo?**
   – É de < 8 mm em 75% das laringes normais, 10 a 15 mm em 17% e de > 15 mm em 8%.

○ **Quando se apresenta a maioria das laringoceles?**
   – Pode se apresentar a qualquer momento, mas geralmente surge na sexta década de vida.

○ **A soprosidade *(breathiness)*, com piora progressiva à medida que o dia passa, é clássica de que doença auto-imune?**
– De miastenia grave.

○ **Qual é a área da laringe envolvida na sarcoidose?**
– A supraglote.

○ **Qual é a área da laringe envolvida na granulomatose de Wegener?**
– A subglote.

○ **Qual é a condição caracterizada por tensão generalizada em todos os músculos laríngeos?**
– Disfonia de tensão muscular.

○ **Em que pacientes essa condição é vista com mais freqüência?**
– Em usuários profissionais e ocupacionais não treinados da voz.

○ **Quais são os achados físicos em pacientes com disfonia de tensão muscular?**
– Nódulos de corda vocal; fenda glótica posterior.

○ **Que condição causaria uma voz com som tenso, fadiga vocal e fase fechada prolongada com redução de amplitude da onda vibratória e da mucosa durante vibroestroboscopia?**
– A disfonia de hiperabdução glótica.

○ **Que tipo de distonia é a disfonia espasmódica?**
– Focal.

○ **Quais são as características de distonias focais?**
– Atividade eferente imprópria e excessiva dos neurônios motores em pequenas áreas.

○ **Quais são os 2 tipos de disfonia espasmódica (DE)?**
– Adutor e abdutor.

○ **Qual das 2 é a mais comum?**
– A disfonia espasmódica do adutor.

○ **Qual desses tipos caracteriza-se por voz áspera, tensa, com interrupções de timbre indevidas, soprosidade e crepitação glótica?**
– DE do adutor.

○ **Quais são as características típicas da DE do adutor?**
– Voz soprosa, hipnótica, que requer esforço, com segmentos anormais de fala sussurrada.

○ **A incapacidade de sustentar vogais durante a fala é sugestiva de que distúrbio?**
– DE do adutor.

○ **As consoantes mudas são sugestivas de que distúrbio?**
– DE do abdutor.

○ **Qual é a porcentagem de casos de DE de origem familiar?**
– É de 12%.

○ **Quais são os músculos responsáveis pela DE do adutor?**
– Músculos tiroaritenóideo e cricoaritenóideo lateral.

○ **Que músculo é responsável pela DE do abdutor?**
– Músculo cricoaritenóideo posterior.

○ **Qual é o método preferido de tratamento de DE?**
– Denervação química com toxina botulínica.

○ **Quantos sorotipos de toxina botulínica existem? Qual é o mais útil clinicamente?**
– Há 8 sorotipos (A a G) sendo o tipo A o mais útil.

○ **Qual é o mecanismo de ação da toxina botulínica?**
– Inibição da liberação de acetilcolina das terminações nervosas colinérgicas.

○ **Como é realizada a recuperação da função?**
– Por meio de brotamento de novos terminais nervosos e aumento do número de receptores pós-junção.

○ **Quais seriam os achados histológicos nas biopsias musculares no local de injeções de toxinas botulínicas?**
– Aumento dos brotos axonais não-mielinizados; nenhuma alteração das fibras musculares histologicamente.

○ **Quais são os fatores considerados responsáveis pela diminuição das respostas às toxinas botulínicas?**
– Formação de anticorpos, dose cumulativa alta, interações de drogas.

○ **Quais são as drogas que potencializam o efeito da toxina botulínica?**
– Antibióticos aminoglicosídicos.

○ **Que drogas limitam o efeito da toxina botulínica?**
– Guanidina e aminopiridinas.

○ **O que é MU (*monitor units*, unidades de monitorização)?**
– 1 MU é a dose necessária para matar 50% de um grupo de camundongos.

○ **Qual é a dose letal de toxina botulínica para seres humanos?**
 – De 2.500 a 3.000 MU.

○ **Qual é a dose inicial de toxina botulínica para tratamento de um paciente com voz áspera, tensa, com interrupções intermitentes de timbre e crepitação glótica?**
 – De 1,0 a 2,5 MU dentro de cada músculo tiroaritenóide, se administrada bilateralmente; 5 a 30 MU, se administrada unilateralmente.

○ **Qual é a dose inicial de toxina botulínica para tratamento de um paciente com voz hipofônica, soprosa, com segmentos anormais de fala sussurrada?**
 – É de 3,75 MU dentro do músculo cricoaritenóide posterior mais ativo.

○ **Quais são: o início, o pico e a duração dos efeitos da toxina botulínica?**
 – O início ocorre em 24 a 72 h, o efeito de pico em 10 a 14 dias, a duração é de 3 a 6 meses.

○ **V/F: Maior duração do controle de sintoma foi demonstrada com injeções unilaterais *versus* bilaterais.**
 – Verdadeiro.

○ **Quais são as 2 maneiras de liberar toxina botulínica para o músculo cricoaritenóide posterior?**
 – Transcricóide e retrógrada (girando a laringe para longe do lado da injeção).

○ **Como se pode confirmar a colocação da agulha no músculo cricoaritenóide posterior?**
 – Com o uso de orientação de EMG, faça o paciente aspirar.

○ **O que é possível fazer se os sintomas persistirem após completa paralisia da cricoaritenóide posterior?**
 – Injete o músculo cricoaritenóide posterior contralateral com incrementos muito pequenos de toxina ou injete o músculo cricoaritenóide.

○ **Como é realizada a injeção dentro do músculo cricoaritenóide e como é confirmada a correta colocação?**
 – É realizada via peroral; é confirmada fazendo-se o paciente cantar uma escala ascendente e observando-se o aumento na atividade EMG, à medida que o timbre aumenta.

○ **Quais são os efeitos adversos das injeções no cricoaritenóide posterior?**
 – Estridor (particularmente ao esforço), comprometimento da via aérea, disfagia e aspiração.

○ **O que é distonia soprosa laríngea do adutor?**
 – A adução paradoxal das pregas vocais durante inspiração, causando estridor inspiratório que piora com o esforço e desaparece durante o sono.

○ **Qual é o efeito da distonia soprosa laríngea do adutor sobre a voz?**
 – Nenhum.

○ **Qual é a síndrome associada a blefaroespasmos?**
– Síndrome de Meige.

○ **Quais são os músculos envolvidos no blefaroespasmo?**
– Orbicular do olho, prócero e corrugador do supercílio.

○ **Quais são os efeitos adversos em potencial das injeções de toxina botulínica dentro desses músculos para o tratamento do blefaroespasmo?**
– Em virtude da difusão da toxina, ptose, diplopia, epífora, lagoftalmia.

○ **Quais são os músculos injetados quando se usa toxina botulínica para tratar espasmo hemifacial?**
– Zigomáticos maior e menor, elevador do ângulo da boca e risório.

○ **Quais são os músculos injetados ao se usar toxina botulínica para tratar distonia oromandibular?**
– Músculos pterigóides medial e lateral, masseter, temporal.

○ **Qual é a porcentagem de pacientes de laringectomia que não conseguem recuperar a voz após punção traqueoesofágica (PTE) e sofrem de espasmo cricofaríngeo?**
– É de 12%.

○ **Qual é o melhor teste para diferenciar entre espasmo cricofaríngeo e estritura em pacientes cuja restauração da voz após PTE fracassa?**
– Videofluoroscopia de contraste.

○ **Como é identificado o músculo cricofaríngeo com a EMG?**
– Ocorre atividade elétrica ao repouso e diminui ou pára, com a deglutição.

○ **Quais são as 2 causas mais comuns de paralisia das cordas vocais em adultos?**
– Trauma cirúrgico (nº 1) e câncer de pulmão (nº 2).

○ **Em pacientes com paralisia de corda vocal unilateral, qual é o lado geralmente envolvido?**
– Esquerdo.

○ **Qual será a posição da corda vocal em caso de dano do nervo no gânglio nodoso ou acima dele?**
– Lateral.

○ **Qual será a posição da corda vocal se o nervo for danificado abaixo do gânglio nodoso?**
– Paramediana, graças à inervação do nervo laríngeo superior.

○ **O que provoca arqueamento da corda vocal que se observa na paralisia de prega vocal?**
– Atrofia de desnervação do músculo tireoaritenóide.

○ **Quais são os problemas vistos em pacientes com paralisia da corda vocal devidos a distúrbio do tronco cerebral?**
  – Soprosidade; alterações de timbre; aspiração crônica; insuficiência velofaríngea (IVF).

○ **Qual é o efeito do dano ao nervo laríngeo superior sobre a voz?**
  – Diminuição da extensão do timbre.

○ **Quando as cordas vocais estão na posição paramediana, por que a aspiração é menos provável?**
  – Indica que o nervo laríngeo superior está intacto e, portanto, a sensação laríngea está intacta.

○ **Que teste deve ser feito se a história e o exame físico não explicarem a etiologia da paralisia da corda vocal?**
  – TC da base craniana para janela A-P.

○ **Quais são as indicações para panendoscopia em pacientes com paralisia de corda vocal?**
  – Se a história, exame físico, TC, eletrólitos, reagina plasmática rápida (RPR), testes de função tireóidea (TFT) não revelarem a etiologia.

○ **Qual é a porção de pacientes com paralisia de corda vocal unilateral que requerem tratamento cirúrgico?**
  – É de 40%.

○ **Qual é a finalidade primária de EMG laríngea em pacientes com paralisia de corda vocal?**
  – Distinguir paralisia de fixação mecânica.

○ **Que músculos laríngeos são tipicamente analisados com EMG?**
  – Músculos tireoaritenóideo e cricotireóideo.

○ **Qual é a aparência do padrão da onda de EMG na presença de neuropatia?**
  – Com freqüência diminuída e com amplitude normal.

○ **Qual é a aparência do padrão da onda de EMG na presença de miopatia?**
  – Amplitude diminuída, freqüência normal.

○ **Qual é o significado de um padrão de "estaca de cerca" na EMG?**
  – Indica reinervação parcial (potenciais de ação polifásicos).

○ **Quais são as características de um padrão de desnervação na EMG?**
  – Ondas agudas ou potenciais de fibrilação, descargas repetitivas complexas e pouca ou nenhuma atividade elétrica durante tentativas de contração voluntária.

○ **Qual é o significado de um padrão 1 de desnervação após lesão?**
  – Significa que a recuperação espontânea é muito improvável.

○ **Que doença sugere um padrão de fadiga na EMG?**
  – Miastenia grave.

○ **Qual é a diferença nos valores de impedância e limiares de resposta a estímulo entre eletrodos com agulhas intramusculares e eletrodos com fio de superfície montados em sonda endotraqueal para registro de atividade muscular?**
  – Não há uma diferença significativa.

○ **Seu paciente tem paralisia de corda vocal após tireoidectomia para bócio. Quais são as indicações para intervenção cirúrgica?**
  – Se a paralisia for bem tolerada (p. ex., sem aspiração e a qualidade de voz aceitável para o paciente), são permitidos 12 meses para a recuperação espontânea antes de proceder a nova cirurgia. Se os sintomas forem graves, a cirurgia precoce, tipicamente um procedimento reversível, é indicada.

○ **Qual é a melhor maneira para se restaurar com êxito a via aérea em procedimento de um estágio em pacientes com paralisia de prega vocal bilateral (além de traqueostomia)?**
  – Cordotomia a *laser* bilateral.

○ **Quais são algumas opções cirúrgicas para tratamento de paralisia da corda vocal bilateral?**
  – Traqueostomia, cordotomia horizontal, aritenoidectomia, cordotomia lateral.

○ **Qual é, aproximadamente, a porcentagem de pacientes com paralisia de corda vocal bilateral que nunca requerem traqueostomia?**
  – É de 50%.

○ **Qual é a porcentagem de pacientes com paralisia de corda vocal bilateral em que é possível a descanulação após um desses procedimentos?**
  – É de 70%.

○ **Quais são as 4 principais categorias de procedimentos para paralisia de corda vocal unilateral?**
  – Tireoplastia de medialização, adução de aritenóide, injeção intracordal e reinervação laríngea.

○ **Quais são as substâncias que podem ser usadas para medialização temporária de corda vocal?**
  – Gordura autóloga, Gelfoam, colágeno, aloderma micronizado.

○ **Quando é usada a pasta de Teflon?**
  – Somente em pacientes em estado terminal, com paralisia permanente de corda vocal.

○ **V/F: A injeção prévia de Teflon é uma contra-indicação à tireoplastia de medialização.**
 – Falso.

○ **V/F: Ao injetar Teflon na prega vocal, isso deve ser colocado o mais medial possível.**
 – Falso; deve ser colocado o mais lateral possível.

○ **V/F: Durante tireoplastia de medialização, o fragmento ressecado da cartilagem tireóidea deve ser reposicionado em sua posição original após inserção do enxerto.**
 – Falso.

○ **Em que situação a tireoplastia de medialização é apropriada para o tratamento de paralisia de corda vocal?**
 – Em qualquer paralisia estável, definitiva, em paciente sem contra-indicação cirúrgica.

○ **Qual é o sintoma, além da rouquidão, com maior probabilidade de melhorar com tireoplastia de medialização e adução da aritenóide?**
 – Disfagia.

○ **Em que plano é colocado o implante durante tireoplastia de medialização?**
 – Subpericondrial.

○ **Quais são as vantagens da realização desse procedimento sob local?**
 – A qualidade desejada de voz pode ser obtida com precisão, e uma via aérea pode ser continuamente avaliada.

○ **Qual é o objetivo da adução da aritenóide?**
 – Puxar o processo muscular da aritenóide lateralmente, resultando em adução e abaixamento do processo vocal.

○ **Qual é a porcentagem de pacientes que desenvolvem granuloma após injeção de Teflon?**
 – Cerca de 35%.

○ **Qual é o objetivo da reinervação laríngea?**
 – Prevenir atrofia do músculo tireoaritenóideo.

○ **Quais são as 2 técnicas primárias da reinervação laríngea?**
 – Anastomose ponta com ponta do nervo laríngeo recorrente com a alça do hipoglosso ou retalho do pedículo nervo-músculo (usando a alça e um pequeno pedaço de músculo em faixa).

○ **Qual é a porcentagem de pacientes que experimentam melhora na voz após implante nervo-músculo?**
 – É de 76%.

○ **Qual seria o melhor tratamento para uma mulher de 60 anos com grave disfagia e aspiração após remoção de um schawannoma vagal direito alto?**
 – Tireoplastia de medialização direita, adução da aritenóide.

○ **Qual é o tratamento ideal para presbilaringe?**
 – Fonoterapia por 1 ano; em caso de fracasso, então tireoplastia de medialização bilateral.

○ **V/F: Adução de aritenóide é contra-indicada para tratamento de presbilaringe.**
 – Verdadeiro; a adução de aritenóide é contra-indicada em qualquer paciente com pregas vocais móveis.

○ **Em que situações a laringoplastia de medialização é mais eficaz no tratamento da formação de cicatriz da prega vocal?**
 – Quando as aritenóides são móveis, o hiato glótico é > 1,5 mm, e a deficiência de tecido mole confina-se ao terço anterior da prega vocal.

○ **Qual é a complicação mais comum após inserção de prótese vocal de Blom-Singer permanente?**
 – Tecido de granulação.

○ **Qual é a desvantagem da prótese vocal permanente em comparação com a prótese não permanente?**
 – Alta taxa de colonização fúngica.

○ **Quais são as contra-indicações à gastrostomia endoscópica percutânea (GEP)?**
 – A incapacidade de realizar endoscopia alta com segurança; incapacidade de transiluminar a parede abdominal; presença de ascite, coagulopatia ou infecção intra-abdominal.

○ **Quando a gastrostomia endoscópica percutânea deve ser realizada como parte de ressecção oncológica?**
 – Após ressecção primária para evitar disseminação inadvertida de células tumorais para o local da gastrostomia.

○ **Qual é a incidência de complicações após GEP?**
 – É de 9 a 15%.

○ **Em que parte do mundo é mais comum o divertículo de Zenker?**
 – Norte da Europa.

○ **Qual é o teste de escolha para o diagnóstico de divertículo de Zenker?**
 – Deglutição de bário.

○ **Qual é o fator mais importante em relação ao risco de complicações cirúrgicas em pacientes submetidos à diverticulectomia de Zenker?**
 – O tamanho do divertículo.

○ **Quais são as vantagens primárias da ressecção endoscópica *versus* aberta do divertículo de Zenker?**

– Tempo operatório menor sem diferença significativa na taxa de complicações; ausência de incisão cutânea; mínima dor pós-operatória; retomada mais rápida da alimentação oral; menor permanência hospitalar.

○ **V/F: A miotomia cricofaríngea como procedimento adjuvante à diverticulectomia demonstrou diminuir significativamente a incidência de recorrência.**

– Falso.

○ **Quais são as limitações primárias à diverticulectomia endoscópica?**

– Tamanho do saco; dificuldade para realizar em sacos muito pequenos ou grandes (< 2 cm ou > 10 cm); limitações de acesso em virtude de fatores anatômicos (a incapacidade para estender o pescoço ou excursão mandibular limitada).

○ **Qual é a incidência de mediastinite após diverticulectomia?**

– É de < 5%.

○ **Qual é a complicação com mais probabilidade de ser evitada com a diverticulectomia endoscópica *versus* aberta?**

– Dano ao nervo laríngeo recorrente.

○ **Qual é a maior vantagem da visualização broncoscópica durante traqueostomia dilacional percutânea?**

– Ocorrem menos complicações importantes.

○ **Quais são as contra-indicações à traqueostomia dilacional percutânea?**

– Grande bócio tireóideo ou outra massa cervical, obesidade acentuada, coagulopatia, cirurgia prévia do pescoço, trauma cervical incluindo queimaduras e acesso inadequado à traquéia.

○ **Quais são os critérios clínicos para descanulação pediátrica?**

– Recuperação de indicação original para traqueotomia, interrupção de ventilação mecânica por pelo menos 3 meses, mínima necessidade de oxigênio presente e ausência de infecções pulmonares freqüentes ou grave disfunção de deglutição.

○ **Quando é indicada polissonografia para determinar prontidão para descanulação em crianças?**

– Quando se realizou traqueotomia por distúrbio dinâmico de via aérea (apnéia obstrutiva do sono, AOS, anomalias craniofaciais, hipotonia faríngea).

○ **Qual é a incidência de fístula traqueoinominada após traqueostomia?**

– É de 2%.

○ **Qual porcentagem de todos os casos de sangramento traqueal que se desenvolve 48 h ou mais após cirurgia são causados por fístulas traqueoinominadas?**
– É de 50%.

○ **Qual é a porcentagem de pacientes com fístulas traqueoinominadas que sobrevivem?**
– É de 25%.

○ **Quais são os fatores de risco para ruptura da artéria inominada após traqueostomia?**
– Colocação do tubo traqueal abaixo do terceiro anel; curso aberrante da artéria inominada; uso de um tubo longo, curvo; hiperextensão exagerada do pescoço durante o procedimento; pressão prolongada por bainha inflada e infecção traqueal.

○ **Quais são os pacientes em maior risco de pneumotórax após traqueostomia?**
– Crianças.

○ **Qual é a causa mais comum de mortalidade em pacientes pediátricos que se submetem à traqueostomia?**
– Tamponamento ou descanulação acidental em crianças < 1 ano de idade.

○ **O que deve ser feito se a parede traqueal posterior sofrer ruptura durante traqueostomia?**
– O tubo de traqueostomia deve ser substituído por um tubo endotraqueal.

○ **Qual é a condição que o enfisema subcutâneo pode prognosticar após traqueostomia?**
– Pneumomediastino de tensão.

○ **Qual é a porcentagem de pacientes com traqueostomias a longo prazo colonizados por *Pseudomonas*?**
– > 60%.

○ **Qual é o efeito da traqueostomia sobre a incidência de pneumonia?**
– Os pacientes em um ventilador estão em alto risco de pneumonia após traqueostomia, além de terem a tendência a desenvolver mais pneumonias sérias (*Pseudomonas*) secundárias à resistência a antibióticos.

○ **Qual é a pressão capilar mucosa da parede traqueal?**
– É de 20 a 30 mmHg.

○ **Qual é a precocidade da ocorrência de ulcerações da mucosa e exposição da cartilagem traqueal quando a tensão de parede traqueal excede a tensão capilar mucosa?**
– Dentro de 1 semana.

○ **Qual é a precaução a ser adotada para um paciente com traqueostomia e submetido à anestesia geral?**
– O óxido nitroso deve ser evitado, uma vez que se difunde dentro da bainha e pode aumentar a pressão em até 40 mmHg. Se usado durante indução, a bainha deve ser esvaziada temporariamente.

○ **Quais são os sinais de uma fístula traqueoesofágica após traqueostomia?**
– Secreções abundantes, aspiração de alimento e extravasamento de ar ao redor da bainha com distensão abdominal.

○ **Qual é o sistema de classificação de Schaefer das lesões laríngeas por trauma?**
– Grupo I: hematomas menores ou lacerações, sem fraturas e comprometimento mínimo de via aérea.
– Grupo II: edema moderado, laceração, ruptura da mucosa sem exposição de cartilagem, fraturas não deslocadas e vários graus de comprometimento de via aérea.
– Grupo III: edema maciço, ruptura da mucosa, fraturas deslocadas, imobilidade da corda e vários graus de comprometimento de via aérea.
– Grupo IV: idem ao III, mas com 2 ou mais linhas de fraturas e/ou instabilidade esquelética ou trauma de comissura anterior significativa.

○ **Qual é a estrutura que mais provavelmente estará fraturada após trauma fechado na porção anterior do pescoço?**
– A cartilagem tireóidea.

○ **Em que situação a TC é indicada na avaliação desses pacientes?**
– Somente para grupos I e II em que há fratura questionável.

○ **Quais são os tipos de lesões laríngeas traumáticas mais bem tratadas clinicamente?**
– Edema; pequeno hematoma com mucosa intacta; pequenas lacerações glóticas ou supraglóticas que envolvem a margem livre das cordas vocais ou comissura anterior e sem exposição de cartilagem; fraturas de cartilagem tireóidea simples não deslocadas.

○ **Em que consiste o tratamento médico das lesões laríngeas traumáticas?**
– Consiste em 24 horas ou mais de observação da via aérea, repouso vocal, elevação da cabeça, ar umidificado, bloqueadores H2, esteróides, antibióticos, se lacerações estiverem presentes.

○ **Quais são os tipos de lesões laríngeas traumáticas que requerem exploração aberta e reparo?**
– As lacerações que envolvem a margem livre da corda vocal ou a comissura anterior; grandes lacerações da mucosa com exposição da cartilagem; múltiplas fraturas deslocadas de cartilagem; avulsão ou deslocamento das aritenóides; imobilidade da corda vocal.

○ **Quando deve ser realizada a exploração aberta após lesão?**
– Dentro de 24 horas.

○ **Quais são as indicações para colocação de *stent* endolaríngeo após reparo aberto de lesões laríngeas traumáticas?**
– Ruptura da comissura anterior, fraturas deslocadas múltiplas de cartilagens, lacerações severas múltiplas.

○ **Quais são as lesões geralmente mais associadas à separação laringotraqueal que as outras lesões laríngeas traumáticas?**
– Estenose subglótica e lesão do nervo laríngeo recorrente.

○ **Quais são os tipos de lesões laríngeas traumáticas mais comuns em crianças do que em adultos?**

– Lesão de tecido mole com edema, deslocamento da aritenóide e lesão de nervo laríngeo recorrente; lesões telescópicas em que a cricóide se deslocou sob a tireóidea.

○ **Qual é a complicação imediata mais comum após reparo de lesões laríngeas?**

– Tecido de granulação.

○ **Em que grupos etários a ingestão cáustica é mais comum?**

– Nos grupos de 18 a 24 meses e 20 a 30 anos.

○ **Quais são os 3 estágios de lesão após ingestão cáustica?**

1. Necrose, invasão bacteriana, esfacelamento da mucosa.
2. Tecido de granulação e reepitelização (do quinto dia a várias semanas).
3. Formação de cicatriz e contração.

○ **Qual é a diferença da lesão após ingestão de substâncias ácidas *versus* ingestão de substâncias básicas?**

– As substâncias ácidas causam necrose da coagulação; a escara limita a profundidade da lesão. As substâncias básicas causam necrose de liquefação e, provavelmente, causam lesão mais profunda.

○ **Qual é o local mais provavelmente lesado após ingestão de um agente cáustico ácido?**

– Estômago.

○ **Após ingestão cáustica, que sinal é mais provável de indicar o desenvolvimento de uma complicação?**

– Babar.

○ **Qual é a conseqüência mais provável de ingestão de relaxante capilar?**

– Não há seqüelas a longo prazo.

○ **Qual é a porcentagem de pacientes sem queimadura orofaríngea que terão evidência de lesão esofágica?**

– É de 8 a 20%.

○ **Qual é o teste de escolha para a avaliação de ingestão cáustica?**

– Endoscopia.

○ **Quando é o momento ideal para realizar endoscopia após ingestão?**

– É de 24 a 48 h pós-ingestão.

○ **Depois de estabilizado com abordagem padrão ABC, qual é o tratamento agudo da lesão por ingestão cáustica?**

– Prevenção de lesão contínua com irrigação dos olhos, pele e boca, +/– lavagem do esôfago e estômago com água ou leite < 15 mL/kg (a colocação de sonda nasogástrica, a sonda nasogástrica, SNG é controversa). Exploração cirúrgica é indicada por perfuração, mediastinite ou peritonite.

○ **O que deve ser feito para o paciente que ingeriu uma bateria?**
  – Se a bateria ainda estiver no esôfago (confirmado por radiografias), é indicada esofagoscopia imediata. Se passou para o estômago, permite-se que passe.

○ **V/F: Indução de êmese e o carvão ativado são contra-indicados no tratamento de ingestão cáustica.**
  – Verdadeiro.

○ **Qual é o tratamento de pacientes com a evidência de lesão de grau 1 (superficial) ao exame endoscópico?**
  – Não há intervenção; programar o esofagograma em 3 semanas.

○ **Qual é o tratamento de pacientes com evidência de lesão de grau 3 (transmucosa ou transmural) ao exame endoscópico?**
  – Repouso esofágico (NVO), precauções com refluxo, +/– esteróides, +/– antibióticos, +/– latirógenos, +/– heparina subcutânea, +/– SNG, +/– colocação de *bougie* (vela) profilática.

○ **Quais são as contra-indicações ao uso de esteróides?**
  – Queimaduras de grau 3, perfuração esofágica ou gástrica.

○ **O que são latirógenos?**
  – Substâncias que interferem na ligação cruzada de colágeno.

○ **Quais são alguns exemplos de latirógenos?**
  – Penicilamina, beta-aminopropionitrilo, N-acetilceptina.

○ **Qual é a porcentagem de crianças com queimaduras esofágicas que desenvolvem estenose esofágica?**
  – É de 7 a 15%.

○ **Por que todos os pacientes com história de ingestão cáustica devem ser acompanhados ao longo da vida com repetidos esofagogramas e endoscopia?**
  – Risco de carcinoma de células escamosas (CACE) do esôfago é 1.000 vezes o da população geral.

○ **Qual é a porcentagem de pacientes com estenose esofágica que desenvolvem câncer esofágico?**
  – É de 1 a 4%.

○ **Quais são as características típicas de câncer esofágico que ocorre após estenose esofágica decorrente de lesão por queimadura?**
  – Geralmente é CACE, com início 25 a 70 anos pós-lesão, e que ocorre dentro do tecido da cicatriz, com menor incidência de metástases distantes e maior chance de cura com ressecção cirúrgica.

○ **Qual é a técnica considerada como a forma mais segura de abordar estenoses esofágicas graves com dilatação?**
   – A técnica retrógrada que utiliza dilatadores Tucker em fio-guia.

○ **Quais são os fatores associados a maior sucesso com a dilatação esofágica para tratamento de estenoses secundárias à ingestão cáustica?**
   – Idade < 8 anos, lesões causadas por agentes além de solução esterilizante, as lesões limitadas ao terço superior do esôfago e < 5 cm de comprimento.

○ **Qual é a premissa que dá amparo à insistência na terapia de dilatação a longo prazo?**
   – "O esôfago natural é o melhor esôfago".

○ **Quais são as indicações para desvio esofágico?**
   – Estenose esofágica completa e falha em estabelecer um lúmen com dilatação.
   – Irregularidade e divertículos do esôfago.
   – Mediastinite secundária à dilatação.
   – Formação de fístula.
   – Incapacidade para manter um lúmen de 40 Fr ou maior com dilatação.
   – Intolerância do paciente de procedimentos freqüentes.

○ **Qual é o procedimento de desvio esofágico mais comum?**
   – Interposição de cólon.

○ **Qual é a diferença no uso do cólon direito *versus* esquerdo?**
   – O cólon direito é interposto de forma isoperistáltica, enquanto o cólon esquerdo é interposto de maneira antiperistáltica.

○ **Qual é a mortalidade decorrente de interposição do cólon?**
   – É de 4 a 15%.

○ **Qual é a complicação inicial mais significativa desse procedimento?**
   – Extravasamento anastomótico cervical (50%).

○ **Qual é a complicação tardia mais significativa desse procedimento?**
   – Estenose anastomótica cervical (44%).

○ **Qual é a porcentagem de pacientes com eventual capacidade de boa deglutição após esse procedimento?**
   – É de 92%.

○ **Após 3 meses de fonoterapia, qual é a porcentagem de lesões benignas da corda vocal que terão tamanho reduzido ou se resolverão?**
   – Dos pacientes, 46% sofrerão redução de tamanho, e 11% terão resolução completa.

○ **Qual é a porcentagem de pacientes com insuficiência glótica que realizarão o fechamento completo após fonoterapia?**
  – É de 20%.

○ **Quais são os tratamentos disponíveis para disfagia cricofaríngea?**
  – Dilatação mecânica, neurectomia do plexo faríngeo, miotomia cricofaríngea ou toxina botulínica.

○ **Quais são as 4 etiologias da imobilidade da corda vocal?**
  – Paralisia, sincinesia, fixação da articulação cricoaritenóide e cicatriz interaritenóide.

○ **Quais são as manifestações mais comuns do refluxo laringofaríngeo (RLF)?**
  – Disfonia (71%), tosse crônica (51%), globo (47%), limpeza constante da garganta (42%), disfagia (35%).

Distúrbios da Tireóide e Paratireóide

○ **Qual é a origem embriológica da glândula tireóide?**
   – O crescimento descendente mediano da primeira e segunda bolsas faríngeas na área do forame cego.

○ **Qual é a anormalidade mais comum da tireóide em pacientes hospitalizados com doença não-tireóidea?**
   – Baixa concentração de T3.

○ **Qual é a principal causa de diminuição na concentração de T3 em pacientes com doença crítica?**
   – Conversão periférica prejudicada de T4 em T3 secundária à inibição do processo de desiodinização.

○ **Qual é o sinal clínico característico da crise tireóidea (tempestade tireóidea)?**
   – Febre.

○ **Qual é a hemodinâmica da crise tireóidea?**
   – Taquicardia, aumento do débito cardíaco e diminuição da resistência vascular sistêmica (RVS).

○ **Qual é o tratamento inicial da crise tireóidea?**
   – Fluidos intravenosos, hipotermia, acetaminofeno, propranolol, propiltiouracil (PTU) e iodo.

○ **Quais são as manifestações do SNC do mixedema?**
   – Depressão, perda de memória, ataxia, psicose manifesta, mixedema e coma.

○ **Quais são as causas mais comuns de hipotireoidismo?**
   – Tireoidite de Hashimoto, tumor primário, tireoidectomia e tratamento com I131 radioativo para tireotoxicose.

○ **Qual é o teste utilizado para distinguir um defeito hipotalâmico de um defeito pituitário em paciente com hipoparatireoidismo?**
   – Teste de estimulação do hormônio liberador de tireotropina (TRH).

○ **Quais são as causas mais comuns de hipertireoidismo?**
   – Doença de Graves, bócio multinodular tóxico, tireoidite recorrente, tireotoxicose induzida por amiodarona, nódulo tóxico autônomo, tireoidite subaguda, tumor pituitário.

○ **Uma mulher de 45 anos apresenta-se com história de 2 anos de aumento de volume difuso e sensível da tireóide, letargia e ganho de peso de 9 kg.**
   – Tireoidite de Hashimoto.

○ **Qual é o tratamento apropriado para o paciente anterior?**
   – Terapia de reposição de hormônio tireóideo.

○ **Qual é a doença inflamatória mais comum da tireóide?**
   – Tireoidite de Hashimoto.

○ **Quais são os anticorpos específicos da tireoidite?**
   – Antimicrossomais e antitireoglobulina.

○ **Como se apresentam os pacientes com doença de Hashimoto?**
   – Com bócio firme e com aumento difuso e hipotireoidismo.

○ **Quais são as doenças infecciosas que podem causar tireoidite crônica?**
   – Actinomicose, TB e sífilis.

○ **Qual é o distúrbio da tireóide caracterizada por substituição da glândula tireóide por tecido fibroso?**
   – Bócio de Reidel (tireoidite fibrosa invasiva, tireoidite lenhosa).

○ **Qual é o tratamento preferido por pacientes com bócio multinodular tóxico?**
   – Ressecção tireóidea (de lobectomia a tireoidectomia total) porque o tratamento com I^{131} muitas vezes requer doses repetidas, não reduz o tamanho do bócio, podendo até causar aumento agudo de volume.

○ **Quais são as indicações para o tratamento cirúrgico da doença de Graves?**
   – Glândulas extremamente grandes, presença de nódulo dominante, falha de I^{131}, aumento maciço de volume com sintomas compressivos, mulheres grávidas intolerantes a drogas antitireóideas, mulheres em idade de procriação e pacientes que se opõem ao radioiodo.

○ **Qual é o tratamento de escolha para pacientes com mais de 40 anos com doença de Graves?**
   – I^{131} radioativo.

○ **Quais são as medicações usadas para o tratamento de rotina de hipertireoidismo?**
   – Propiltiouracil (PTU) e metimazol.

○ **Quais são as medicações usadas geralmente para tratar hipertireoidismo durante a gravidez?**
   – PTU.

○ **Qual é o melhor agente para a preparação cirúrgica rápida de pacientes tireotóxicos?**
  – Betabloqueadores de ação prolongada.

○ **Qual é a porcentagem dos cânceres tireóideos que são bem diferenciados?**
  – É de > 90%.

○ **Qual é a porcentagem de pacientes com nódulos tireóideos malignos?**
  – É de < 5%.

○ **Qual é a porcentagem de nódulos tireóideos malignos em pacientes com uma história de exposição à radiação?**
  – É de 30 a 50%.

○ **Qual é o intervalo de tempo médio entre a exposição à radiação e o desenvolvimento de câncer tireóideo?**
  – É de 15 a 25 anos.

○ **Qual é o nódulo tireóideo mais comum?**
  – Adenoma folicular.

○ **Qual é o significado da idade com nódulos tireóideos?**
  – Mais provavelmente será maligno em mulheres com mais de 50 anos e em homens com mais de 40 anos e tanto em homens e mulheres com menos de 20 anos.

○ **Qual é a porcentagem de nódulos tireóideos solitários malignos em crianças?**
  – É de 50%.

○ **Qual é o significado do tamanho dos nódulos tireóideos?**
  – Mais provavelmente serão malignos se tiverem > 4 cm de diâmetro.

○ **Qual é a diferença na incidência de malignidade entre nódulos solitários e múltiplos?**
  – A incidência de malignidade dos nódulos solitários é de 5 a 12%; enquanto a incidência em nódulos múltiplos é de 3%.

○ **Qual é a porcentagem da população normal com sinal de Chvostek?**
  – É de 10%.

○ **V/F: A incidência de adenoma paratireóideo é maior na presença de um nódulo tireóideo.**
  – Verdadeiro.

○ **Qual é a finalidade de se obter um nível pré-operatório de tireoglobulina?**
  – A tireoglobulina demonstrou correlacionar-se bem com o tipo de tumor histológico, sendo um útil marcador de recorrência tumoral.

○ **V/F: Os níveis de tireoglobulina devem ser obtidos antes de realizar aspiração por agulha fina (AGF).**
   – Verdadeiro; a AGF elevará falsamente os níveis de tireoglobulina.

○ **Qual é o teste laboratorial que deve ser obtido em pacientes com história familiar de câncer medular da tireóide?**
   – Calcitonina.

○ **Qual é o método mais sensível para a detecção de nódulos tireóideos?**
   – Ultra-sonografia.

○ **Quais são as vantagens da ultra-sonografia na avaliação de nódulos tireóideos?**
   – Pode detectar nódulos tão pequenos quanto 2 a 3 mm, pode diferenciar entre nódulos sólidos, císticos ou mistos com > 90% de precisão; pode detectar a presença de aumento de volume do linfonodo.

○ **Quais são as desvantagens da ultra-sonografia na avaliação dos nódulos tireóideos?**
   – Não pode distingui-los com precisão dos nódulos malignos.

○ **Qual é a porcentagem de nódulos frios, quentes/frios e quentes que são malignos?**
   – É de 17%, 13% e 4%, respectivamente.

○ **Qual é a aplicação útil da imagem tireóidea em pacientes com câncer da tireóide?**
   – Na detecção de tecido tireóideo residual ou metástases distantes ocultas após tireoidectomia.

○ **Qual é a medicação cardiovascular que interferirá na imagem com radioiodo?**
   – Amiodarona.

○ **Qual é a porcentagem de AGF de nódulos tireóideos que não são diagnósticos ou suspeitos?**
   – É de 27%.

○ **Qual é a porcentagem de nódulos com AGF indeterminada que são malignos?**
   – É de 16,7%.

○ **Qual é a incidência de falso-positivos com AGF de nódulos tireóideos?**
   – É de < 5%.

○ **Que fatores aumentam significativamente o risco de erro de amostragem de AGF?**
   – Nódulos muito pequenos (< 1 cm) ou muito grandes (> 4 cm), nódulos hemorrágicos ou glândulas multinodulares.

○ **A que doença se deve a maioria das AGF falso-positivas?**
   – Tireoidite de Hashimoto.

○ **Que tumores da tireóide não podem ser diagnosticados como malignos por AGF?**
– Células foliculares e de Hürthle.

○ **Qual é a porcentagem de nódulos malignos diagnosticados como possuidores de células foliculares ou de Hürthle?**
– De 10 a 20%.

○ **Que teste deve ser solicitado em um paciente com hormônio estimulador da tireóide (TSH) elevado?**
– De anticorpo antimicrossomal (nível antitireoperoxidase) para descartar tireoidite de Hashimoto.

○ **Qual é a porcentagem de nódulos malignos que são supressíveis com TSH exógeno?**
– É de 16%.

○ **Qual é a porcentagem de nódulos benignos que são supressíveis com TSH exógeno?**
– É de 21%.

○ **Qual é o nível ideal de TSH durante a terapia de supressão?**
– De 0,1 a 0,5 mUI/l.

○ **Quando é usada T4 exógena em pacientes com carcinoma da tireóide?**
– No pós-operatório em pacientes com carcinomas dependentes de TSH (células foliculares, papilares e de Hürthle).

○ **Quais são os 3 tipos de malignidades tireóideas bem diferenciadas?**
– De células foliculares, papilares e de Hürthle.

○ **Qual desses tipos está associado à deficiência de iodo?**
– Folicular.

○ **Qual desses tipos é mais provavelmente visto em uma pessoa de 30 anos?**
– Papilar.

○ **Qual desses tipos é mais provavelmente visto em uma mulher grávida?**
– Folicular.

○ **Qual desses é o tipo mais comum de câncer tireóideo?**
– Papilar.

○ **Qual desses tipos tem melhor prognóstico?**
– Papilar.

○ **Qual desses tipos é relativamente irresponsivo à ablação com iodo radioativo?**
– O de célula de Hürthle.

○ **Uma mulher de 65 anos apresenta-se com um linfonodo cervical que se descobre ser um tecido tireóideo bem diferenciado, mas a tireóide não apresenta anormalidade palpável. Qual é o próximo passo do tratamento?**
– Tireoidectomia total e dissecção total modificada do pescoço.

○ **Qual é o fator que melhor se correlaciona com a presença de metástases linfonodais em carcinoma papilar?**
– Idade.

○ **V/F: O envolvimento microscópico do linfonodo não altera a sobrevida a longo prazo de pacientes com câncer tireóideo papilar.**
– Verdadeiro.

○ **Quais são as características histológicas de câncer tireóideo papilar?**
– Corpos laminados calcificados, chamados de corpos psamomais, alongados, com núcleos pálidos com aparência de vidro moído (olhos da Órfã Annie).

○ **Qual é a porcentagem de pacientes com carcinoma papilar (com mais de 1 cm) que se descobre terem doença multicêntrica ao exame patológico de toda a glândula tireóide?**
– De 70 a 80%.

○ **Uma mulher de 36 anos apresenta-se com um carcinoma papilar de 3 cm e sem evidência clínica de envolvimento linfonodal. Ela foi tratada com tireoidectomia total. Qual é a terapia adjuvante indicada?**
– Supressão de TSH com hormônio tireóideo, ablação com radioiodo I^{131}, imagem de acompanhamento 6 meses após a ablação com níveis de tireoglobulina e exame físico.

○ **Qual é o lugar mais comum de metástases do câncer tireóideo folicular?**
– Osso.

○ **Quais são as características histológicas do câncer tireóideo folicular?**
– Células epiteliais cubóides com grandes núcleos e um padrão folicular bem estruturado.

○ **Como é feito o diagnóstico definitivo de câncer tireóideo folicular?**
– Pela demonstração de invasão capsular na interface do tumor e glândula tireóide.

○ **Qual é o indicador prognóstico mais importante do câncer tireóideo folicular?**
– Grau de angioinvasão.

○ **Quais são as características histológicas do câncer tireóideo de célula de Hürthle?**
– Grandes células foliculares tireóideas poligonais com abundante citoplasma granular e numerosas mitocôndrias.

○ **V/F: O carcinoma de célula folicular é mais agressivo do que o de célula de Hürthle.**
– Falso.

○ **Qual é a porcentagem de pacientes com carcinoma de célula de Hürthle que apresentam metástases distantes?**
  – É de 15%.

○ **Quais são os 3 sistemas mais bem conhecidos de prognóstico para câncer tireóideo bem diferenciado?**
  – GAMES, AMES e AGES.

○ **Quais são as indicações para hormônio tireóideo adjuvante no caso de carcinoma tireóideo bem diferenciado?**
  – Todos os pacientes com carcinoma bem diferenciado devem ser tratados com hormônio para suprimir TSH por toda a vida, independentemente da extensão de sua cirurgia.

○ **Quais são as células na glândula tireóide que secretam calcitonina?**
  – As células parafoliculares ou C.

○ **Quais são as características histológicas do carcinoma medular da tireóide (CMT)?**
  – Ninhos de células pequenas, arredondadas; áreas amilóides, densas, irregulares de calcificação.

○ **Quais são as 4 situações em que surge o CMT?**
  – Esporádica, familiar e em associação com neoplasia endócrina múltipla (NEM) IIa ou IIb.

○ **Qual desses quadros tem melhor prognóstico?**
  – O familiar.

○ **Qual desses quadros tem pior prognóstico?**
  – O esporádico.

○ **Qual desses quadros tende a ocorrer unilateralmente?**
  – O esporádico.

○ **Qual desses quadros se apresenta mais cedo?**
  – NEM IIb (média etária 19 anos).

○ **Qual é a porcentagem de CMT que ocorre esporadicamente?**
  – De 70 a 80%.

○ **Quais são as características do CMT familiar?**
  – Padrão de herança autossômico dominante; não associado a qualquer outra endocrinopatia.

○ **Quais são os outros distúrbios presentes em pacientes com NEM IIa?**
  – Feocromocitoma, hiperplasia paratireóidea.

○ **Qual é a média etária de apresentação do CMT em pacientes com NEM IIa?**
– 27 anos.

○ **V/F: Todos os pacientes com NEM IIa terão CMT.**
– Verdadeiro.

○ **Quais são os outros distúrbios presentes em pacientes com NEM IIb?**
– Feocromocitoma, neuromas mucosos múltiplos, hábito de corpo marfanóide.

○ **Qual é o exame laboratorial necessário em pacientes com CMT?**
– Níveis de calcitonina estimulados por pentagastrina e basais, cálcio sérico, catecolaminas em urina de 24 h, ácido vanilmandélico (VMA) e metanefrina, +/– antígeno carcinoembrionário (ACE).

○ **Quais são as características histoquímicas de CMT?**
– Corante vermelho-congo positivo, biorrefringência maçã verde compatível com amilóide; imunoistoquímica positiva para citoqueratinas, antígeno carcinoembrionário (ACE) e calcitonina.

○ **Qual é a porcentagem de CMT que os ACE secretam?**
– É de 50%.

○ **Qual é a mutação genética associada a câncer da tireóide medular?**
– Mutação do protoncogene RET.

○ **Qual é a taxa falso-negativa da análise de RET?**
– É de 5%.

○ **Quando é recomendada a tireoidectomia profilática em pacientes com mutação RET?**
– Por volta de 5 ou 6 anos de idade.

○ **Qual é o tratamento cirúrgico para carcinoma medular da tireóide (CMT)?**
– Tireoidectomia com dissecção do nodo central, amostragem de linfonodo cervical lateral de nodos palpáveis e dissecção radical modificada do pescoço, se positiva.

○ **Qual é a porcentagem de pacientes que tiveram câncer bem diferenciado antes de desenvolver câncer tireóideo anaplásico?**
– É de 47%.

○ **Qual é a porcentagem de pacientes que tiveram doença tireóidea benigna antes de desenvolver câncer anaplásico?**
– É de 53%.

○ **Quais são os 2 tipos de câncer tireóideo anaplásico?**
– De células grandes e células pequenas.

○ **Qual é o mais comum?**
  – O de células grandes.

○ **Qual desses tipos é geralmente responsivo à radioterapia?**
  – O de células pequenas.

○ **Qual é o tratamento apropriado para um paciente com carcinoma tireóideo anaplásico?**
  – A remoção de volume e traqueostomia podem ser realizadas para paliação de obstrução de via aérea.

○ **Qual é o melhor tratamento para linfoma primário não-Hodgkin da glândula tireóidea?**
  – Quimiorradiação.

○ **Um homem de 44 anos apresenta-se com um nódulo tireóideo de 5 cm. A AGF retorna fluido, o nódulo desaparece e a citologia é benigna. Qual é o próximo passo do tratamento?**
  – A lobectomia total da tireóide com istmossectomia deve ser considerada por haver maior chance de malignidade em grandes cistos.

○ **Um homem de 56 anos sem qualquer fator de risco apresenta-se com nódulo tireóideo. A AGF não é diagnóstica. Qual é o tratamento de escolha?**
  – Lobectomia tireóidea total com istmossectomia.

○ **Ao realizar uma ressecção tireóidea, onde a artéria tireóidea inferior deve ser ligada?**
  – Ela não deve ser ligada. Os ramos devem ser ligados individualmente na cápsula.

○ **Qual é a incidência de lesão de nervo laríngeo recorrente permanente após tireoidectomia total?**
  – De 1 a 4%.

○ **Qual é a incidência de hipoparatireoidismo após tireoidectomia total?**
  – De 1 a 5%.

○ **V/F: A taxa total de sobrevida é a mesma após tireoidectomia subtotal ou total.**
  – Verdadeiro.

○ **V/F: A recorrência local é maior após tireoidectomia subtotal que total.**
  – Verdadeiro.

○ **Quais são as indicações para terapia com ablação pós-operatória com radioiodo?**
  – Captação significativa após tireoidectomia total ou quase total, captação extratireóidea, doença metastática.

○ **Que medicação pode ser substituída por levotiroxina antes da radioterapia?**
  – Liotironina (Cytomel/T3).

○ **Qual é o valor ideal de TSH antes da radioterapia?**
– É de 30 mUI.

○ **Após terapia de ablação, qual é a freqüência de realização das imagens?**
– É de 6 a 12 meses após a ablação; depois, a cada 2 anos.

○ **Qual é a freqüência com que os níveis de tireoglobulina sérica devem ser medidos?**
– A cada 6 meses, nos primeiros 3 anos. Depois, anualmente.

○ **V/F: A sensibilidade dos testes de tireoglobulina e imagens com radioiodo é maior quando um paciente não está em supressão de TSH.**
– Verdadeiro.

○ **Como são tratados os pacientes com CMT no pós-operatório?**
– Recebem tiroxina-L e 2 semanas de suplementação de cálcio e vitamina D; medidas em série de calcitonina e ACE.

○ **Qual é o único agente quimioterapêutico efetivo para câncer anaplásico da tireóide?**
– Doxorrubicina.

○ **Quais são as funções do hormônio paratireóideo (PTH)?**
– Estimula a osteólise e libera cálcio e fósforo do osso; aumenta a reabsorção de cálcio e magnésio bem como a excreção de fósforo e bicarbonato nos rins; aumenta a absorção intestinal de cálcio mediante estimulação da ativação da vitamina D no rim.

○ **Qual é a porcentagem da população com mais de 4 glândulas paratireóideas?**
– É de 10%.

○ **Qual é a porcentagem da população que só possui 3 glândulas paratireóideas?**
– É de 3%.

○ **Qual é a porcentagem das glândulas paratireóideas localizadas no mediastino?**
– É de 2%.

○ **V/F: As glândulas inferiores têm localizações mais variáveis que as superiores.**
– Verdadeiro.

○ **Qual é a localização típica das paratireóides inferiores?**
– Inferiores e anteriores à artéria tireóidea inferior.

○ **Qual é a localização típica das paratireóides superiores?**
– Superiores e posteriores à artéria tireóidea inferior e mais provavelmente se estendem posterior e inferiormente ou são encontradas retroesofagicamente.

○ **De qual das bolsas faríngeas derivam as glândulas paratireóideas inferiores?**
   – Da terceira.

○ **Qual é o suprimento sanguíneo primário das glândulas tireóideas?**
   – Artérias paratireóideas superior e inferior, que geralmente são ramos da artéria tireóidea inferior.

○ **Quais são os 3 tipos de células que compreendem as glândulas paratireóideas?**
   – Células principais, células claras e células oxifílicas.

○ **Quais são as células produtoras de PTH?**
   – As células principais.

○ **Qual é a porcentagem de gordura que constitui a glândula paratireóidea?**
   – É de 20 a 30%.

○ **Um homem de 48 anos tem cálcio sérico de 13 mg/dL e PTH sérico de 400 mEq/mL. Qual é o diagnóstico mais provável?**
   – Hiperparatireoidismo primário, secundário a adenoma paratireóideo.

○ **Uma mulher de 35 anos apresenta cálcio sérico de 8,5 mg/dL, PTH sérico de 400 mEq/mL e creatinina sérica de 5,6 mg/dL. Qual é o diagnóstico mais provável?**
   – Hiperparatireoidismo secundário.

○ **Qual é a causa mais comum de hipercalcemia?**
   – Hiperparatireoidismo primário.

○ **Qual é a causa mais comum de hiperparatireoidismo primário?**
   – Adenoma paratireóideo.

○ **Qual é a porcentagem de casos de hiperparatireoidismo primário que se devem à hiperplasia difusa?**
   – É de 14 a 16%.

○ **Qual é a célula, geralmente, que mais prolifera em hiperplasia paratireóidea difusa?**
   – Célula principal.

○ **Qual é a porcentagem de casos de hiperparatireoidismo primário em virtude de carcinoma?**
   – É de 3%.

○ **Qual é a causa mais comum de hiperparatireoidismo secundário?**
   – Insuficiência renal crônica.

○ **Qual é a fisiopatologia por trás de hiperparatireoidismo secundário decorrente de insuficiência renal crônica?**
– A hipocalcemia crônica resulta de diminuição na produção de 1,25(OH)$_2$ vitamina D$_3$, resistência óssea ao PTH e diminuição no *clearance* de PTH e fosfato, resultando em hiperplasia paratireóidea e aumento nos níveis de PTH.

○ **Qual é a enzima que ativa a vitamina D no rim?**
– α_1-hidroxilase renal.

○ **Qual é a porcentagem de pacientes com hiperparatireoidismo secundário que requerem paratireoidectomia?**
– É de < 5%.

○ **O que é hiperparatireoidismo terciário?**
– A hiperplasia paratireóidea resulta em hipersecreção autônoma de tal forma que o hiperparatireoidismo continua, apesar da correção da doença renal subjacente.

○ **Que tipo de neoplasia de glândulas endócrinas não está associado a hiperparatireoidismo?**
– NEM IIb.

○ **Qual é o significado de níveis pré-operatórios elevados de fosfatase alcalina em pacientes com insuficiência renal crônica submetidos à paratireoidectomia?**
– Correlaciona-se com a boa chance de melhora da dor óssea após paratireoidectomia.

○ **Qual é o terminal ativo de hormônio paratireóideo (PTH)?**
– Terminal N.

○ **Qual é o teste diagnóstico mais preciso de hiperparatireoidismo primário?**
– A medida de PTH intacto.

○ **Por que a medida do terminal C de PTH não é precisa para diagnóstico de hiperparatireoidismo secundário?**
– Porque fragmentos de terminal C são eliminados pelo rim; a elevação pode indicar tanto insuficiência renal quanto hiperparatireoidismo.

○ **Qual é a alteração clássica que se associa à hipercalcemia?**
– Osteíte fibrosa cística que se manifesta como reabsorção óssea subperiosteal nas falanges, pelve, clavículas distais, costelas, fêmur, mandíbula ou crânio.

○ **Qual é a lesão radiográfica mais precoce vista em osteíte fibrosa cística?**
– Irregularidade do aspecto radial do segundo dedo da falange média.

○ **Qual é outra causa de doença óssea em pacientes com insuficiência renal que deve ser descartada antes da paratireoidectomia?**
– Doença óssea por alumínio.

- **O que á calcifilaxia?**
    - Grave calcificação óssea que pode resultar em úlceras profundas que não se cicatrizam e em gangrena.

- **Qual é o tratamento clínico do hiperparatireoidismo secundário?**
    - Restrição dietética de fosfato, ligantes de fosfato, suplementação de cálcio e vitamina D (calcitriol), bicarbonato de sódio (no caso de acidose metabólica), hemoperfusão de carvão vegetal (no caso de prurido), bifosfonatos.

- **Quais são as indicações para exploração paratireóidea em pacientes com hiperparatireoidismo assintomático ou minimamente assintomático?**
    - Menos de 50 anos de idade.
    - Cálcio sérico 1 mg/mL acima dos limites superiores do normal para o laboratório.
    - *Clearance* de creatinina reduzido 30% ou em comparação com pessoas normais com mesma idade.
    - Excreção de cálcio urinário em 24 h > 400 mg.
    - Escore T em coluna lombar, quadril ou rádio distal < –2,5.
    - Espera-se um precário acompanhamento.
    - Doença coexistente que complica o tratamento conservador.

- **Qual é a doença que deve ser descartada em todos os pacientes com hipercalcemia?**
    - Hipercalcemia hipercalciúrica familiar (HHF) benigna.

- **Qual é a diferença na proporção de *clearance* de Ca/Cr em uma pessoa com HHF e outra com hiperparatireoidismo primário?**
    - *Clearance* Ca/Cr < 0,01 em HHF; > 0,02 em hiperparatireoidismo primário.

- **Quais são as indicações para paratireoidectomia em pacientes com hiperparatireoidismo secundário?**
    - Dor óssea (indicação mais comum), prurido intratável, produto de cálcio-fostato acima de 70 apesar de tratamento médico, calcifilaxia e osteíte fibrosa cística.

- **Qual é a causa mais comum de hiperparatireoidismo persistente após paratireoidectomia?**
    - Glândula paratireóidea supernumerária ou não descoberta.

- **Durante exploração para detecção de hiperparatireoidismo primário, são encontradas 3 glândulas paratireóideas normais, mas não foi possível identificar a quarta. Qual é o próximo passo do tratamento?**
    - Estender a exploração através da excisão existente, para incluir o compartimento central do pescoço entre as carótidas, posteriormente até o corpo vertebral, superiormente até o nível da faringe e bulbo carotídeo e inferiormente dentro do mediastino.

- **Qual é a modalidade intra-operatória que pode auxiliar na localização de uma glândula paratireóidea intratireóidea?**
    - Ultra-sonografia.

- **Qual é o método mais confiável de diferenciação entre adenoma paratireóideo de hiperplasia paratireóidea?**
  - Inspeção visual das 4 glândulas paratireóideas.

- **Qual é a modalidade intra-operatória que confirma a adequada remoção do tecido paratireóideo em pacientes com hiperparatireoidismo?**
  - Teste rápido intra-operatório de PTH (espera-se diminuição de pelo menos 50%).

- **Qual é o tratamento de escolha para pacientes com hiperparatireoidismo associado à NEM-I ou NEM IIa?**
  - Paratireoidectomia subtotal (3 1/2 da glândula) ou paratireoidectomia total com autotransplante.

- **Qual é o tratamento de escolha para pacientes com carcinoma paratireóideo?**
  - Ressecção radical da glândula envolvida, lobo tireóideo ipsolateral e linfonodos regionais.

- **Qual é o estudo que deve ser realizado antes da reoperação para hiperparatireoidismo persistente ou recorrente?**
  - Sestamibi Tc99 tem 85% de sensibilidade em centros experientes; é mais preciso se o paciente for colocado em Citomel para suprimir a tireóide.

- **Uma mulher grávida de 25 anos, em seu segundo trimestre, apresenta-se com hiperparatireoidismo e cálcio sérico de 12 mg/dL. Qual é o tratamento de escolha?**
  - A imediata exploração paratireóidea.

- **Qual é o tratamento cirúrgico de escolha para pacientes com hiperparatireoidismo secundário?**
  - Paratireoidectomia subtotal (3 1/2) ou paratireoidectomia total com autotransplante.

- **Qual é a terapia de primeira linha para pacientes com hipercalcemia acentuada e/ou graves sintomas?**
  - Hidratação intravenosa seguida de furosemida.

- **Quais são as indicações para suplementação de cálcio após cirurgia de tireóide ou paratireóide?**
  - Parestesias circum-orais, ansiedade, sinal de Chvostek ou Trousseau positivo, tétano, alterações no eletrocardiograma (ECG), cálcio sérico inferior a 7,1 mL/dL.

- **Qual é o tratamento imediato para pacientes com hipocalcemia sintomática aguda?**
  - Gliconato cálcico intravenoso.

- **Qual é a apresentação mais comum de hipocalcemia grave?**
  - Letargia extrema.

- **Em um quadro não agudo, qual é a quantidade útil máxima de suplementação de cálcio?**
  - É de 2 g de cálcio/dia.

○ **Qual é a suplementação apropriada de cálcio se a quantidade máxima de cálcio já foi administrada e o paciente ainda está hipocalcêmico?**
   – Calcitriol ou outras preparações de vitamina D devem ser adicionados.

○ **Qual é o defeito genético que resulta em condrodistrofia de Jansen ou condrodistrofia de Blomstrand?**
   – Mutação do tipo 1 no receptor de hormônio tireóideo.

○ **Qual desses defeitos é letal no pré-natal?**
   – Condrodistrofia de Blomstrand.

Complicações

○ **Quais são as conseqüências da embolia aérea?**
  – > 50 mL causam intensa vasoconstrição da artéria pulmonar, edema pulmonar e *cor pulmonale*.
  – > 200 mL de ar é fatal.

○ **Quais são os sinais de embolia aérea?**
  – Som audível de sucção na ferida, sopro cardíaco semelhante à máquina, arritmias, hipotensão sistêmica súbita, diminuição de CO_2 expiratório final, aumento de pressão venosa central (PVC).

○ **Qual é o tratamento de embolia aérea?**
  – Fazer o curativo da ferida com gaze, proceder à compressão das veias jugulares, aspirar o ar se o cateter atrial direito estiver em posição, inserir a agulha no ventrículo direito a partir do xifóide inferior, mudar para 100% de O_2 e interromper o nitroso, colocar o paciente em posição de Trendelenburg lateral esquerda.

○ **Qual é a único fator pré-operatório para aumento significativo do risco de complicações pulmonares pós-operatórias?**
  – História de fumo recente.

○ **Qual é o microrganismo mais comum identificado em pacientes com pneumonia após ressecção cirúrgica importante do trato aerodigestivo superior?**
  – *Staphylococcus aureus*.

○ **Qual é o fator que prediz melhor o risco de complicação importante após cirurgia oncológica da cabeça e pescoço?**
  – Perda de 100% do peso corpóreo basal.

○ **Quais são as bactérias isoladas com mais freqüência de infecções de ferida após cirurgia importante contaminada da cabeça e pescoço?**
  – *Staphylococcus aureus* e estreptococos beta-hemolíticos.

○ **Quais são as segundas bactérias isoladas com mais freqüência?**
  – Bactérias aeróbias Gram-negativas.

○ **Qual é a taxa de infecção de ferida após cirurgia contaminada da cabeça e pescoço e com o uso de antibióticos perioperatórios que consistem em ampicilina/sulbactam ou clindamicina?**
  – É de 15%.

○ **Qual é a duração mais efetiva da administração de antibiótico perioperatório?**
  – É de 24 horas.

○ **Qual é o tratamento inicial para um extravasamento de quilo diagnosticado 3 dias após dissecção do pescoço?**
  – Manter o dreno e começar as alimentações por sonda com triglicérides de cadeia média.

○ **Se o extravasamento não se resolver, qual é o próximo passo do tratamento?**
  – Nutrição parenteral total (NPT).

○ **Duas semanas depois de se submeter à cirurgia de salvamento no pescoço, um paciente perde 800 mL de sangue do local operatório. Se a fonte de sangramento não for encontrada no arteriograma da carótida, qual será o próximo passo do tratamento?**
  – Angiografia venosa com oclusão endovascular.

○ **Qual é a incidência de acidente vascular cerebral (AVC) e mortalidade decorrente de perfuração da carótida?**
  – AVC 10% e mortalidade 1% se o volume estiver repleto antes de ir para a sala cirúrgica. AVC 50% e mortalidade 25% se o volume não estiver repleto antes de ir para a sala cirúrgica.

○ **O que significa "precauções de perfuração de carótida"?**
  – Estabelecer acesso IV com 2 calibres grandes IV, tipagem e cruzamento de 2 unidades de concentrado de hemácias (papa de hemácias), obter uma bandeja de intubação do lado do leito e educar o pessoal de enfermagem.

○ **Qual é a estrutura em maior risco durante a remoção de um primeiro seio do arco branquial?**
  – Nervo facial.

○ **Qual é a complicação mais séria de faringotomia lateral?**
  – Retração excessiva dos grandes vasos conduzindo à trombose ou à embolia.

○ **Quais são as duas principais técnicas para prevenir formação de fístula pós-operatória?**
  – Fechamento livre de tensão e antibióticos perioperatórios.

○ **Qual é o problema de eletrólitos desproporcionalmente associado a levantamento (*pull-up*) gástrico?**
  – Hipocalcemia secundária à absorção prejudicada de cálcio e ressecção inadvertida da paratireóide durante tireoidectomia.

○ **Onde ocorrem fístulas com mais freqüência após transferência jejunal livre?**
  – Na anastomose superior entre jejuno e faringe.

○ **Onde ocorrem estenoses com mais freqüência após transferência jejunal livre?**
   – Na anastomose superior entre jejuno e esôfago.

○ **Qual é a taxa de fístulas em pacientes submetidos anteriormente à irradiação e que necessitam de laringectomia total e faringectomia parcial?**
   – É de 15 a 20%.

○ **Qual é a taxa de fístulas após transferência jejunal livre (pacientes não irradiados)?**
   – É de 10 a 20%.

○ **Qual é a taxa de mortalidade perioperatória decorrente de levantamento *(pull-up)* gástrico?**
   – É de 5 a 20%.

○ **Qual é a taxa de complicações importantes após levantamento *(pull-up)* gástrico?**
   – É de 50%.

○ **Quais são as complicações mais comuns do levantamento *(pull-up)* gástrico?**
   – Regurgitação, disfagia cervical, estenoses, extravasamento anastomótico.

○ **Qual é a complicação mais comum de parotidectomia?**
   – Hematoma.

○ **Quais são as complicações da superdosagem de radiação no tratamento de carcinoma nasofaríngeo (CNF)?**
   – Osteorradionecrose, necrose cerebral, mielite transversa, perda auditiva, hipopituitarismo, hipotireoidismo, neurite óptica.

○ **Qual é a incidência da perda auditiva sensorineural (PASN) após radioterapia para câncer nasofaríngeo?**
   – É de 14%.

○ **Qual é a incidência de pneumocefalia clinicamente importante após cirurgia craniofacial anterior?**
   – É de 5 a 12%.

○ **O que pode causar pneumocefalia pós-operatória?**
   – Drenagem agressiva e franca de fluido cerebroespinal (FCE) via dreno lombar ou ação de válvula em bola dos retalhos usados na reconstrução da base craniana.

○ **Qual é o tratamento de pneumocefalia?**
   – Drenagem emergente com aspiração com agulha, desvio da via aérea (isto é, traqueostomia), reconstituição cosmética do nariz.

○ **Quais são as complicações mais comuns da ressecção do neuroma acústico?**
   – PASN, paralisia de VII, extravasamento de FCE (10 a 35%), meningite (1 a 10%), hemorragia intracraniana (0,5 a 2%).

○ **Qual é a porcentagem de pacientes de laringectomia, que não conseguem restaurar a voz após punção traqueoesofágica (PTE), e sofrem de espasmo cricofaríngeo?**
   – É de 12%.

○ **Qual é o melhor teste para diferenciar espasmo cricofaríngeo de estenose em pacientes que falham na restauração da voz após PTE?**
   – Videofluoroscopia com contraste.

○ **Qual é a incidência de complicações após gastrostomia endoscópica percutânea (GEP)?**
   – É de 9 a 15%.

○ **Qual é a complicação que mais provavelmente será evitada com diverticulectomia endoscópica *versus* diverticulectomia aberta?**
   – Dano ao nervo laríngeo recorrente.

○ **Qual é a incidência de fístula traqueoinominada após traqueostomia?**
   – De 2%.

○ **Qual é a porcentagem de todos os casos de sangramento traqueal que se desenvolvem 48 h ou mais após cirurgia e são causados por fístulas traqueoinominadas?**
   – É de 50%.

○ **Qual é a porcentagem de pacientes com fístulas traqueoinominadas que sobrevivem?**
   – É de 25%.

○ **Quais são os fatores de risco para ruptura de artéria inominada após traqueostomia?**
   – Colocação do tubo traqueal após o terceiro anel; curso aberrante da artéria inominada; uso de um tubo longo e curvo; hiperextensão excessiva do pescoço durante o procedimento; pressão prolongada da bainha inflada e infecção traqueal.

○ **Quais são os pacientes em maior risco de pneumotórax após traqueostomia?**
   – Crianças.

○ **Qual é a causa mais comum de mortalidade em pacientes pediátricos submetidos à traqueostomia?**
   – Tamponamento ou descanulização acidental em crianças com < 1 ano de idade.

○ **Qual é a complicação mais comum da reconstrução orbital?**
   – Enoftalmia.

○ **Qual é a incidência de diplopia persistente após reconstrução orbital?**
   – É de 7%.

○ **Qual é a causa mais comum de infecção após redução aberta/fixação interna (ORIF)?**
   – Técnica precária de colocação de placas.

○ **Qual é o tratamento de ORIF mandibular extra-oral?**
   – Remoção dos dentes e de placas falhas, desbridamento de osso morto, colocação de uma grande placa de reconstrução e enxerto primário, caso exista contato ósseo inadequado.

○ **Dez dias após ORIF de fratura de corpo mandibular, seu paciente apresenta-se com placa exposta e drenagem purulenta. A redução está completamente intacta. O que você faz?**
   – Abra a ferida, remova os dentes, se aplicável; se a placa estiver solta, substitua-a por uma nova; se a placa estiver rígida, continue a drenagem, e proceda aos cuidados da ferida.

○ **Quatro semanas após ORIF de fratura de corpo mandibular, seu paciente apresenta-se com placa exposta e drenagem purulenta. A redução está completamente intacta. O que você faz?**
   – Abra a ferida, remova os dentes, se aplicável; remova a placa e avalie a união; se presente a não-união, a maioria dos pacientes se curará com fixação maxilomandibular (FMM); outra opção é a placa e enxerto ósseo (abordagem externa).

○ **Quais são as complicações mais comuns da timpanoplastia lateral?**
   – Fechamento *(blunting)* anterior, lateralização, pérolas epiteliais e estenose do canal.

○ **Qual é a complicação pós-operatória mais comum da inserção de tubos de ventilação?**
   – Otorréia persistente.

○ **Qual é o tratamento da lesão do seio sigmóide durante mastoidectomia?**
   – Aplique pressão delicada, coloque tamponamento com Surgicel ou Gelfoam e continue com a cirurgia.

○ **Qual é o tratamento da lesão da dura com extravasamento de FCE durante mastoidectomia?**
   – O reparo com fáscia temporal mantido em posição com suturas ou curativo e continue com a cirurgia; pequenas lacerações podem ser tratadas com emplastro Surgicel ou Gelfoam.

○ **Sem o conhecimento do cirurgião, a dura é lacerada durante mastoidectomia e no pós-operatório, o paciente desenvolve intensa cefaléia, seguida de hemiplegia e coma. O que provavelmente aconteceu?**
   – Pneumocefalia e laceração da dura podem criar um efeito de válvula em bola e capturar ar da orelha média. Pode ocorrer influxo de ar durante Valsalva ou em consequência de alta pressão intracraniana negativa graças ao rápido escape de FCE através da laceração.

○ **Qual é a localização mais comum de formação de fístula labiríntica iatrogênica durante mastoidectomia?**
   – No canal semicircular lateral.

○ **Qual é o tratamento de violação intra-operatória do labirinto?**
   – A aplicação imediata de tamponamento de Gelfoam ou outro selo tecidual (que não seja gordura).

○ **Onde mais comumente é lesado o nervo facial durante cirurgia do mastóide?**
   – Perto do segundo *genu* (joelho), quando este entra na cavidade mastóidea.

○ **Durante estapedectomia, toda a platina do estribo cai dentro do vestíbulo. O que deve ser feito?**
   – Deve ser deixado dentro do vestíbulo, pois a tentativa de recuperá-la mais provavelmente causará mais dano do que deixar o estribo onde se encontra.

○ **O que é *gusher* de perilinfa?**
   – Liberação rápida de perilinfa através de fenestração de placa do estribo em virtude da pressão e fluido proveniente de compartimento de FCE expelido através da orelha interna.

○ **Quais são os pacientes em maior risco de *gusher*?**
   – Pacientes com fixação congênita do estribo e aqueduto coclear patente ou um grande aqueduto vestibular.

○ **Qual é o tratamento de um *gusher*?**
   – A redução da pressão de FCE com manitol e/ou dreno lombar, aplicação de um selo tecidual sobre a fístula da janela oval, utilizando fáscia, pericôndrio ou gordura, e fixado com prótese de estribo, e hospitalização pós-operatória com redução contínua da pressão do FCE.

○ **Dez dias após a estapedectomia, seu paciente queixa-se de perda auditiva progressiva e vertigem não responsivas a esteróides. O que você faz?**
   – Leve o paciente à sala cirúrgica para explorar em busca de granuloma. Se encontrado, remova o granuloma e coloque uma nova prótese com selo tecidual sobre a janela oval.

○ **Quais são os sintomas e sinais de fístula de perilinfa pós-operatória?**
   – Vertigem episódica, especialmente ao esforço, perda auditiva sensorineural, perda de discriminação da fala e nistagmo com alterações da pressão de ar na membrana timpânica (MT).

○ **Qual é a complicação mais comum da estapedectomia?**
   – Deslocamento da prótese.

○ **Qual é a incidência de PASN significativa após estapedectomia de revisão?**
   – De 3-30% (até 14% de profundidade).

○ **Que procedimento cirúrgico é a causa mais comum de paralisia iatrogênica de corda vocal em crianças?**
   – Reparo de fístula traqueoesofágica.

○ **Qual é a incidência de insuficiência velofaríngea (IVF) clinicamente significativa após adenoidectomia?**
   – É de 1:1.500 a 3.000.

○ **Qual é o tratamento de IVF pós-adenoidectomia?**
   – Se esta persistir além de 2 meses, fonoterapia, além de 6 a 12 meses, deslocamento posterior palatal, cirurgia retalho-faríngea ou faringoplastia do esfíncter.

○ **Quais são as complicações mais comuns da cirurgia de retalho faríngeo?**
   – Sangramento, obstrução de via aérea, apnéia obstrutiva do sono.

○ **Qual é a taxa de recorrência após excisão de um cisto do ducto tireoglosso (CDTG)?**
   – De 38%.

○ **Qual é a complicação mais comum da reconstrução do defeito de mandibulectomia segmentar com placas?**
   – Exposição da placa.

○ **Qual é a complicação mais comum da reconstrução microcirúrgica?**
   – Dos pacientes, 36% sofrem complicações médicas (problemas pulmonares, suporte ventilatório prolongado, abstinência aguda de etanol).

○ **Qual é a incidência de lesão de nervo laríngeo recorrente permanente após tireoidectomia total?**
   – De 1 a 4%.

○ **Qual é a incidência de hipoparatireoidismo permanente após tireoidectomia total?**
   – É de 1 a 5%.

○ **Um paciente desenvolve extravasamento FCE após ressecção de um neuroma acústico. Um curativo de pressão e dreno lombar são colocados sem ocorrer nenhuma melhora. A exploração da ferida e o re-fechamento são realizados e o extravasamento recorre. Qual é o próximo passo?**
   – Se a membrana timpânica estiver intacta e a audição presente, tampone a tuba auditiva por abordagem de fossa média. Se a membrana não estiver intacta e a audição não estiver presente, proceda ao fechamento do saco cego do canal auditivo externo e oblitere a orelha média e a tuba auditiva.

BIBLIOGRAFIA

LIVROS/ARTIGOS

Adler SC, Rousso D. Evaluation of past and present hair replacement techniques. *Arch Facial Plast Surg.* 1999;1:266-271.
Albert B. Management of the complications of mandibular fracture treatment. *Operative Techniques in PRS.* 1998;5:325-333.
Ali MK, Streitmann MJ. Excision of rhinophyma with the carbon dioxide laser: A ten-year experience. *Ann Otol Rhinol Laryngol.* 1997;106:952-955.
Anderson JE, *Grant's Atlas of Anatomy*, Eighth Edition, Williams & Wilkins: 1983.
Anson BJ et al. Surgical anatomy of the facial nerve. *Arch of Otolaryngol.* 1972;97:201-213.
Antonelli PJ et al. Diagnostic yield of high-resolution computed tomography for pediatric sensorineural hearing loss. *Laryngoscope.* 1999;109:1642-1647.
Asakage T et al. Tumor thickness predicts cervical metastasis in patients with Stage I/II carcinoma of the tongue. *Cancer.* 1998;82:1443-1448.
Apuzzo, *Brain Surgery*, Vol 1-2, Chirchill Livingston.
Bailey, Byron J., ed. Head and Neck Surgery-Otolaryngology. Philadelphia, PA: J.B. Lippincott Co., 1993.
Backous DD et al. Trauma to the external auditory canal and temporal bone. *Otolaryngol Clin of N Amer.* 1996;29:853-866.
Barash, PG, Clinical Anesthesia, Third Edition, JB Lippincott: Philadelphia, 1997 Bartlett JG. Antibiotic-associated diarrhea. *NEJM.* 2002;346:334-339.
Bauer CA, Coker NJ. Update on facial nerve disorders. *Otolaryngol Clin of N Amer.* 1996;29:445-454.
Bayles SW et al. Mandibular fracture and associated cervical spine fracture, a rare and predictable injury. *Arch Otolaryngol HNS.* 1997;123:1304-1307.
Beekhuis GJ. Blepharoplasty. *Otolaryngol Clin of N Amer.* 1982;15:179-193.
Benninger MS et. Adult chronic rhinosinusitis: definitions, diagnosis, epidemiology, and pathophysiology. *Otolaryngol-HNS.* 2003;129:S1-S32.
Beppu M et al. The osteocutaneous fibula flap: An anatomic study. *J of Reconstructive Microsurg.* 1992;8:215-223.
Bernstein L, Nelson RH. Surgical anatomy of the extraparotid distribution of the facial nerve. *Arch Otolaryngol.* 1984;110:177-182.
Bhupendra CK et al. Management of complex orbital fractures. *Facial Plastic Surg.* 1998;14:83-103.
Biavati MJ et al. Predictive factors for respiratory complications after tonsillectomy and adenoidectomy in children. *Arch Otolaryngol HNS.* 1997;123:517-521.
Blackwell KE et al. Lateral mandibular reconstruction using soft-tissue free flaps and plates. *Arch Otolaryngol-HNS.* 1996;122:672-678.
Boyd JB. Use of reconstruction plates in conjunction with soft-tissue free flaps for oromandibular reconstruction. *Clin in Plastic Surg.* 1994;21:77.
Brackmann PE, ed. *Otologic Surgery*, W.B.Saunders, Philadelphia, 1994.
Breckler, GL, Maull, KI, ed. *General Surgery, Pearls of Wisdom*, Boston Medical Publishing, Lincoln, NE, 1998.
Buckingham ED et al. Connective tissue disease. *Dr. Quinn 's Online Textbook of Otolaryngology*; Feb 16, 2000.
Buckingham ED et al. Mohs surgery and reconstruction after Mohs surgery. *Dr. Quinn's Online Textbook of Otolaryngology*; Nov 10, 1999.
Burt JD, Byrd HS. Cleft lip: Unilataral primary deformities. *PRS.* 2000;105:1043-1055.
Byers RM et al. Can we detect or predict the presence of occult nodal metastases in patients with squamous carcinoma of the oral tongue? *Head & Neck.* 1998;20:139-144.
Byers RM et al. Frequency and therapeutic implications of `skip metastases' in the neck from squamous carcinoma of the oral tongue. *Head & Neck.* 1997;19:14-19.
Cady B, Rossi R. An expanded view of risk-group definition in differentiated thyroid carcinoma. *Surgery.* 1988;104:947-953.
Chang CY, Cass SP. Management of facial nerve injury due to temporal bone trauma. *Am J Otol.* 1999;20:96-113.
Chow JM et al. Radiotherapy or surgery for subclinical cervical node metastases. *Arch Otolaryngol HNS.* 1989;115:981-984.
Civetta JM, *Critical Care*, Third Edition, New York, Lippencott-Raven Publishers, 1997
Clark CP. Office-based skin care and superficial peels: The scientific rationale. *PRS.* 1999;104:854-864.
Clark N et al. High-energy ballistic and avulsive facial injuries: Classification, patterns, and an algorithm for primary reconstruction. *J of Plastic & Reconstructive Surg.* 1996;98:583-601.

Cohn KH et al. Biologic considerations and operative strategy in papillary thyroid carcinoma: Arguments against the routine perfomance of total thyroidectomy. *Surgery.* 1984;96:957-971.
Cordes S et al. Surgery for exophthalmos. *Dr. Quinn's Online Textbook of Otolaryngology*; April 26, 2000.
Cordes S et al. Refinement of the nasal tip. *Dr. Quinn's Online Textbook of Otolaryngology*; Feb 16, 2000.
Cordes S, Quinn FB. Epistaxis. Dr. Quinn's Online Textbook of Otolaryngology; October 16, 1996. Cordes S et al. Congential aural atresia. *Dr. Quinn's Online Textbook of Otolaryngology*; Nov 17, 1999.
Cordes S et al. Genetic hearing loss. *Dr. Quinn 's Online Textbook of Otolaryngology*; April 5, 2000.
Cotton RT. Pediatric laryngotracheal reconstruction. *Operative Tech in Otolaryngol HNS.* 1992;3:165-172.
Cotton RT et al. Pediatric laryngotracheal reconstruction with cartilage grafts and endotracheal tube stenting: The single stage approach. *Laryngoscope.* 1995;105:818-821.
Cotton RT et al. Four-quadrant cricoid cartilage division in laryngotracheal reconstruction. *Arch Otolaryngol HNS.* 1992;118:1023-1027.
Decherd ME, Bailey BJ, Quinn FB. Sleep disorders for the Otolaryngologist. *Dr. Quinn 's Online Textbook of Otolaryngology*; May 23, 2001.
Decherd ME, Newlands SD. Maxillary and periorbital fractures. *Dr. Quinn 's Online Textbook of Otolaryngology*; Jan 26, 2000.
Debry C et al. Drainage after thyroid surgery: A prospective randomized study. *J of Laryngol Otol.* 1999;113:49-51.
Derkay CS et al. Management of children with von Willebrand disease undergoing adenotonsillectomy. *Am J Otolaryngol.* 1996;17:172-177.
Dettelbach MA et al. Effect of the Passy-Muir valve on aspiration in patients with tracheostomy. *Head & Neck.* 1995;17:297-300.
Dom MT et al. Pathologic quiz case 1. *Arch Otolaryngol HNS.* 1999;125:694-697.
Dom MT et al. Stridor, aspiration, and cough. *Dr. Quinn 's Online Textbook of Otolaryngology.* Jan 19, 2000.
Dom MT et al. Tonsillitis, tonsillectomy, and adenoidectomy. *Dr. Quinn's Online Textbook of Otolaryngology*; Dec 1, 1999.
Doyle PW and Woodham JD. Evaluation of the microbiology of chronic ethmoid sinusitis. *J Clin Microbio.* 1991;29:2396-2400.
Dyer RK, McElveen JT. The patulous eustachian tube: Management options. *Otolaryngol-HNS.* 1991;105:832-835.
Eckel HE. Endoscopic laser resection of supraglottic carcinoma. Otolaryngol HNS. 1997;117:681-687.
Eden BV et al. Esthesioneuroblastoma. *Cancer.* 1994;73:2556-2562.
Eliashar R et al. Can topical mitomycin prevent laryngotracheal stenosis? *Laryngoscope.* 1999;109:1594-1600.
Faust, RJ, *Anesthesiology Review*, Second Edition, Churchill Livingstone: New York, 1994
Ferguson BJ. Definitions of fungal rhinosinusitis. *Otolaryngol Clin of N America.* 2000;33:227-235.
Fedok FG. Comprehensive management of nasoethmoid-orbital injuries. *J of Cranio-Maxillofacial Trauma.* 1995;1:36-48.
Franceschi D et al. Improved survival in the treatment of squamous carcinoma of the oral tongue. *Am J of Surg.* 1993;166:360-365.
Gacek RR et al. Adult spontaneous cerebrospinal fluid otorrhea: Diagnosis and management. *Am J Otol.* 1999;20:770-776.
Gantz BJ et al. Surgical management of Bell's palsy. *Laryngoscope.* 1999;109:1177-1188.
Gates, GA. *Current Therapy in Otolaryngology – Head and Neck Surgery*, 6th ed. St. Louis: Mosby – Year Book; 1998.
Geiger DG, Thompson NW. Thyroid tumors in children. *Otolaryngology Clin, North Am.* 1996;29:711-720.
Gerber ME et al. Selected risk factors in pediatric adenotonsillectomy. *Arch Otolaryngol HNS.* 1996;122:811-814.
Goodman, AG, Rall, TW, Nies, AS, Taylor, P., *Goodman and Gilman 's the Pharmacological Basis of Therapeutics*, Eighth Edition, Pergamon Press: New York, 1990.
Gormley PK et al. Congenital vascular anomalies and persistent respiratory symptoms in children. *Internatl J of Ped Otolaryngol.* 1999;51:23-31.
Gosain AK et al. Surgical anatomy of the SMAS: A reinvestigation. *PRS.* 1993;92:1254-1263.
Grant CS et al. Local recurrence in papillary thyroid carcinoma: Is extent of surgical resection important? *Surgery.* 1988;104:954-962.
Green SM. *Pocket Pharmacopoeia.* Tarascon, 2004.
Greenfield, Lazar J., *Scientific Principles and Practice*, Second Edition, Lippincott-Raven, 1997.
Grillo HC et al. Laryngotracheal resection and reconstruction for subglottic stenosis. *Ann Thor Surg.* 1992;53:54-63.
Haberkamp TJ, Tanyeri HM. Management of idiopathic sudden sensorineural hearing loss. *Am J Otol.* 1999;20:587-595.
Haddadin KJ et al. Improved survival for patients with clinically T1/T2, NO tongue tumors undergoing a prophylactic neck dissection. *Head & Neck.* 1999;21:517-525.
Har-El G et al. Resection of tracheal stenosis with end-to-end anastomosis. *Ann Otol Rhinol Laryngol.* 1992;102:670-674.

Harrison LB et al. Long term results of primary radiotherapy with/without neck dissection for squamous cell cancer of the base of tongue. *Head & Neck*. 1998;20:669-673.
Harrison TR, *Principles of Internal Medicine*, Eleventh Edition, New York: McGraw-Hill Book Company, 1987.
Hay ID et al. Ipsilateral lobectomy versus bilateral lobar resection in papillary thyroid carcinoma: A retrospective analysis of surgical outcome using a novel prognostic scoring system. *Surgery*. 1987;102:1088-1094.
Hidalgo DA. Condyle transplantation in free flap mandible reconstruction. *PRS*. 1994;93:770-781.
Hidalgo DA. Fibula free flap: A new method of mandible reconstruction. *PRS*. 1989;84:71-79.
Hoffman JF. Naso-orbital-ethmoid complex fracture management. *Facial Plastic Surg*.14;67-76.
Hoie J, Stenwig AE. Long-term survival in patients with follicular thyroid carcinoma. *J Surg Oncol*. 1992;49:226-230.
Holinger, PH. Clinical Aspects of Congenital Anomalies of the Larynx, Trachea, Bronchi and Esophagus. *J. Laryngol Oto*. 1961;75:1-44
Houck JR, Medina JE. Management of cervical lymph nodes in squamous carcinomas of the head and neck. *Sem in Surg Oncol*. 1995;11:228-239.
Hsu J et al. Antimicrobial resistance in bacterial chronic sinusitis. *Am J Rhin*. 1998;12:243-248.
James DG. Differential diagnosis of facial nerve palsy. *Sarcoidosis Vasculitis and Diffuse Lung Diseases*. 1997;14:115-120.
Johnson TM et al. The Rieger flap for nasal reconstruction. *Arch Otolaryngol-HNS*. 1995;121:634-637.
Kashima ML et al. Latex allergy : an update for the Otolaryngologist. *Arch Otolaryngol-HNS*. 2001;127:442-446.
Katzenmeyer K et al. Neoplasms of the nose and paranasal sinuses. *Dr. Quinn's Online Textbook of Otolaryngology*; June 7, 2000.
Katzenmeyer K et al. Medical management of vestibular disorders and vestibular rehabilitation. *Dr. Quinn's Online Textbook of Otolaryngology*; April 12, 2000.
Kroll SS et al. Costs and complications in mandibular reconstruction. *Ann Plast Surg*. 1992;29:341-347.
Kryger MH, Roth T, Dement WC. *Principles and Practice of Sleep Medicine*, 3rd ed. Philadelphia: WB Saunders; 2000.
Kuhn FA, Javer AR. Allergic fungal rhinosinusitis: perioperative management, prevention of recurrence, and role of steroids and antifungal agents. *Otolaryngol Clin of N America*. 2000;33:419-431.
Kushner GM, Alpert B. Open reduction and internal fixation of acute mandibular fractures in adults. *Facial Plastic Surg*. 1998;14:11-21.
Larson DL, Sanger JR. Management of the mandible in oral cancer. *Sem in Surg Oncol*. 1995;11:190-199.
LeBoeuf HJ, Quinn FB. Granulomatous diseases of the head & neck: evolution and current concepts. *Dr. Quinn's Online Textbook of Otolaryngology*; Nov 24, 1999.
LeBoeuf HJ et al. Evaluation of the hoarse patient. *Dr. Quinn's Online Textbook of Otolaryngology*; May 17, 2000.
Lee, K.J. *Essential Otolaryngology*, 6th ed. Stamford: Appleton & Lange; 1995.
Leipzig B, Hokanson JA. Treatment of cervical lymph nodes in carcinoma of the tongue. *Head & Neck*. 1982;5:3-9.
Li KK et al. The importance of mandibular position in microvascular mandibular reconstruction. *Laryngoscope*. 1996;106:903-907.
Liening DA et al. Hypothyroidism following radiotherapy for head and neck cancer. *Otolaryngol HNS*. 1990;103:10-13.
Lindberg R. Distribution of cervical lymph node metastases from squamous cell carcinoma of the upper respiratory and digestive tracts. *Cancer*. 1972;29:1146-1149.
Lindner HH. The anatomy of the fasciae of the face and neck with particular reference to the spread and treatment of intraoral infections (Ludwig's) that have progressed into adjacent fascial spaces. *Ann Surg*. 1986;204:714.
Lippy WH et al. Far-advanced otosclerosis. *Am J Otol*. 1994;15:225-228.
Lutz CK et al. Supraglottic carcinoma: Patterns of recurrence. *Ann Otol Rhinol Laryngol*. 1990;99:12-17.
Manson PN et al. Subunit principles in midface fractures: the importance of sagittal buttresses, soft-tissue reductions, and sequencing treatment of segmental fractures. *PRS*. 1999;103:1287-1306.
Maran AGD et al. The parapharyngeal space. *J of Laryngol Otol*. 1984;98:371-380.
Marx SJ. Hyperparathyroid and hypoparathyroid disorders. New Enq J of Med. 2000;343:1863-1875.
McGraw-Wall B. Frontal sinus fractures. *Facial Plastic Surg*. 1998;14:59-66.
McGraw B, Cole R. Pediatric maxillofacial trauma: age-related variations in injury. *Arch Otolaryngol Head Neck Sur*. 1990;116:41.
McGregor AD, MacDonald G. Routes of entry of squamous cell carcinoma to the mandible. *Head & Neck*. 1998;10:294-301.
McHenry C et al. Selective postoperative radioactive iodine treatment of thyroid carcinoma. *Surgery*. 1989;106 956-959.
Minor LB. Intratympanic gentamicin for control of vertigo in Meniere's disease: Vestibular signs that specify completion of therapy. *Am J of Otology*. 1999;20:209-219.
Monhian N et al. The role of soft-tissue implants in scar revision. *Facial Plast Surg Clin of N Amer*. 1998;6:183-190.

Montgomery WW. Suprahyoid release for tracheal anastomosis. *Arch Otolaryngol HNS*. 1974;99:255-260.

Moscoso JF et al. Vascularized bone flaps in oromandibular reconstruction. *Arch Otolaryngol-HNS*. 1994;120:36-43.

Mueller RF et al. Congential non-syndromal sensorineural hearing impairment due to connexin 26 gene mutations - molecular and audiologic findings. *Internatl J Ped Otolarygnol*. 1999;50:3-13.

Muller C et al. Thyroid cancer. *Dr. Quinn's Online Textbook of Otolaryngology*; Oct 6, 1998.

Myers JN et al. Squamous cell carcinoma of the tongue in young adults: increasing incidence and factors that predict treatment outcomes. *Otolaryngol HNS*. 2000;122:44-51.

Nelson RA. *Temporal Bone Surgical Dissection Manual*, 2nd ed. House Ear Institute, 1991.

Nosan DK et al. Current perspective on temporal bone trauma. *Otolaryngol-HNS*.1997;117:67-71.

Onerei M et al. Atlantoaxial subluxation after tonsillectomy and adenoidectomy. *Otolaryngol HNS*. 1997;116:271-273.

Pachigolla R et al. Assessment of peripheral and central auditory function. *Dr. Quinn's Online Textbook of Otolaryngology*; March 15, 2000.

Pachigolla R et al. Geriatric otolaryngology. *Dr. Quinn's Online Textbook of Otolaryngology*; November 3, 1999.

Pachigolla R et al. Chin and malar augmentation. *Dr. Quinn's Online Textbook of Otolaryngology*; April 17, 2000.

Packman KS, Demeure MJ. Indications for parathyroidectomy and extent of treatment for patients with secondary hyperparathyroidism. *Surg Clin N Amer*. 1995;75:465-483.

Paradise JL et al. Efficacy of tonsillectomy for recurrent throat infection in severely affected children. *New Engl J Med*. 1984;310:674-682.

Pauw BKH et al. Utricle, saccule, and cochlear duct in relation to stapedotomy. *Ann Otol Rhinol Laryngol*. 1991;100:966-970.

Persky MS, Lagmay VM. Treatment of the clinically negative neck in oral squamous cell carcinoma. *Laryngoscope*. 1999;109:1160-1164.

Piepergerdes JC et al. Keratosis obturans and external auditory canal cholesteatoma. *Laryngoscope*. 1980;90:383-391.

Pollock WF. Surgical anatomy of the thyroid and parathyroid glands. *Surg Clin of N Amer*. 1964;44:1161-1173.

Pou AM et al. Laryngeal framework surgery for the management of aspiration in high vagai lesions. *Am J of Otolaryngol*. 1998;19:1-7.

Pransky SM et al. Intralesional cidofovir for recurrent respiratory papillomatosis in children. *Arch Otolaryngol HNS*. 1999;125:1143-1148.

Prater ME et al. Preoperative evaluation of the aesthetic patient. *Dr. Quinn's Online Textbook of Otolaryngology*; May 10, 2000.

Prater ME et al. Clefts of the lip, alveolus, and palate. *Dr. Quinn's Online Textbook of Otolaryngology*; March 3, 2001.

Riechelmann J et al. Total, subtotal, and partial surgical removal of cervicofacial lymphangiomas. *Arch Otolaryngol HNS*. 1999;125:643-648.

Rohrich RJ, Zbar RIS. The evolution of the Hughes tarsoconjunctival flap for lower eyelid reconstruction. *PRS*. 1999;104:518-522.

Rombeau, John L., Caldwell, Michael, *Clinical Nutrition*, Enteral and Tube Feeding, Second Edition, W.B. Saunders, 1990

Rosen EJ, Quinn FB. Microbiology, infections, and antibiotic therapy. *Dr. Quinn's Online Textbook of Otolaryngology*; March 22, 2000.

Rosen EJ et al. Infections of the labyrinth. *Dr. Quinn's Online Textbook of Otolaryngology*; May 24, 2000.

Sataloff RT. Office evaluation of dysphonia. *Otolaryngol Clin of N America*. 1992;25:843-855.

Schaefer SD, Close LG. Acute management of laryngeal trauma. *Ann Otol Rhion Laryngol*. 1998:98;104.

Schuknecht HF et al. Pathology of secondary malignant tumors of the temporal bone. Ann Otol, Rhino, *Laryngology*. 1968;77:5-22.

Schusterman MA et al. Use of the AO plate for immediate mandibular reconstruction in cancer patients. *PRS*. 1991;88:588-593.

Schusterman MA et al. The osteocutaneous free fibula flap: Is the skin paddle reliable? *PRS*. 1992;90:787-793.

Schwartz, Seymour I., *Principles of Surgery*, Sixth Edition, McGraw-Hill, 1994.

Schweinfurth JM, Koltai PJ. Pediatric mandibular fractures. *Facial Plastic Surg*. 1998;14:43.

Secor CP et al. Auricular endochondral pseudocysts: Diagnosis and management. *PRS*. 1999;103:1451-1457.

Shah JP et al. The patterns of cervical lymph node metastases from squamous carcinoma of the oral cavity. *Cancer*. 1990;66:109-113.

Shaha AR. Preoperative evaluation of the mandible in patients with carcinoma of the floor of mouth. *Head & Neck*. 1991;13:398-402.

Sheehy JL. Diffuse exostoses and osteomata of the external auditory canal: A report of 100 operations. *Otolaryngol-HNS*. 1982;90:337-342.

Sheehy JL, Brackmann DE. Surgery of Chronic Otitis Media. Otolaryngology, Vol 1., Chapter 20. J.B. Lippincott Co, Philadelphia, 1994.

Shorr N, Enzer Y. Considerations in aesthetic eyelid surgery. *J Dermatol Surg Oncol*. 1992;18:1081-1095.

Shumrick KA, Smith TL. The anatomic basis for the design of forehead flaps in nasal reconstruction. *Arch Otolaryngol-HNS*. 1992;118:373-379.

Spira M. Otoplasty: What I do now – a 30-year perspective. *PRS*. 1999;104:834-840.

Stammberger HR, Kennedy DW. Paranasal sinuses: Anatomic terminology and nomenclature. *Ann Otol Rhinol Laryngol-Suppl*. 1995;167:7-16.

Stierman K, Quinn FB. Laryngeal trauma. *Dr. Quinn's Online Textbook of Otolaryngology*; Oct 6, 1999.

Stoeckli SJ et al. Role of routine panendoscopy in cancer of the upper aerodigestive tract. *Otolaryngol-HNS*. 2001;124:208-212.

Strong EB, Sykes JM. Zygoma complex fractures. *Facial Plastic Surg*. 1998;14:105-115.

Stroud RH et al. Cutaneous malignancy. *Dr. Quinn's Online Textbook of Otolaryngology*; Feb 9, 2000.

Stucker FJ et al. Management of animal and human bites in the head and neck. *Arch Otolaryngol HNS*. 1990;116:789-793.

Stuzin JM et al. Anatomy of the frontal branch of the facial nerve: The significance of the temporal fat pad. *PRS*. 1989;83:265-271.

Stuzin JM et al. The relationship of the superficial and deep facial fascias: Relevance to rhytidectomy and aging. *PRS*. 1992;89:441-449.

Tardy ME. *Rhinoplasty: the art and the science*. Philadelphia: Saunders; 1997.

Tatum SA, Kellman RM. Cranial bone grafting in maxillofacial trauma and reconstruction. *Facial Plastic Surg*. 1998;14:117-129.

Tharp ME, Shidnia H. Radiotherapy in the treatment of verrucous carcinoma of the head and neck. *Laryngoscope*. 1995;105:391-396.

Ulualp SO et al. Possible relationship of gastroesophagopharyngeal acid reflux with pathogenesis of chronic sinusitis. *Am J of Rhinolog*. 1999;13:197-202.

Urban KG, Terris DJ. Percutaneous endoscopic gastrostomy (PEG): indications and technique. *Operative Techniques in Otolaryngol – HNS*. 1997;8:77-84.

Urken ML et al. Functional evaluation following microvascular oromandibular reconstruction of the oral cancer patient: A comparative study of reconstructed and nonreconstructed patients. *Laryngoscope*. 1991;101:935-950.

Utley DS et al. The failing flap in facial plastic and reconstructive surgery: role of the medicinal leech. *Laryngoscope*. 1998;108:1129-1136.

Vincent R et al. Malleus ankylosis: A clinical, audiometric, histologic, and surgical study of 123 cases. *Am J Otol*. 1999;20:717-725.

Wagner HE, Seiler C. Recurrent laryngeal nerve palsy after thyroid gland surgery. *Br J Surg*. 1994;81:226-228.

Weiser, Martin R., Hill, James, Lindsey, Thomas, Hechtman, Herbert B., *Eicosanoids in Surgery*, Scientific American – Surgery Series, 1995.

Wiessler MC, Pillsbury HC. *Complications of Head and Neck Surgery*. New York: Thieme Medical Publishers; 1995.

Williams and Rengachary, *Neurosurgery*, Vol 1-3, Second Edition, McGraw Hill.

Wilson DP et al. Eyelid reconstruction. *Dr. Quinn's Online Textbook of Otolaryngology*; Oct 28, 1998.

Wolfensberger M, Dort JC. Endoscopic laser surgery for early glottic carcinoma: A clinical and experimental study. *Laryngoscope*. 1990;100:1100-1105.

Yoo J et al. Parathyroid disease. *Dr. Quinn's Online Textbook of Otolaryngology*; Feb 12, 1997.

Youmans, *Neurological Surgery*, Vol 1-5, Fourth Edition, Saunders.

Yousif NJ et al. The nasolabial fold: an anatomic and histologic reappraisal. *PRS*. 1994;93:60-65.

CURSO/CONFERÊNCIAS

Annual Symposium in Otolaryngology, Stanford, CA; June 20-21, 2003.

Contemporary Surgical Concepts and Technologies in Snoring and Sleep-Disordered Breathing. Burlingame, CA; April 11-12, 2003.

Annual Symposium in Otolaryngology, Stanford, CA; June 21-22, 2002.

The Art of Rhinoplasty. San Francisco, CA; Nov 2-5, 2001.

Contemporary Surgical Concepts and Technologies in Snoring and Sleep-Disordered Breathing. Burlingame, CA; April 27-28, 2001.

The Home Study Course in Otolaryngology – Head and Neck Surgery. American Academy of Otolaryngology – Head and Neck Surgery 1998/99; 1999/2000; 2000/01.

International Conference on Head and Neck Cancer. San Francisco, CA; July 29-August 2, 2000.

San Francisco Otology & Neurotology Update 2000. San Francisco, CA; October 26-28, 2000.

Update of Office Procedures in Otolaryngology 2000. Galveston, TX; June 9-10, 2000.